Lutz Berger (Hrsg.)

Musik, Magie & Medizin

Neue Wege zu Harmonie und Heilung

Lutz Berger (Hrsg.)

Musik, Magie & Medizin

Neue Wege zu Harmonie und Heilung

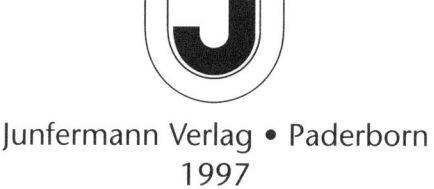

Junfermann Verlag • Paderborn
1997

© Junfermannsche Verlagsbuchhandlung, Paderborn 1997
Covergestaltung: Jürgen Schubert, CCT Heidelberg

Satz: Susann Pásztor
Druck: PDC – Paderborner Druck Centrum

Die Deutsche Bibliothek – CIP-Einheitsaufnahme
Musik, Magie & Medizin: Neue Wege zu Harmonie und Heilung/Lutz Berger (Hrsg.)
– Paderborn: Junfermann, 1997
         ISBN 3-87387-343-5
NE: Berger, Lutz [Hrsg.]; GT

ISBN 3-87387-343-5

Inhalt

I. MusikMedizin

In den vergangenen 15 Jahren wurden bedeutende Fortschritte sowohl in der Forschung als auch in der klinischen Anwendung von Musik im Heilungsprozeß erzielt. Dabei steht der Begriff MusikMedizin *„für eine wissenschaftliche Bewertung musikalischer Stimuli im medizinischen Bezugsrahmen, ... auch im Hinblick auf ihre therapeutische Anwendung zur Ergänzung traditioneller Heilmethoden unter Beachtung des jeweiligen Krankheitsfalles, der zugehörigen Medikation sowie des individuellen Procedere"* (Dr. Ralph Spintge).

Inhalt

II. Musiktherapie

Gehört zu den künstlerischen Psychotherapien und setzt die Anwesenheit eines Musiktherapeuten voraus. Trotz gelegentlicher Einbeziehung von Bewegung und Malerei, Vorgesprächen und anschließender Nachbereitung *„nimmt die improvisierte Musik zwischen Patient und Therapeut im therapeutischen Prozeß eine zentrale Rolle ein. Die im Spiel gewonnenen Erfahrungen, Emotionen und Wünsche (z.B. Umgang mit Nähe und Distanz) werden im therapeutischen Gespräch bearbeitet und auf das gegenwärtige Lebenskonzept bezogen"* (Prof. Decker-Voigt).

Inhalt

III. Leading Edge

Willkürlich gewählte Bezeichnung für eine wachsenden Zahl musikmedizinischer Innovationen jenseits der akademischen Anerkennung. Der aus der Popkultur entlehnte Begriff soll den fatalen Eindruck von Esoterik dämpfen, welcher den flüchtigen Betrachter der jungen Wilden womöglich überfällt. Leading Edge steht für Spekulationen an der Schnittkante, der Bruchstelle eines Paradigmas, häufig nur einen Fußbreit vom Abgrund entfernt – und manchmal einen weiter. Vor diesem Hintergrund ist im dritten Teil empirisch zwar einiges gesichert, aber wissenschaftlich kaum erforscht, geschweige denn bewiesen. Allerdings: Das Fehlen eines Beweises ist noch lange kein Beweis für seine Abwesenheit.

Es war einmal ...

von Lutz Berger

... im Juli ´96, 8. Weltkongreß für Musiktherapie in Hamburg. Beim abendlichen Spaziergang (an den Bahngleisen entlang & zurück ins Hotel) unterhielt ich mich mit Isis Herzog über dies & das, den Kongreß und seine Veranstalter, die Referenten und Referate, Themen, Thesen, Gegensätze. Plötzlich machte es klick – so entstand dieses Buch. Keine Ahnung, wieso – doch der Satz „das begreif ich nicht" ist ein klassisches Lernerfolgshemmnis, drückt auf die Laune und ist diametral entgegengesetzt zu der Erkenntnis, daß der Mensch lernt, solange er lebt (und da wir heute länger leben, können wir entsprechend mehr lernen).

Credits

Gottfried Probst vom Junfermann Verlag gab beim ersten Anruf grünes Licht (was wieder einmal eindrucksvoll die Flexibilität des deutschen Mittelstandes belegt), die Autoren sagten zu, alles klappte mühelos, die Recherchen, Übersetzungen und tausend andere Kleinigkeiten ebenso. **Ein TUSCH!!!** an alle, die dabei halfen, dieses Projekt so zügig umzusetzen. Neben den Autoren gilt mein besonderer Dank

Isis Herzog (für Inspiration und Intuition)
Micky Remann (Sein & Haben)
Arvid Leyh (Freundschaft und Hilfe)
Franz Aumüller (den Stein des Anstoßes)
Frank Fuchs (für tea & sympathy)
Ingo Eck (für Schraubenzieher und TCIP-Protokolle)
Daniel Dragmanli (für die meisten Übersetzungen)
Peter Diehl (für Übersetzungen und Beiträge)
Susann Pásztor für Korrektur, Sprengsätze und Layout!

... und nicht zuletzt der Crew um Wolf Urban, Paul Groß, Maggie Knecht, Angelika Pohl und Barbara Witten, Harry Künnecke, Lars Lemke und Gerrit Glaner von Polymedia, Hamburg, Helmut Prahl und last not least Charles T. Eagle, Hans-Helmut Decker-Voigt, Ralph Spintge und Susan Weber.

Text-Organisator und Wort-Spielmacher

Bei so einer kompetenten Backline fiel es leicht, mich auf die Rolle des Text-Organisators und Wort-Spielmachers zu begrenzen. Daher beschränke ich die Ouvertüre auf das Wesentliche. **Sie können jetzt getrost auf Seite 14 fortfahren,** wenn nicht, dann erwartet Sie auf den nächsten Seiten eine kurze Beschreibung der Schwerpunkte dieses Buchs:

MusikMedizin
Musiktherapie und
Leading Edge

Für wen das Buch gedacht ist

Um in der Flut der 85.000 Neuerscheinungen nicht zu ertrinken, werden Bücher zunehmend unter Marketingaspekten geschrieben. Dieses hier richtet sich an zwei Zielgruppen: Therapeuten und Patienten. Entsprechend sorgfältig wurden die einzelnen Beiträge recherchiert. Eventuelle Fehler bitte ich mit der Maxime der Fuzzy-Logic zu entschuldigen: Höchste Komplexität und höchste Präzision sind unvereinbar.

Warum es an die Tradition alter Seekarten anknüpft

Kann Musik heilen? Um dieser Frage nachzugehen, wurden Vertreter unterschiedlicher Disziplinen eingeladen, doch ... *„... wie das mit wissenschaftlichen Sekten nunmal so ist, neigen sie dazu, mit statistisch gesichertem Absolutheits-Ansprüchen anzutreten. Ich glaube, wir sollten versuchen, die sektiererischen Positionen gläubiger Wissenschaftlichkeit aufzugeben und uns alle bemühen, etwas interdisziplänre Transparenz aufkommen zu lassen.“* (Prof. Horst Prehn)

Das glaube ich auch – und daher finden Sie in diesem Buch unterschiedliche Theorien, Schulen und Vertreter sowie zwischen den Zeilen zahlreiche Adressen, Quellen und Hyperlinks für eigene Recherchen. Womit „Musik, Magie & Medizin" an die Tradition alter Land- und Seekarten anknüpft: Weit entfernt von der Präzision satellitengestützter Navigation, wiesen diese dem Forscher zwar die Richtung und gaben grobe Orientierungshilfen, gleichzeitig waren sie jedoch voller weißer Flecken, verworrener Hinweise, phantastischer Behauptungen und exotischer Namen.

Teil 1: MusikMedizin

Musik ist eine facettenreiche Disziplin, bei der sich populäre Elemente, wissenschaftliche und para-wissenschaftliche Bereiche überschneiden, archaische und futuristische Heilmethoden im wahrsten Sinne des Wortes den „Übereinklang" suchen. Musik in der Medizin kann auf eine jahrtausendealte Geschichte zurückblicken – daß allerdings die "verlorene Schwester der Heilkunst" Eingang in die moderne Medizin gefunden hat, ist mit der Verdienst von Ärzten wie Dr. Ralph Spintge und seinen zahlreichen Kollegen von der ISMM, der *International Society of MusicMedicine*. Unter diesem Namen trifft sich ein exklusiver Zirkel, der Maßstäbe setzt. Dr. Ralph Spintge: *„In den vergangenen 15 Jahren sind bedeutende Fortschritte sowohl in der Forschung als auch in der klinischen Anwendung von Musik in der Medizin erzielt worden. Heute schließlich liegen zuverlässige Beweise dafür vor, daß Musik eine reproduzierbare Wirkung ausübt und über wertvolle therapeutische Eigenschaften verfügt. Aus diesem Grund schlagen wir als Begriff für den therapeutischen Einsatz von Musik in der Medizin die Bezeichnung MusikMedizin (ein Wort, zwei große M) vor. Ebenso umfassend wie wesensbezogen steht das Wort »MusikMedizin« für eine wissenschaftliche Bewertung musikalischer Stimuli im medizinischen Bezugsrahmen, insbesondere über mathematische, physikalische, physiologische und medizinische Untersuchungen – aber auch im Hinblick auf ihre therapeutische Anwendung zur Ergänzung traditioneller Heilmethoden unter Beachtung des jeweiligen Krankheitsfalles, der zugehörigen Medikation sowie des individuellen Procedere.“*

Von einer „einheitlichen Feldtheorie" noch weit entfernt, wartet die MusikMedizin mit einer Fülle interessanter Fakten auf. Doch trotz Endorphincocktails und der Synchronisierung biologischer Oszillatoren bleibt ein leichtes Unbehangen: nicht alles ist erklärbar. Musik kann unsere Seele berühren. Was die Existenz einer solchen voraussetzt, was niemand zynischer und treffender abstritt als der alte Virchow: *"Ich habe schon viele Menschen seziert, eine Seele habe ich nirgends gefunden."*

Teil 2: Musiktherapie

Hier kommt (als weitere wissenschaftliche Disziplin) die Musiktherapie zu Hilfe. Schwer einzugrenzen und noch schwerer zu definieren, liegen ihre Wurzeln zwischen Medizin, Psychologie und Sonderpädagogik. Sie setzt in erster Linie auf den musikalischen und verbalen Dialog zwischen Patient und Therapeut. Sie spricht zwar nicht von Seele (das tun höchstens einzelne Vertreter), doch sie zieht zur weiteren Erklärung die Psychologie (in Deutschland die Psychotherapie) hinzu. Mit der Folge einer babylonischen Sprachverwirrung: Musiktherapie, Musikpsychotherapie, funktionale Musik, aktive und rezeptive Musiktherapie, regulative Musiktherapie – nicht nur der Laie zeigt sich irritiert. Für Prof. Christoph Schwabe, (den Entwickler der regulativen Musiktherapie), ist es daher *„kein Wunder, daß die Kassen sagen: Hört mal zu, wenn ihr euch nicht selber einigen könnt, was Musiktherapie eigentlich ist, was wollt ihr dann von uns erwarten?"*

Trotz aller akademischen Diskussionen: im klinischen und ärztlichen Alltag kann die Musiktherapie auf eine Menge praktischer Erfolge verweisen – auch wenn sie im steten Wandel ist. Das zeigt ein Blick in das „Lexikon Musiktherapie" von Professor Hans-Helmut Decker-Voigt, der *„1981 meinem damaligen Verleger eine erste Lexikon-Konzeption vorlegte, und er war sehr dafür. Sehr dagegen waren einige KollegInnen, die eine Zeit weiterer Profilierung abwarten wollten. Außerdem gab es KollegInnen, die meinten, für ein Lexikon müsse ein Fach erst ein »fertiges Profil« zeigen können. Die Warnungen der ersten Gruppe (weitere Profilierung) sehe ich heute als sehr klug an und danke dafür. Die Warnungen der zweiten Gruppe muß ich nach meinem gegenwärtigen Erkenntnisstand in den Wind schlagen: Wir werden – hoffentlich – nie ein fertiges Profil mit dem Fach und Wissensgebiet Musiktherapie verbinden können: Semper reformandum est – erst recht bei einer Heilkunst, die mit Musik als Zeitkunst arbeitet."*

Teil 3: Leading Edge

Semper reformandum (Applaus, Applaus!) – das Stichwort "Heilkunst" führt uns zu dem dritten Schwerpunkt dieses Buches: einer wachsenden Zahl musikmedizinischer Innovationen jenseits akademischer Akzeptanz. Das der Popkultur entlehnte "Leading Edge" als Oberbegriff soll dabei den fatalen Eindruck von Esoterik dämpfen, welcher den flüchtigen Betrachter der jungen Wilden womöglich überfällt. Es steht für Spekulationen an der Schnittkante, der Bruchstelle eines Paradigmas, häufig nur einen Fußbreit vom Abgrund entfernt – und manchmal deutlich weiter. Doch was auf den ersten Blick unwirtlich aussieht, erweist sich in unruhigen Zeiten oft als das (ruhige) Auge des Orkans. Die Abwesenheit eines Beweises ist noch lange kein Beweis für seine Abwesenheit …

So ist im Leading Edge zwar einiges empirisch abgesichert, doch wissenschaftlich nicht belegt, geschweige denn bewiesen. Das liegt häufig weniger am tatsächlichen Gehalt als an unterschiedlichen Interessen. So stehen viele aufregende Entwicklungen im Regen, während der mainstream die versiegenden Forschungsmittel aufsaugt. Kommen wir zum Schluß ...

Von Evolutionsagenten und Trüffelschweinen

... und zu Immanuel Kant: *„Nicht-sehen trennt den Menschen von den Dingen. Nicht-hören trennt den Menschen vom Menschen."* Meine Sympathie als Herausgeber (und Hörer) gilt daher weder den Schaumschlägern noch der Betonfraktion der einen oder anderen Seite. Sie gilt vielmehr all jenen, die zuhören, aufeinander zugehen und Brücken schlagen können, den Evolutionsagenten und Trüffelschweinen zwischen den Systemen – und natürlich der Musik!

Sie sehen, es war und ist mir ein Vergnügen, dieses Buch herauszugeben – ich würde es mir sofort kaufen. Daß es Ihnen genauso ging, sollte uns Mut machen!

3 vor 2.000,
Heidelberg
am schönen Neckar

Lutz Berger

P.S.:
Wenn dieser Band so erfolgreich wird, wie wir glauben, erscheint Vol. II von „Musik, Magie & Medizin" bereits 1998 – und wir würden uns freuen, Sie beim nächsten Mal wieder bei uns begrüßen zu dürfen ...

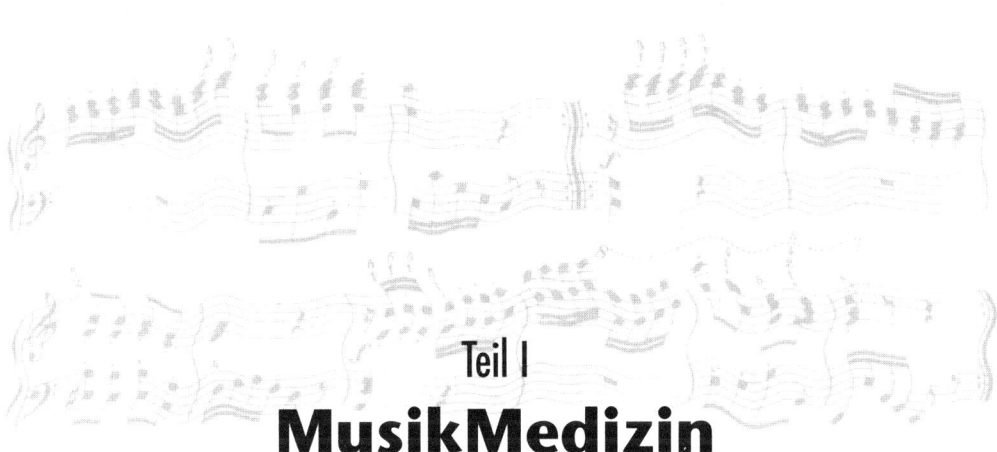

Teil I
MusikMedizin

Dr. med. Ralph Spintge

ist einer der Pioniere und Wegbereiter der MusikMedizin. Über seinen „gewöhnlichen" Tätigkeitsbereich als Spezialist für Schmerztherapie, Anästhesie und Arbeitsmedizin hat er derzeit sicherlich einen vollen Terminkalender: Direktor der Interdisziplinären Schmerzklinik und des Forschungslabors für MusikMedizin am Sportkrankenhaus Hellersen in Lüdenscheid, beigeordneter Professor am Institut für Musikforschung San Antonio der University of Texas, Gründungsmitglied und geschäftsführender Direktor der International Society for Music in Medicine (ISMM), deutscher Verbindungsoffizial der International Arts Medicine Association (IAMA) sowie Lehrbeauftrager an der Hamburger Musikhochschule. Autor von vier Büchern über Musik in der Medizin und zahlreichen themenbezogenen Fachartikeln, ist Spintge ferner Mitherausgeber des International Journal of Arts Medicine (IJAM). Darüberhinaus ist er noch Mitglied der Deutschen Gesellschaft für Musikpsychologie, der Deutschen Gesellschaft für Medizinische Psychologie und Ehrenmitglied der Katalonischen Gesellschaft für Musiktherapie.

Seine Approbation als Doktor der Medizin erhielt Spintge im Jahre 1981 an der medizinischen Fakultät der Rheinisch-Westfälischen Friedrich-Wilhelm-Universität in Bonn. Seine Doktorarbeit befaßt sich mit der Musik als Therapeutikum bei perioperativen Angstzuständen. Er kann auf 18 Jahre Erfahrung in der MusikMedizin-/ Musiktherapieforschung und 15 Jahre Berufserfahrung in der klinischen Medizin zurückblicken (Anästhesie, Intensivmedizin, Innere Medizin, Schmerztherapie und arbeitsmedizinische Gesundheitsvorsorge).

Während mehrerer Auslandsaufenthalte leitete Spintge in Kooperation mit Naturwissenschaftlern, Medizinern und Psychologen eine Reihe psychophysiologischer Studien zu den anxioalgolytischen Wirkungen von Musik bei operativen Eingriffen, in der Anästhesie, bei Schmerztherapie, in der Zahnmedizin und der Geburtshilfe. Dabei arbeitete er mit Wissenschaftlern der Universität von Hirosaki, Japan, der Universität Wien, der Erasmus-Universität Rotterdam, den Universitäten Marburg, Osnabrück und Bonn, der Freien Universität Berlin und dem New South Wales State Conservatorium of Music in Sydney, Australien.

Seit 1989 arbeitet er im Rahmen eines von der Sporthilfe e.V. gesponserten Langzeit-Forschungsprogrammes an Untersuchungen zum neurovegetativen Status im menschlichen Organismus mit dem Max-Planck-Institut in Dortmund, der Freien Universität Berlin, der Universität Stuttgart und dem Bundesforschungszentrum Jülich zusammen. Seit 1991 leitet er ein Forschungsprogramm zur Wirkung von Musik bei Schmerzen und Streß, das von der Deutschen Forschungsgesellschaft für Innovationen in der Medizin unterstützt wird. Von 1987 bis 1991 war Spintge Dozent für MusikMedizin-/ Musiktherapieforschung in der medizinischen Fakultät der Universität zu Münster. Er zeichnet mitverantwortlich für die Organisation von mittlerweile zehn internationalen Konferenzen, die letzte 1996 zum Thema „MusikMedizin" am Zentrum für Gesundheitswissenschaften der University of Texas in San Antonio (USA).

Physiologie, Mathematik, Musik und Medizin: Definitionen und Konzepte für die Forschung

von Ralph Spintge

in dankbarer Verehrung gewidmet Herrn Prof. Dr. Hans-Peter Koepchen, Physiologe und Schöpfer des systemübergreifenden Konzeptes der Neuro-vegetativen Rythmizität.

Einführung und Begriffserklärung

In den vergangenen 15 Jahren sind bedeutende Fortschritte sowohl in der Forschung als auch in der klinischen Anwendung von Musik in der Medizin erzielt worden. Heute schließlich liegen zuverlässige Beweise dafür vor, daß Musik eine reproduzierbare Wirkung ausübt und über wertvolle therapeutische Eigenschaften verfügt. Aus diesem Grund schlagen wir als Begriff für den therapeutischen Einsatz von Musik in der Medizin die Bezeichnung MusikMedizin (ein Wort, zwei große M) vor.

Ebenso umfassend wie wesensbezogen steht das Wort „MusikMedizin" für eine wissenschaftliche Bewertung musikalischer Stimuli im medizinischen Bezugsrahmen, insbesondere über mathematische, physikalische, physiologische und medizinische Untersuchungen – aber auch im Hinblick auf ihre therapeutische Anwendung zur Ergänzung traditioneller Heilmethoden unter Beachtung des jeweiligen Krankheitsfalles, der zugehörigen Medikation sowie des individuellen Procedere (s. auch Spintge & Droh 1992a; Maranto 1992; Pratt 1995).

Wie können wir den musikalischen Code für emotionale Kommunikation entschlüsseln?

Dieser Ansatz unterscheidet sich von dem der Musiktherapie als Teil der psychiatrischen Fürsorge oder der Psychotherapie (Aldridge 1993). Wir verstehen Musiktherapie als psychotherapeutische Anwendung der Musik, als eigenständige Spezialität. Natürlich besteht grundsätzlich ein verwandtschaftliches Verhältnis zwischen MusikMedizin und Musiktherapie. Hinzu kommt, daß der Begriff ‚Musikmedizin' heute auch mit Berufskrankheiten von Musikern und Tänzern assoziiert wird.

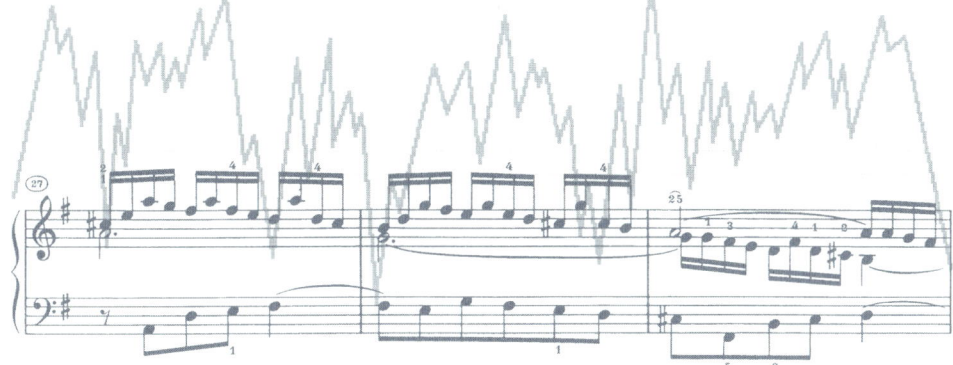

Die Hauptfrage in diesem Zusammenhang bleibt jedoch noch immer unbeantwortet: Warum ist Musik wirksam und welche sind ihre Wirkungsparameter? Es scheint allgemeiner Konsens darüber zu bestehen, daß Musik möglicherweise das wirksamste emotionale und ästhetische Kommunikationsmittel überhaupt ist. Es gab und gibt keine menschliche Zivilisation, in der nicht Musik gemacht und erlebt wurde. Die Frage bleibt: Wie können wir den musikalischen Code für emotionale Kommunikation entschlüsseln? Unsere klinische Arbeit führt uns zu der Annahme, daß der Rhythmus das effektivste musikalische Element darstellen könnte. *Der musikalische Rhythmus wird als strukturierte Abfolge von metrischen, melodischen und harmonischen Einheiten über die Zeit innerhalb eines Musikstückes verstanden. Von einem eher biologisch orientierten Blickwinkel aus betrachtet, ist er eine strukturierte Abfolge von zeitbezogenen Funktionseinheiten innerhalb eines dynamischen Systems.*

Ist Rhythmizität das fehlende Bindeglied zwischen Musik, Physiologie und Medizin?

Die wesentliche Rolle des Rhythmus' wird beispielsweise durch unsere Erkenntnisse über die Wurzeln der Musik und der Heilkunde bestätigt. Die menschliche Kulturgeschichte war schon immer auch eine Geschichte der Religion, der Heilkünste und genauso die Geschichte der Musik. Musik war schon in der Steinzeit, vor rund 12.000 Jahren, Bestandteil des menschlichen Lebens (Soffer 1985). Bereits aus den ältesten erhaltenen schriftlichen Belegen für die Existenz der Heilkünste geht die Anwendung von Musik als Teil eines mystischen, religiösen Heilungszeremoniells hervor (Codex Hammurabi, ca. 4.000 v. Chr., s. auch Übersicht bei Spintge 1992a). Später wurde die Musik selbst zum Heilmittel (Kuemmel 1977). Wenn wir uns mit dem spezifischen Wert beschäftigen, den die Musik offenbar für den Menschen der Frühzeit besaß, sollten wir uns des Umstandes bewußt werden, daß die Wahrnehmung der Zeit als Grundbestandteil unserer Existenz in rhythmischen Zyklen organisiert ist, wie etwa Tag und Nacht, die Aufeinanderfolge der vier Jahreszeiten, der Menstruationszyklus etc. Seit Anbeginn der menschlichen Existenz hatte die Organisation der Zeit selbstverständlich immer einen ganz besonderen, überlebenswichtigen Stellenwert. Heutzutage stellt die Lehre von den Biorhythmen einen neuen, aber bereits fest etablierten Wissenschaftszweig dar. Diese beherrschen das Verhalten biologischer Systeme von der molekularen Ebene bis hin zu makroskopischen Verhaltensmustern ganzer Gruppen von Individuen.

Ist Rhythmizität das fehlende Bindeglied zwischen Musik, Physiologie und Medizin? Dieses Thema ist Gegenstand unserer derzeitigen Untersuchungen. *Rhythmizität wird als strukturierte Koordination zweier unterschiedlicher Rhythmen über die Zeit in einem dynamischen System verstanden, einschließlich interaktiver Phänomene wie Synchronisation, Extinktion, Verstärkung und Kopplung* (Abel, Geier, Spintge u. Droh 1996; Lex, Pratt, Abel u. Spintge 1996). Das Basiskonzept, auf dessen Grundlage wir unsere physiologischen Studien durchführen, ist die folgende Definition der MusikPhysiologie:

Die MusikPhysiologie als Naturwissenschaft untersucht die biologischen Eigenschaften der ars musica, die wiederum menschliche Emotionen und Gefühle durch eine harmoni-

sche und rhythmisch strukturierte Abfolge von akustischen Stimuli zum Ausdruck bringt. Alle musikalischen Parameter zeigen einen gewissen Grad einer Zeitordnung oder Zeitstruktur im Ablauf des musikalischen Prozesses. Daher sucht die MusikPhysiologie nach biologischen Zeitstrukturen beim Menschen, die eine äquivalente „Resonanzadresse" für musikalische Zeitstrukturen darstellen könnten.

Abbildung 1 veranschaulicht mein sogenanntes „missing-link-Konzept" der zwischen Physiologie, Medizin, Mathematik / Physik und Musik bestehenden wechselseitigen Beziehungen, mit der Rhythmizität als zugrundeliegendes verbindendes Prinzip. Präzise ausgedrückt, gilt diese Betrachtung derzeit nur *für anxioalgolytische* (angst- und schmerzlindernde) *Musik (AAM)*.

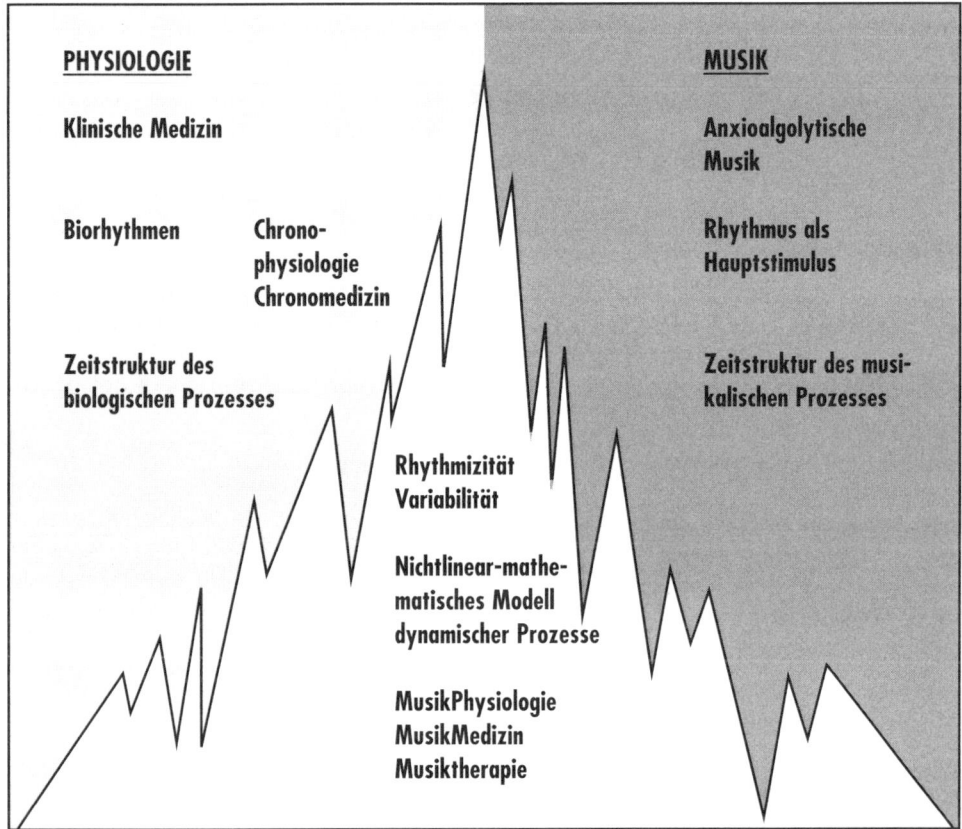

Abb. 1: *Das „missing-link-Konzept": Grundlage der MusikPhysiologie, MusikMedizin und Musiktherapie – die Wechselbeziehungen zwischen Physiologie, Medizin, Mathematik und Musik mit der Rhythmizität als mögliches Bindeglied („missing link").*

Musik, Physiologie und Mathematik

Rhythmen stellen eines der beherrschenden Grundphänomene – vielleicht sogar das vorherrschende Phänomen – in allen biologischen Systemen dar (Haken & Koepchen 1991). Erst kürzlich haben Untersuchungen zur Rhythmizität in Physiologie, Medizin und Mathematik ein breites Interesse geweckt. Während musikalische Rhythmen per se interessant für Musikologen, Musiker, Musikpsychologen und Musiktherapeuten sind, hat sich die Rhythmusforschung rasend schnell in physikalischen, physiologischen und mathematischen Untersuchungsansätzen sowie in der klinischen Medizin ausgebreitet.

Dieser Trend wird durch neue Methoden der Datenerhebung und -analyse noch gefördert. Nicht-invasive Methoden zur kontinuierlichen Betrachtung von dynamischen physiologischen Prozessen in Verbindung mit computergestützten Bewertungssystemen wie auch neuartige mathematische Konzepte zur Analyse von nichtlinearen biologischen Systemen erlauben es, die komplexen Wechselwirkungen von unterschiedlichen oszillierenden Systemen zu beobachten, zu beschreiben, zu visualisieren und auch vorherzusagen (Haken 1978, 1986; Haken & Koepchen 1991).

Menschliches Leben ist eingebettet in rhythmische Ordnungen ...

Ein solches System könnte beispielsweise die Musik sein, das andere die Rhythmizität der Herzfrequenz oder die elektrische Hirnaktivität (EEG). Bemerkenswert in diesem Zusammenhang ist, daß Gesetzmäßigkeiten biophysikalischen Verhaltens wie auch die Methoden zur Beschreibung ihrer Wechselwirkungen in so gänzlich verschiedenen Bereichen wie Physiologie, Laserphysik, Ökologie, Wirtschaftslehre, Straßenverkehrsüberwachung, Wachstumsmustern von Pflanzen, Kardiologie und anderen mathematisch berechenbar sind (Haken & Koepchen 1991; Haken 1992). In der Medizin belegt die Rhythmusforschung bereits eine große

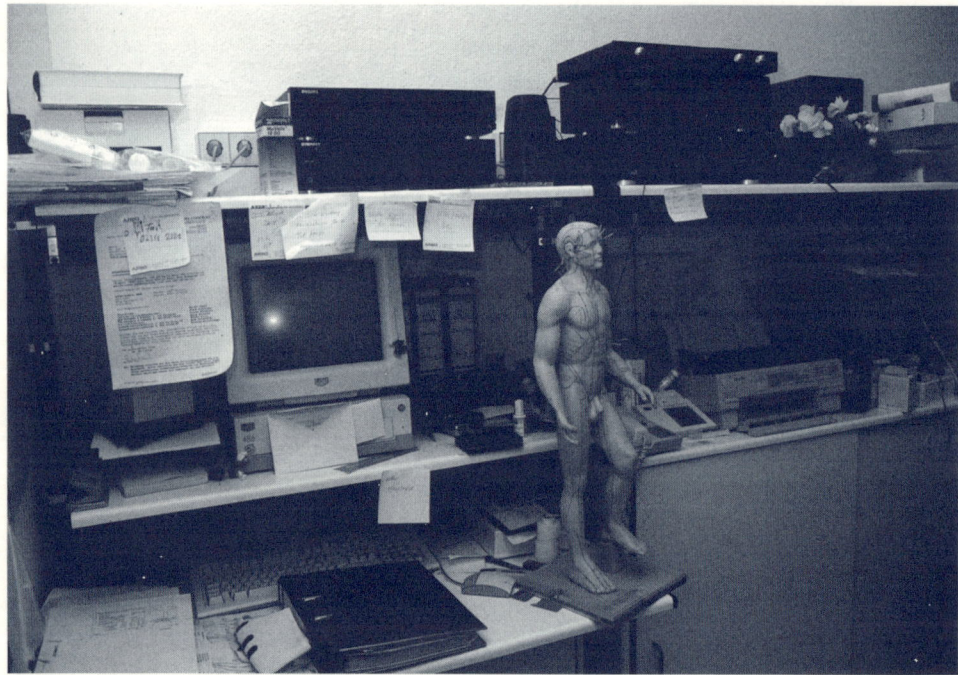

Elektronisches Stilleben: MusikMedizin im Sportkrankenhaus Hellersen – im Mittelpunkt steht der Mensch (sic!)

Bandbreite von Phänomenen wie etwa Herzfrequenz-Variabilität (Ereignis-vorhersage nach Herzinfarkt), Autorhythmizität von Blutgefäßen (Steuerung von Blutdruck und Durchblutung), rhythmische Aktivität des sympathischen Nervensystems (Performance-Steigerung bei Leistungssportlern, Linderung chronischer Schmerzen), Rhythmogenese von Atmungsvorgängen (Schlaf-Apnoe, plötzlicher Kindstod), Synchronisation und Koordination motorischer Funktionen (Leistungssteigerung im Sport), zirkadiane Schlafrhythmen, elektrische Hirnaktivität, Oszillation in der Wahrnehmung, chemische Kommunikationsvorgänge im Zellinneren und zwischen den Zellen, und viele andere mehr (Abel, Berger, Conze, Droh, Klüssendorf, Koepchen, Koralewski, Krause, Spintge 1994; Haken, Kelso u. Bunz 1985; Haken & Koepchen 1991).

Auch wenn einige Forschungsgruppen versucht haben, ein umfassendes mathematisches Modell für die Musik zu erstellen, sind wir eher der Ansicht, daß es lohnender ist, mit nur einem musikalischen Parameter zu beginnen – dem Rhythmus. Ein kurzer Abriß unseres musikphysiologischen Konzeptes folgt weiter unten (weitere Einzelheiten siehe bei Koepchen, Droh, Spintge, Abel, Klüssendorf u. Koralewski 1993). Biologisches Leben ist ein rhythmisch organisierter Prozeß mit Frequenzen, die sich über eine große Bandbreite erstrecken. Sogar Moleküle, die kleinsten Komponenten der Lebensfunktion, durchlaufen oszillatorische chemische und funktionale Wandlungen.

... auch wenn wir nur einen sehr begrenzten Teil all dieser Rhythmen wahrnehmen

Das menschliche Leben ist als Teil der lebendigen Welt eingebettet in rhythmische Ordnungen, auch wenn wir nur einen sehr begrenzten Teil all dieser Rhythmen bewußt wahrnehmen. Die meisten makroskopisch beobachtbaren Rhythmen basieren auf der wechselseitigen Koordination vieler Einzelelemente in einer ganz charakteristischen Form der Selbstorganisation. Auf diese so sehr unterschiedlichen Lebenssysteme kann eine nichtlineare mathematische Analyse der Selbstorganisation angewandt werden. Da die sich wechselseitig beeinflussenden physiologischen Rhythmen durch die Synchronisation und Selbstorganisation aus lauter oszillierenden Untereinheiten entstehen, ist diese neue Art der Mathematik imstande, die komplexe biologische Rhythmizität zu quantifizieren und zu analysieren.

Abbildung 2 zeigt rechts die Bandbreite verschiedener interner physiologischer Rhythmen. Links finden sich die Rhythmen der äußeren Umwelt und eine physikalische Zeitskala. Im oberen Bereich sehen wir die durch die physikalisch-chemischen Eigenschaften auf molekularer Ebene definierten internen Rhythmen, unten die Biorhythmen, die sich während des Anpassungsprozesses an die kosmischen Rhythmen im Zuge der Evolution herausgebildet haben. Die Rhythmen, die von besonderer Bedeutung für die Musik sind, liegen im mittleren Bereich. Am einen Ende sehen wir den EEG-Rhythmus, am anderen den kardio-vaskulären Rhythmus. Der Bereich zwischen 1 Hz und ≤10 Hz ist die Domäne musikalischer Rhythmen, und hier finden wir auch die inneren Rhythmen des Herzschlages in all ihren Varianten, die der Atmung und eines Großteils unseres normalen motorischen Verhaltens.

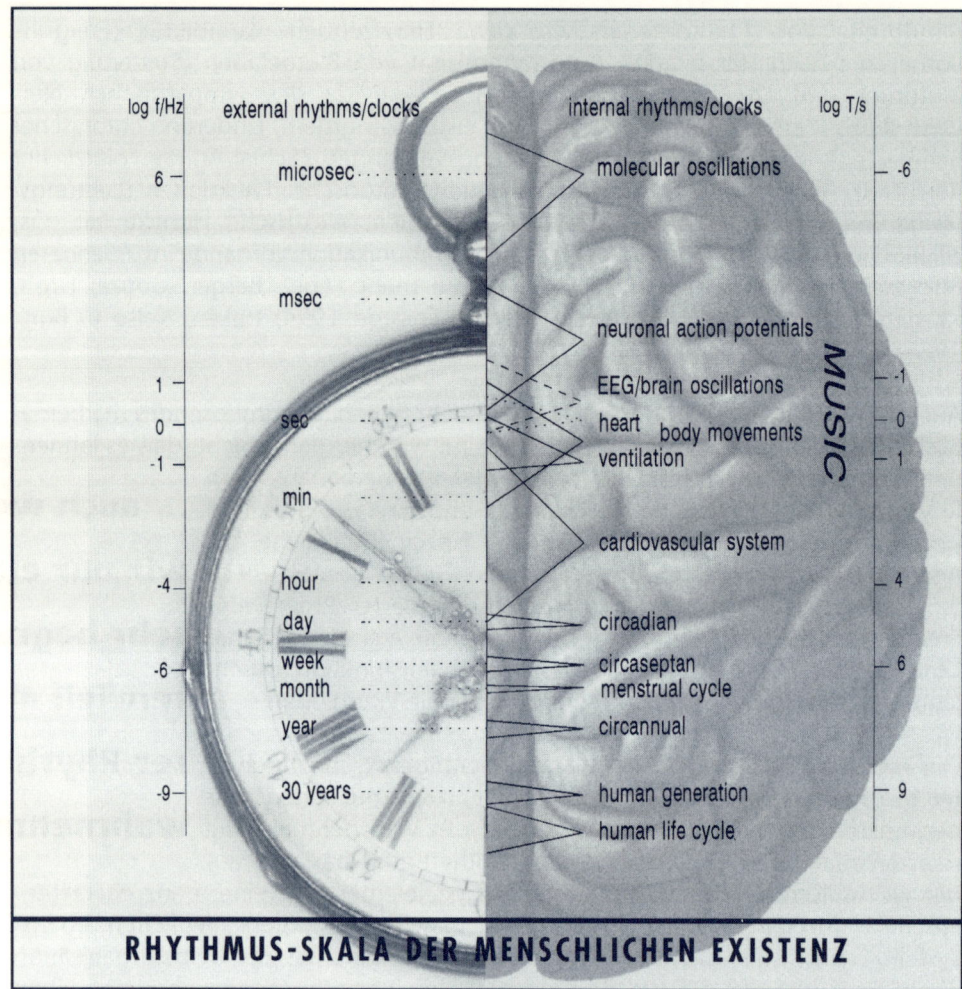

RHYTHMUS-SKALA DER MENSCHLICHEN EXISTENZ

Abb. 2: *Bandbreite der Frequenzen menschlicher physiologischer Rhythmen auf einer logarithmischen Skala mit den Frequenzen auf der linken und den Perioden auf der rechten Seite. Externe Rhythmen, die von der Außenwelt her auf den Organismus einwirken, werden auf der linken Seite angezeigt, interne Rhythmen auf der rechten. Die Dreiecke auf der rechten Seite charakterisieren den Bereich, in dem die jeweiligen Rhythmen auftreten, und die typische Frequenz für den betreffenden Rhythmus. Man beachte die großen Frequenzbreiten mit beträchtlichen Überlappungen im Bereich der neurovegetativen und motorischen Rhythmen, verglichen mit den kleinen Variabilitäts-Bandbreiten der langsameren Rhythmen, die durch Anpassung an externe Rhythmen entstanden sind.*

Bemerkenswert ist auch, daß der Frequenzbereich, der in einem Metronom (das in musikalischen Studien benutzt wird) angelegt ist, exakt mit dem Frequenzbereich des Herzschlages übereinstimmt, der zwischen Ruheperioden und körperlicher Arbeit auftreten kann. Im Hinblick auf die physiologische Rhythmizität weist dieser Bereich einige charakteristische Merkmale auf: diese Rhythmen erscheinen in Systemen mit homöostatischer Rückkopplungs-Eigenregulierung vitaler Funktionen wie etwa der Steuerung des arteriellen Blutdruckes oder der Blutgaskonzentration. Daraus resultiert, daß zwischen der homöostatischen Funktion der Stabilität und dem rhythmischen Wechsel (der Veränderlichkeit) von vitalen Parametern ein permanenter Wettbewerb stattfindet, wobei beide Parameter den jeweils anderen begrenzen. Dies trifft insbesondere für die Wechselwirkungen zwischen den vegetativen (autonomen) und den somatomotorischen Systemen zu. Man darf dabei nicht außer acht lassen, daß die rhythmische Steuerung vegetativer Prozesse in einem gemeinsamen Netzwerk von Neuronen im Gehirn stattfindet, die gleichzeitig für den Wachzustand des Gehirns wie auch für die Kontrolle des Muskeltonus' zuständig sind. Aus diesem Grunde ist dieses neuronale Netzwerk bei der zentralen Steuerung des emotionalen Verhaltens, so auch bei der Streßreaktion involviert. Eine der zuvor angesprochenen Wechselwirkungen, ‚Einkoppelungseffekt' bzw. neudeutsch ‚entrainment' genannt, besteht darin, daß ein Rhythmus mit einem anderen synchronisiert. Die qualitative Erfassung der Eigenschaften der Einkoppelung ist einfach – beispielsweise in der Synchronisation von motorischer Bewegung und Atmung bei Ruderern oder Schnelläufern. Eine quantitative Analyse dieser Wechselbeziehungen dagegen ist sehr viel schwieriger.

Wie beeinflussen von außen einwirkende Stimuli – etwa Musik – die inneren Rhythmen?

Erich von Holst hat im Jahre 1939 als erster die beiden Prinzipien nachgewiesen, die die nachfolgenden komplexen physiologisch-rhythmischen Phänomene steuern: a) den ‚Magneteffekt' und b) die ‚Überlagerung'. Der Magneteffekt ist die Grundlage der Einkoppelung und kann in Form von statistisch bevorzugten Phasenbeziehungen erklärt werden, die auch dann auftreten, wenn keine Synchronizität erreicht wird. Für gewöhnlich führt ein Rhythmus, und der andere ist von ihm abhängig. Überlagerung hingegen bedeutet ganz einfach, daß die Amplitude des einen Rhythmus' zu der des anderen hinzugezählt oder von ihr abgezogen wird, ohne daß dadurch die Phase beeinflußt wird. Zumeist liegt eine Mischung von Magneteffekt und Überlagerung vor. Von Holst prägte den Begriff ‚relative Koordination', um diese Regeln in ihrer Gesamtheit zu beschreiben. Sie sind nicht nur auf die Wechselwirkung unterschiedlicher interner Rhythmen anwendbar, sondern auch auf die Einwirkung der Umwelt auf interne Rhythmen. Dies kann man bei der Koordination von Beinbewegungen bei Rennpferden beobachten wie auch bei der Saug- und Atemaktivität von Säuglingen oder menschlichen Handbewegungen (Haken, Kelso u. Bunz 1985).

Die Rhythmen und oszillatorischen Muster, die das Leben allgemein auszeichnen, sorgen für die Flexibilität und kreative Variabilität, die zur Aufrechterhaltung des Lebens den herausfordernden und lebensbedrohlichen Umweltbedingungen gegenüber vonnöten sind. Vom medizinischen Standpunkt aus betrachtet, ist es unbedingt erforderlich, nicht nur darüber Bescheid zu wissen, wie diese individuellen Rhythmen physiologischer Funktionen entstehen, sondern auch, wie von außen einwirkende rhythmische Stimuli – etwa die Musik – die Modulation der inneren Rhythmen beeinflussen. Aus diesem Wissen ergibt sich ein gewisser Grad an Vorhersagbarkeit normaler und abnormaler physiologischer Verhaltensmuster a) unter den verschiedensten Streßbedingungen, b) bei chronischen Krankheiten und chronischem Schmerz, und c) unter physischer Belastung, mit und ohne Musik, usw.

Allgemeine Beziehungen zwischen physiologischen Funktionen und Musik

Wir möchten den Gedanken vortragen, daß der Mensch die wesentlichen rhythmischen Komponenten der Funktionen des ZNS (wie auch des übrigen Organismus) in eine Schöpfung hineinprojiziert hat, die als Musik (und Tanz) bezeichnet wird. Je genauer wir uns die spezifische Selbstorganisation physiologischer Funktionen anschauen – bis hinunter zur molekularen Ebene –, desto mehr Belege finden wir für diese unsere Annahme. Wir glauben, daß abstrakte mentale Aktivitäten mit musikalischen Strukturen korrespondieren, und daß rhythmische motorische Aktivität sowie die neurovegetativen Rhythmen des ZNS genauso mit dem musikalischen Rhythmus korrespondieren wie der emotionale Status eines Menschen mit dem Gefühlsgehalt der Musik. Indem wir mit dem zuletzt angeführten Segment dieses Konzeptes den Anfang machten, wandten wir die Methodologie der psychophysiologischen Emotionsforschung auf die emotionalen Auswirkungen von Musik in einer spezifischen Situation an, in diesem Fall die der Angst. Unsere diesbezüglichen klinischen Ergebnisse sind bereits veröffentlicht worden und haben unsere Hypothese zum emotionalen Teil des Konzeptes bestätigt (Spintge & Droh 1987, 1992a; Spintge 1994).

Wir können in den gängigen Rhythmen den des Herzschlages identifizieren

In der Physiologie haben Forschungen das Phänomen der Rhythmizität entschleiert, die anscheinend das Bindeglied, den Hauptmechanismus hinter dem Einfluß von Musik auf die menschliche Biologie darstellt. Der springende Punkt dabei ist, daß eine enorme Vielfalt und Bandbreite rhythmischer Phänomene im Organismus auf einige wenige Grundprinzipien zurückgeführt werden kann, die so diesen Bereich für wissenschaftliche Analysen und eine quantitative Beschreibung zugänglich machen. Unsere gegenwärtige Forschungstätigkeit richtet ein Hauptaugenmerk auf die Kontrolle neurovegetativer Mechanismen über die interne physiologische Rhythmizität. *Neurovegetative Rhythmizität ist die unbewußt-autonome rhythmische Kontrolle der Funktion lebenswichtiger Organe und Organsysteme durch das ZNS, vermittelt über das vegetative (autonome) Nervensystem.*

Wie bereits zuvor erwähnt, können wir in den gängigen Musikrhythmen den Rhythmus des Herzschlages identifizieren, ebenso den Herzschlagrhythmus sowie den Atemrhythmus in der neurovegetativen Physiologie. Der Rhythmus des Herzschlags hat seinen Ursprung im Reizbildungszentrum des Herzens, dem Schrittmacher, und wird durch Einflüsse des zentralen Nervensystems (neurovegetative Efferenzen) modifiziert. Der Atemrhythmus hingegen wird im ZNS selbst erzeugt. Externe Rhythmen – musikalische eingeschlossen – wirken also nicht auf einen passiven oder statischen Organismus, sondern auf ein dynamisches, komplexes und primär rhythmisches System. Sämtliche Aufzeichnungen über Blutdruck, Herzfrequenz, periphere Durchblutung sowie erst kürzlich entstandene Direktaufnahmen sympathischer Nervenaktivität beim Menschen belegen, daß bei gesunden Personen die gleichen Muster rhythmischer Variabilität, sprich: Rhythmizität, vorliegen.

Es ist ein allgemeingültiges Prinzip, daß ein pathologischer Zustand sich durch einen Verlust von Rhythmizität auszeichnet. Im Hinblick auf die Frequenzen rhythmischer Variabilität gibt es im Bereich der kardio-vaskulären Rhythmizität zwei bevorzugte Frequenzen. Die eine bewegt sich im Bereich von 0,1 Hz (MFB = Mittelfrequenzband) und entspricht einer Periode von 10 Sekunden. Die andere liegt bei 0,25 Hz (HFB = Hochfrequenzband). Im HFB-Bereich liegt auch die gewöhnliche Atemfrequenz im Ruhezustand. Relative Koordination, wie oben erwähnt, kann am Beispiel der bekannten respiratorischen Herzarhythmie (Sinus-Arhythmie) aufgezeigt werden. Sie ist leicht festzustellen, indem man bei ruhiger Atmung den Puls fühlt. Beim Einatmen erhöht sich die Herzfrequenz, beim Ausatmen verlangsamt sie sich. Eine vorbereitende quantitative mathematische Beschreibung der Rhythmizität kann durch die Fourier-Transformation dargestellt werden. So können rhythmische Veränderungen in Form sogenannter Power-Spektren wiedergegeben werden. Die Spitzen (peaks) zeigen dabei den Frequenzinhalt des rhythmischen Prozesses an.

Abbildung 3 (entnommen aus Koepchen et al. 1992, S. 52) zeigt das Power-Spektrum der Herzfrequenz mit ihren bevorzugten Spitzen bei einem ruhig sitzenden Probanden. Zeichnet man eine Serie von Power-Spektren im Laufe der selben Sitzung auf – d. h. in jeweils zweiminütigen aufeinanderfolgenden Abschnitten –, so gleicht kein Spektrum dem anderen genau. Aber sie haben den gleichen Frequenzinhalt, was de facto das gleiche Power-Spektrum bedeutet. Die Power-Spektren wandeln sich bezogen auf Veränderungen in den Umgebungsbedingungen. Es steht somit ein mathematisches Instrument zur Verfügung, mit dessen Hilfe dynamische Veränderungen in biologischen Prozessen beschrieben werden können – und das uns etwas liefert, das man eher als bewegten Film denn als einfaches Standbild bezeichnen könnte.

Ein pathologischer Zustand zeichnet sich durch den Verlust von Rhythmizität aus

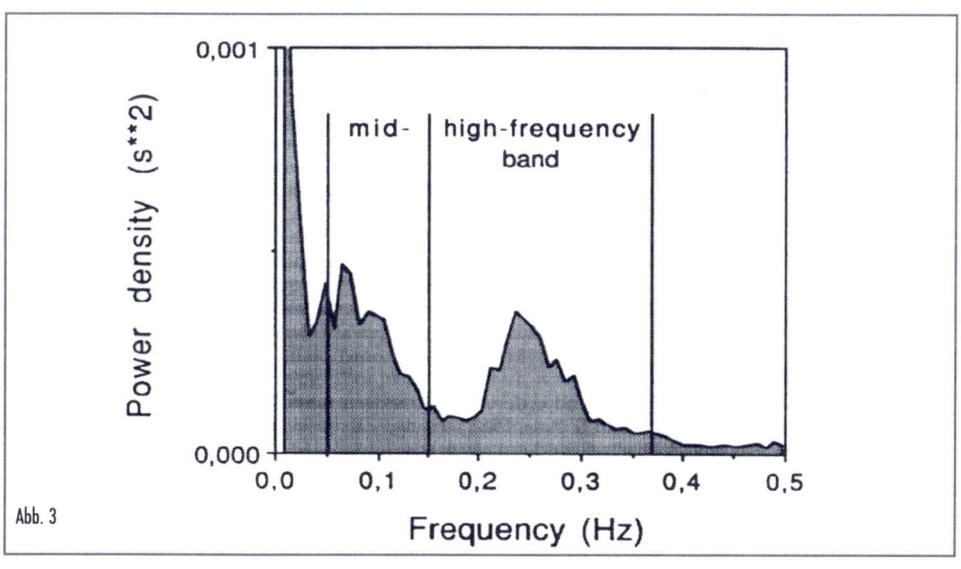

Abb. 3

Da biologische Prozesse nichtlinear dynamisch verlaufen, prüfen wir gegenwärtig noch weitere für Analyse und Beschreibung geeignete mathematische Hilfsmittel, wie etwa Phasendiagramme, Fraktale und Torus-Attraktoren zur multidimensionalen Visualisierung des jeweiligen Prozesses. In Zusammenarbeit mit dem Max-Planck-Institut in Dortmund, dem Bundesforschungszentrum in Jülich sowie dem Stuttgarter Institut für Theoretische Physik und Synergetik versuchen wir, Algorithmen anzuwenden, die aus der Chaostheorie und der Synergetik stammen (Schiek 1994).

Theoretischer Ausgangspunkt der mathematischen (synergetischen) Betrachtung ist die Annahme, daß die Musik als sogenannter Ordnungsparameter (order parameter) (Haken 1986) die rhythmische Steuerung der physiologischen Systeme im Organismus ihrer Herrschaft unterwirft. Die synergetische Mathematik zeigt uns, daß dynamische Lebensprozesse den gleichen Prinzipien gehorchen wie physikalische Phänomene. Das bedeutet, daß alle diese Vorgänge mathematisch beschrieben und ihre evolutionären Alternativen im voraus berechnet und – in spezifischen Situationen – sogar vorhergesagt werden können (Haken 1978,1983; Hofstadter 1979). Bereits kleine Veränderungen zu Beginn können ein ganzes System umbauen. Daher kann auch die Art der spezifischen Eingangsmodifikationen die ganze Richtung ändern, in die sich der dynamische Prozeß entwickelt. Dieses Konzept ist bereits erfolgreich in die medizinische Behandlung von Infarktpatienten übertragen worden. Deren spezifische Anfangsveränderungen im rhythmischen Muster des EKG scheinen einen gewissen Aussagewert für die Vorhersage des Behandlungserfolges aufzuweisen. Warum sollen wir dann nicht Musik als externen Stimulus zur Induzierung von Eingangsveränderungen einsetzen, die das System (den Organismus) zu einer angestrebten Verhaltensweise veranlassen? Auch wenn diese Konzeption faszinierend anmuten mag – sie steckt noch in der Entwicklungsphase (vgl. auch Abb. 1).

Was wie Chaos aussieht, ist gar kein Chaos

Mandelbrot führte das Konzept der fraktalen Geometrie zur Beschreibung von Formen und Gestalt in der Natur ein (1977, 1991). Diese Formen können als amorph, d. h. als zufallsabhängig, bruchstückhaft, unregelmäßig und selbstähnlich beschrieben werden, insbesondere dann, wenn man sich vom makroskopischen Beobachtungsniveau auf die mikroskopische Ebene begibt. Dieses Prinzip wird auch bei dem Versuch deutlich, eine Karte mit der Küstenlinie der Vereinigten Staaten zu zeichnen, oder beim Zeichnen eines Schneekristalls oder des Wurzelwerkes einer Pflanze. In jedem dieser Fälle wird die Struktur durch Parameter (selbst-)organisiert, die mathematisch beschrieben und als ‚seltsame Attraktoren' (strange attractors) und Ordnungsparameter bezeichnet werden können (weitere Einzelheiten hierzu bei Haken & Wunderlin 1991; Mandelbrot 1977; Prigogine & Stengers 1986).

Diese modernen mathematischen Konzepte lassen uns erkennen, daß Struktur, Selbstorganisation und Verhalten in der nichtbelebten wie in der lebendigen Natur von den gleichen Prinzipien gesteuert werden (Gerok 1989). Was wie Chaos aussieht, ist gar kein Chaos. Vor ziemlich genau 500 Jahren (1594) hatte Johannes Kepler das bereits begriffen, als er zu der Erkenntnis kam, daß die Harmonie des

Universums durch seine harmonischen Wechselwirkungen besteht. Die Astrophysik lehrt uns, daß diese universelle Harmonie in der Tat durch Chaos in einem gewissen Rückkoppelungsprozeß erzeugt wird (Cramer 1989, S. 182). Sogar dynamische biologische Systeme, die zunächst offen und auf den ersten Blick von Nichtvorhersehbarkeit und Instabilität beherrscht erscheinen, können mathematisch beschrieben werden. Darüber hinaus kann auch ihr Funktionsverhalten insoweit vorhergesagt werden, als daß „wir wissen, daß der Schlag eines Schmetterlingsflügels in Hongkong einen Wirbelsturm in New York erzeugen kann" (Briggs & Peat 1989, S. 178). Die sich hieraus für unser Weltbild, die menschliche Philosophie und Religion ergebenden möglichen Konsequenzen sprengen bei weitem den Rahmen der vorliegenden Abhandlung; es gibt Vordenker in den Naturwissenschaften, der Kunst und den Geisteswissenschaften, die dazu wesentlich mehr zu sagen hätten als der Autor dieses Beitrages. In jedem Fall drängt sich die Frage auf, ob diese Konzepte sich in bezug auf die menschliche Natur als Ganzes bewähren und ob sie für die Funktionen des menschliche Gehirns im Allgemeinen Geltung besitzen. Und wie steht es diesbezüglich mit der Musik?

Es gibt mittlerweile fraktale Musik und eine aufblühende moderne Schule für fraktale Komposition (Dodge & Bahn 1986; Bohm & Peat 1987). In der klassischen Musikliteratur wird vom Prinzip der Selbst-Ähnlichkeit ausgiebig Gebrauch gemacht – ohne irgendwelche genaueren Kenntnisse der fraktalen Geometrie, versteht sich. Dabei muß ein Genie wie Bach einfach ein intuitives Gefühl für die Organisation dynamischer Prozesse und ihre Umsetzung in Musik und umgekehrt gehabt haben.

Können diese Konzepte und Theorien unterschiedlichster Disziplinen unter einen Hut gebracht werden? Ja, ich glaube schon. Und ich bin sicher, daß die Musik-Medizin ein geeignetes Vehikel für diese Synthese darstellt.

Unsere Vorfahren erklärten, es sei die Aufgabe eines Künstlers, der Natur einen Spiegel vorzuhalten. Einen Spiegel aus Alice's Wunderland, voller spielerischer Ungewißheit, wie in der Natur selbst; ein Spiegel, der dem uralten Spannungsverhältnis zwischen Ordnung und Chaos, Gewißheit und Ungewißheit, Materie und Geist, Naturwissenschaft und Kunst neues Leben einhaucht.

Mittlerweile gibt es fraktale Musik und eine Schule für fraktale Kompositionen

25

Zurück zur Musik in der Medizin

Die Anwendung der zuvor beschriebenen physiologischen, physikalischen und mathematischen Modelle und Konzepte auf den Menschen zeigt, daß das kardio-vaskuläre System in einem entspannten und schmerzfreien emotionalen Zustand seine eigene bevorzugte Rhythmizität im oberen Frequenzbereich aufweist, während die Rhythmizität der Atmung im mittleren Frequenzbereich liegt. In dieser Situation liegt sowohl eine Synchronisation als auch eine Überlagerung der beiden Rhythmen vor, und als Ergebnis können ausgedehnte, langsame Herzfrequenz-veränderungen beobachtet werden.

Das Gegenteil ist der Fall bei emotionalen Bedrängniszuständen (besser gesagt: bei emotionalem Distress). Bei Angst oder Schmerzen beispielsweise, sowie in patholo-gischen Zuständen wie Diabetes, Nierenversagen oder Herzkrankheiten ergibt sich eine

Der Verlust der Rhythmizität ist Merkmal für hohe physische und geistige Belastung

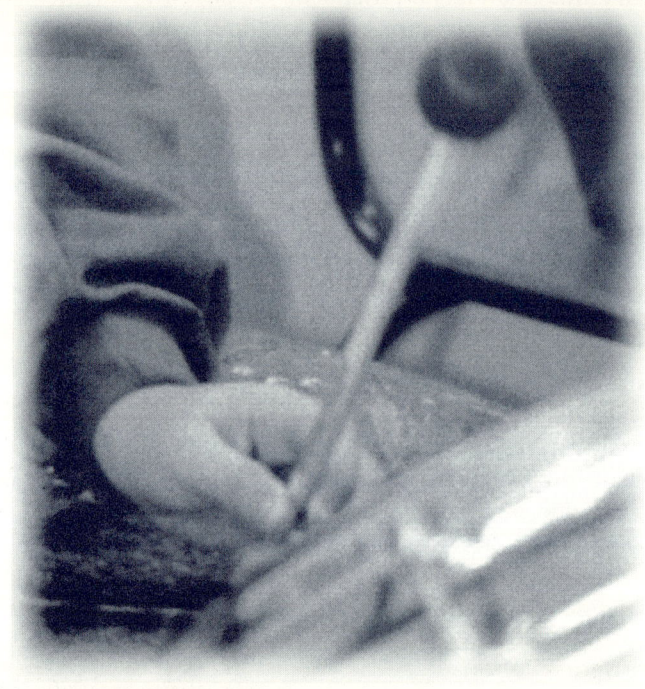

Abnahme der Herzfrequenz-Va-riabilität. Wir neh-men daher an, daß *ein Verlust der Rhythmizität ein charakteristi-sches Merkmal hoher physischer oder geistiger Be-lastung ist, wie etwa bei Angst oder Schmerzen.* Auch wenn wir bereits damit be-gonnen haben, Power-Spektren und Phasendiagramme von Schmerzpatienten aus-zuwerten, so ist es noch zu früh, um abschließend von reproduzierbaren Ab-weichungen im Vergleich zu normalen Personen zu sprechen. Unsere derzeitige, vorläufige Einschätzung läuft darauf hinaus, daß an chronischen Schmerzen leiden-de Patienten eine auffällige Abnahme der Herzfrequenz-Variabilität mit einer einzi-gen, aber kleinen Spitze im Hochfrequenzbereich aufweisen. Es wird jedoch noch beträchtliche Forschungsarbeit geleistet werden müssen, bevor man zu einer end-gültigen Festlegung im Hinblick auf ein nichtinvasives Instrument zur Schmerz-quantifizierung von derartiger Tragweite kommen kann.

Was wir im Hinblick auf Entspannungstherapie im Allgemeinen feststellen können, ist, daß man, wollte man mit Hilfe eines Metronoms einen regelmäßigen Herz-rhythmus herbeiführen, aus physiologischer Sicht beträchtlichen Schaden bei den betroffenen Patienten anrichten könnte. Sogenannte Entspannungsmusik mit einem unterlegten fixen „Herzschlag-Ruhe-Rhythmus" von konstant 60 Schlägen pro Minute ist völlig unphysiologisch und könnte allenfalls im Sinne der obigen Ausführungen die gesunde Flexibilität des Herz-Kreislauf-Systems hin zu krankhafter Starre bewegen.

Nichtsdestotrotz: genau an dieser Stelle tritt die Musik als komplexer und dynami-scher Stimulus von ebenso ästhetischer wie emotionaler Bedeutung auf den Plan. So paßt beispielsweise die Variabilität rhythmischer Stimulation durch anxioalgolytische Musik (AAM, angst- und schmerzlindernde Musik), insbesondere mit klassischer Musik, sehr gut zur Frequenzbreite gesunder physiologischer, neurovegetativer Steuerung im Ruhezustand. Einige Studien hierzu sind gegenwär-tig bereits abgeschlosssen oder noch in Arbeit. Eine von ihnen umfaßt eine Kontrollgruppe von 500 gesunden jungen Männern als generelles Norm-Kollektiv, eine weitere befaßte sich mit 200 Patienten unter Vollnarkose, aber in ansonsten allgemein guter gesundheitlicher Verfassung (Grüning 1996; Werner 1996). Eine dritte Studie bezieht sich auf Patienten, die unter chronischen Schmerzen des Stütz- und Bewegungsapparates leiden (Geier 1995), und eine vierte, gemeinsam mit Rosalie Rebollo Pratt und ihrer Forschungsgruppe von der Brigham Young University durchgeführt, vergleicht verschiedene Entspannungstechniken in Verbindung mit Musik, die zur Linderung der Schmerzen während der Geburt angewandt werden (Lex, Pratt, Abel u. Spintge, 1996).

Regelmäßiger Herzrhythmus mit Hilfe eines Metronoms?

Die bisher gewonnenen Ergebnisse scheinen unsere Hypothese zu erhärten, wonach die AAM es den Patienten ermöglicht, eine normale gesunde Variabilität vegetativer Parameter zu entwickeln. Das würde bedeuten, daß eine signifikante Wirkung musi-kalischer Stimuli auf Streßreaktionen im neurovegetativen Nervensystem gegeben ist – und zwar dergestalt, daß durch sie die gesteigerte sympathische Nerven-aktivität (Streßreaktion) sowie die Schmerzempfindung abgeschwächt wird. Über-einstimmende Ergebnisse liegen auch von früheren Studien vor, in denen Streß-hormonspiegel und kardiorespiratorische Parameter in vergleichbaren Situationen gemessen wurden (Spintge & Droh 1987, 1992a, 1992b).

Zusammenfassend kann zumindest gesagt werden, daß der wahrgenommene emo-tionale Inhalt von Musik jetzt einer wissenschaftlichen Analyse zugänglich gemacht worden ist. Es ist möglich geworden, die somatomotorischen, hormonalen, zentral-nervösen und vegetativen Manifestationen und Intensitätsgrade verschiedener Emotionen qualitativ zu unterscheiden und einer quantitativen Messung zu unter-ziehen (s. auch Koepchen et al. 1993; Machleidt 1989, 1992; Petsche, Lindner, Rappelsberger u. Gruber 1989; Posner & Raichle 1994; Raichle 1994; Sergent 1993). Da die Musik das intensivste emotionale Kommunikationsmittel darstellt, ist mit Hilfe der erwähnten Forschungsergebnisse auch die emotionale Wirkung der

Musik einer wissenschaftlichen Analyse zugänglich gemacht worden. Da darüber hinaus die neurovegetative Rhythmizität und das emotionale Verhalten aneinander gekoppelt sind, eröffnet eine Kombination all dieser Ansätze weitere vielversprechende Forschungsbereiche in der MusikMedizin.

Wo spielt die Musik?

An dieser Stelle werden einige Leser fragen: „Wo ist hier eigentlich die Musik geblieben?" Die Antwort hierauf muß von denen unter Ihnen gegeben werden, die als Musiker, Tänzer, Musikologen, Musikpsychologen, Musiktherapeuten oder Ärzte tätig sind. Es ist mit Sicherheit nur die halbe Wahrheit, wenn man Musik als strukturierte (organisierte) Abfolge von komplexen, dynamischen, akustischen Reizimpulsen über die Zeit mit einer spezifischen Raum-Zeit-Repräsentation im Gehirn beschreiben würde. Zudem kann Kunst an sich nicht großartig quantifiziert werden, ohne sie dabei zu zerstören. Indessen mindert die Notwendigkeit eines eher qualitativ orientierten Zuganges zur Musik als therapeutischem Hilfsmittel keinesfalls die Reputation der Musiktherapie und MusikMedizin und ihre Anerkennung durch die medizinisch-wissenschaftliche Gemeinschaft (Spintge & Droh 1992c). Wenn wir Musik in der Medizin zum Einsatz bringen wollen, müssen wir das Gesamtbild betrachten – und um das zu können, müssen wir auch in Alice's Zauberspiegel schauen.

INTERNATIONALE GESELLSCHAFT FÜR MUSIK IN DER MEDIZIN (ISMM)

Dr. ROLAND DROH
Dr. RALPH SPINTGE,
Direktoren

Sportkrankenhaus Hellersen
Paulmannshöher Straße 17
58515 Lüdenscheid
Tel.: 02351 - 945 2260 (nachm.)
Fax: 02351 - 945 17

Die Internationale Gesellschaft für Musik in der Medizin (International Society of Music in Medicine, ISMM) wurde im Jahre 1982 anläßlich des ersten internationalen Symposiums „Angst, Schmerz und Musik" in Lüdenscheid (BRD) gegründet. Mitglieder sind Ärzte, Wissenschaftler und Institutionen aus Europa, Skandinavien, Nordamerika, Südamerika, Asien und Australien. Alle befassen sich wissenschaftlich, künstlerisch oder praktisch-klinisch intensiv mit medizinischen Applikationen von Musik.

Die Gesellschaft ISMM bietet die organisatorische Basis für einen interdisziplinären und interkulturellen Austausch von Konzepten, Erkenntnissen und Erfahrungen zu wissenschaftlichen Grundlagen und praktisch-klinischen Anwendungen von Musik in der Medizin.

Das regelmäßig herausgegebene Fachorgan der Gesellschaft ISMM ist das *International Journal of Arts Medicine (IJAM, MBB Music Inc., St. Louis, USA)*. Mehrere Sammelbände zu den Symposien der Gesellschaft haben sich zu echten Klassikern für alle an MusikMedizin Interessierte entwickelt.
Weltweit einzigartig ist „CAIRSS for Music", eine musiktherapeutisch-medizinische Datenbank (telnet. utsa. edu). Von Prof. Charles T. Eagle gegründet und von ihm (und Prof. Donald A. Hodges) betreut, liegen allein aus den Jahren 1980 bis 89 über 4.000 Artikel in 23 Sprachen vor, perfekt nach Stichworten, Autoren, Topics etc. geordnet.

Literatur

Abel, H.-H., Klüssendorf, D. u. Koepchen, H.P. (1989), A new approach to analyzing the neurovegetative state in man. In: R. Droh & R. Spintge (Eds.), *Innovations in physiological anaesthesia and monitoring* (S. 21 - 34). Springer Verlag, Berlin-Heidelberg-New York.

Abel, H.-H., Berger, R., Conze, P., Droh, R., Klüssendorf, D., Koepchen, H.P., Koralewski, H.E., Krause, R. und Spintge, R. (1994). Kardiorespiratorische Funktionsdiagnostik und Trainingssteuerung. *Deutsche Zeitschrift für Sportmedizin 45*, S. 8 - 9.

Abel, H.-H., Geier, J., Pratt, R.R., Spintge, R. u. Droh, R. (1996). Effects of music listening on cardiovascular-respiratory parameters of chronic pain patients. In: Pratt & Spintge, S. 193- 205.

Aldridge, D. (1993). Artists or Psychotherapists ? *The Arts in Psychotherapy 20*, S. 199 - 200.

Bohm, D., Peat, F.D. (1987). *Science, order and creativity*. Wiley, New York.

Briggs, J., Peat, F.D. (1989). *Turbulent mirror. An illustrated guide to chaos and the science of wholeness*. Harper & Row, New York.

Cramer, F. (1989). *Chaos und Ordnung*. Deutsche Verlags-Anstalt, Stuttgart.

Dodge, C. u. Bahn, C.R. (1986). Musical fractals. *Byte 6*, S. 13.

Droh, R. (1996). Outlook. In: Pratt & Spintge, S. xiii - xv.

Gerok, W. (1989). *Ordnung und Chaos in der belebten und unbelebten Natur*. Wissenschaftliche Verlagsgesellschaft, Stuttgart.

Grüning, T. (1996). *Herz- und Atemfrequenzmuster in der perioperativen Phase*. Med. Inaug. Diss, Ruhr-Universität Bochum.

Haken, H. (1978). *Synergetics: An Introduction. Nonequilibrium phase transitions in physics, chemistry and biology*. Springer, New York.

Haken, H. (1983). *Advanced Synergetics. Unstability Hierarchies of self-organizing systems and devices*. Springer Verlag, Berlin - New York.

Haken, H., Kelso, J.A.S. u. Bunz, H. (1985). A theoretical model of phase transitions in human hand movements. *Biological Cybernetics 51*, S. 347 - 356.

Haken, H. (1986). *Erfolgsgeheimnisse der Natur - Synergetik, die Lehre vom Zusammenwirken*. Deutsche Verlagsanstalt, Stuttgart.

Haken, H. (1991). Synergetics of physiological rhythms. In: H.P. Koepchen & T. Huopaniemi (Eds.), *Cardiorespiratory rhythmicity and motor coordination. Proceedings of the 21. international congress of physiological sciences Helsinki 1989* (S. 217 - 223). Springer Verlag, Heidelberg - New York.

Haken, H., u. Koepchen, H.P. (1991). *Rhythms in physiological Systems*. Springer Verlag, Heidelberg - New York.

Haken, H., u. Wunderlin, A. (1991). *Die Selbststrukturierung der Materie*. Vieweg Verlag, Braunschweig.

Haken, H. (1992). *Das Konzept der Synergetik und deren Anwendung in Biologie und Medizin*. Medizinisch-systemtheoretisches Gespräch. Lüdenscheidt, 28. Mai 1992.

Hofstadter, D.R. (1979). *Goedel, Escher, Bach. An Eternal Golden Braid*. The Harvester Press, Hassocks (USA).

Holst, E. v. (1939). Die relative Koordination als Phänomen und als Methode zentralnervöser Funktionsanalyse. *Ergebnisse der Physiologie 42*, S. 228 - 306.

Kepler, J. (1594). *Mysterium Cosmographicum*. Graz (Österreich).

Koepchen, H.P., Droh, R., Spintge, R., Abel, H.-H., Klüssendorf, D. u. Koralewski, H.E. (1992). Rhythmicity and music in medicine. In: R. Spintge & R. Droh (Eds.), *MusicMedicine*, S. 39 - 70. MBB Music, St. Louis (USA).

Kümmel, W.F. (1977). *Musik und Medizin - Ihre Wechselbeziehungen in Theorie und Praxis von 800 bis 1800*. Alber Verlag, Freiburg.

Lex, J., Pratt, R.R., Abel, H.H. u. Spintge, R. (1996). The effects of music listening and biofeedback interventions on cardiac chronotropic control of women in childbirth. In: R.R. Pratt & R. Spintge (Eds.), *MusicMedicine, Vol. 2*, S. 182 - 192. MBB Music, St. Louis (USA).

Machleidt, W., Gutjahr, L. u. Mugge, A. (1989). Grundgefühle - Phänomenologie, Psychodynamik, EEG-Spektralanalytik. *Monographien Gesamtgebiet Psychiatrie (Berlin) 57*, S. 1 - 251.

Machleidt, W. (1992). Basic emotions reflected in EEG-coherence. *International Journal of Psychophysiology 13* (3), S. 225 -232.

Mandelbrot, B.B. (1991). *Die fraktale Geometrie der Natur*. Birkhäuser Verlag, Basel.

Maranto, C.D. (1992). A comprehensive definition of music therapy with an integrative model for music medicine. In: R. Spinge & R. Droh (Eds.), *MusicMedicine*, S. 19 - 29. MBB Music, St. Louis (USA).

Petsche, H., Lindner, K., Rappelsberger, P. u. Gruber, G. (1989). Die Bedeutung des EEG für die Musikpsychologie. In: H. Petsche (Hrsg.), *Musik - Gehirn - Spiel*, S. 111 - 134. Birkhäuser Verlag, Basel.

Posner, M.J. u. Raichle, M.E. (1994). *Images of Mind*. Freeman, New York.

Pratt, R.R. (1995). Professionalism in music therapy and MusicMedicine: issues of the past and future. In: R.R. Pratt & R. Spintge (Eds.), *MusicMedicine, Vol. 2*, S. 301 - 308. MBB Music, St. Louis (USA).

Prigogine, I. u. Stengers, I. (1986). *Dialog mit der Natur* (5. Aufl.). Piper Verlag, München.

Raichle, M.E. (1994). Bildliches Erfassen von kognitiven Prozessen. *Spektrum der Wissenschaft 6*, S. 58 - 63.

Schiek, M. (1994). *Quantifizierung und Modellierung der respiratorischen Sinusarhythmie*. Bericht 2899, Forschungszentrum Jülich.

Sergent, J. (1993). Mapping the musician's brain. *Human Brain Mapping I*, S. 20 - 38.

Soffer, O. (1985). *The upper paleolithic of the central Russian plain*. Academic Press, Orlando (USA).

Spintge, R. u. Droh, R. (Hrsg.) (1987). *Music in Medicine*. Springer, New York - Heidelberg.

Spintge, R. (1989). Some Neuroendocrinological Effects of so-called Anxiolytic Music. *International Journal of Neurology 19/20*, S. 186 - 196.

Spintge, R. (1991). The Neurophysiology of Emotion and Its Therapeutic Application to MusicTherapy and MusicMedicine. In: Ch. Maranto (Ed.), *Applications of Music in Medicine*, S. 59 - 72. National Association for Music Therapy, Washington, D.C.

Spintge, R. (1991). Die therapeutisch-funktionalen Wirkungen von Musik aus medizinischer und neurophysiologischer Sicht - Musik als therapeutische Droge. In: Roesing, H. (Hrsg.), *Musik als Droge?*, S. 13 - 22. Villa Musica, Mainz.

Spintge, R. u. Droh, R. (1992a). *MusikMedizin - Physiologische Grundlagen und praktische Anwendungen*. Fischer Verlag, Stuttgart.

Spintge, R. u. Droh, R. (1992b). *MusicMedicine*. MBB Music, St. Louis (USA).

Spintge, R. u. Droh, R. (1992c). Towards a research standard in MusicMedicine / music therapy: A proposal for a multimodal approach. In: R. Spintge & R. Droh (Eds.), *MusicMedicine*, S. 345 - 349. MBB Music, St. Louis (USA).

Spintge, R. (1994). Musik in der klinischen Medizin. In: H. Brun, R. Oerter & H. Rösing (Hrsg.), *Musikpsychologie - Ein Handbuch*, S. 397 - 405. Rowohlt Verlag, Reinbek.

Spintge, R. (1996). Music, Mathematics, Physiology and Medicine. In: R. R. Pratt & R. Spintge (Eds.), *MusicMedicine, Vol. 2*. MBB Music, St. Louis (USA).

Werner, R. (1996). *Die Herzfrequenzvariabilität als Maß der chromotopen Herzkontrolle in einer Halotan-/ Lachgas-Narkose*. Med. Inaug.-Diss., Ruhr-Universität Bochum.

MEDIZIN IM INTERNET

Traditionell sind Mediziner gut im Internet vertreten – Zeit kann Leben retten, Wissen ist Macht. Die Anbieter von medical contents sind im Kommen, wie überhaupt der Gesundheitsbereich im Internet überproportional vertreten ist. Wenn Sie sich für Medizin interessieren und die folgenden Adressen noch nicht kennen ...:

medicus
Gut aufbereiteter Service in deutscher Sprache. Ideal für die effiziente Recherche, die wichtigsten Suchmaschinen sind benutzerfreundlich aufgeführt. Ebenso aktuelle Internet-Projekte für Mediziner, Kongress-Termine, neue Produkte, Adressen, Institutionen und ein Fachindex.
http://www.medicus.de/index20.htm

ärzte.Com.
Der Internetservice für Ärzte, „aufgebaut und gepflegt von der Arbeitsgemeinschaft Medizinisches Netzwerk Bergisch-Land". Das Programm befindet sich derzeit noch im Test.
http://www.aerzte.com/

forum medizine
O-Ton forum medizine: „Ihr deutschsprachiger Ausgangspunkt für Internet-Recherchen im Gesundheitswesen. Medizinische Leitung Dr. med. Walter Christian. Starten Sie jetzt Ihre Reise durchs Internet mit vielen interessanten Informationen rund um die Medizin und zu allgemeinen Fragen des Gesundheitswesens."
http://www.forum-medizin.com/

DINO - Wissenschaft - Medizin
DINO ist ein Service, der Ihnen bei der Stichwortsuche hilft. Alles über Kliniken, medizinische Fachgebiete, Physik, Biologie, Chemie usw. Guter Einstieg, guter Überblick über Angebote für Mediziner.
http://www.dino-online.de/seiten/go14m.htm

Arbeitsmedizinischer Dienst
Mit zahlreichen Stichworten und Informationen über „Motivation durch Gesundheit, Vorsorge im Betrieb, Analyse statt Risiko, Arbeitsmedizin rechnet sich" und ähnlichem.
http://www.info.co.at/amd/

Uni Lübeck
Die medizinischen Seiten der Universität Lübeck. Interessante Page - die hervorragenden Links und Querverweise machen es für Mediziner lebendig und interessant.
http://www.zuv.mu-luebeck.de/

Gut geschlafen?
Dann lohnt sich erst recht ein Blick ins Marburger Schlaflabor. Sehr interessant!
http://www.uni-marburg.de/sleep/lab/welcome.html

Tinnitus?

Die Seite gegen die unangenehmen Ohrgeräusche, die sich sprunghaft ausbreiten und ernsthafte Folgen zeigen können. Entsprechende Infos aus der Serie „Rare deutsche Informationen" mit vielen Links von Studenten der Ruhr-Universität zusammengestellt.

http://www.prima.ruhr.de/projekte/tinnitus/

Medizinische Informatik

Auf jeden Fall ein Beruf mit Zukunft. Und die Fachhochschule Heilbronn mischt auf diesem Feld seit vielen Jahren vorne mit. Wer sich davon überzeugen will oder überlegt, die entsprechende Richtung einzuschlagen:

http://www.mi.fh-heilbronn.de/allgemeines.html

Jobs, Jobs, Jobs

Jobs für Mediziner, Informatiker und Biologen aus aller Herren Länder. Mal ein paar Jahre in den USA, in Kuwait oder Kasachstan verbringen?

http://www.informatik.uni-rostock.de/HUM-MOLGEN/positions/

ÄRZTE-ZEITUNGEN ONLINE:

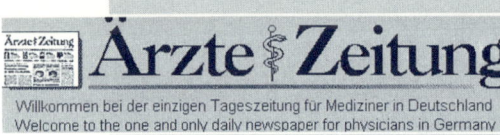

http://www.medi-netz.com/aephome.htm
Ärztliche Praxis
http://www.aerztewoche.co.at/
Ärzte Woche Online

ALTERNATIVE MEDIZIN UND NATURHEILVERFAHREN:

http://www.dino-online.de/seiten/go12e.htm
DINO - Esoterik - Alternative Heilkunde
Stichwortsuche für alternative Heilverfahren

http://www.yahoo.com/Health/Alter,native_Medicine
Yahoo Search only in Alternative Medicine
enthält Wissenswertes und einen kompletten Überblick über alternative Medizin, von Akupunktur bis Therapeutischer Humor.

http://www.gok.de/zis/80-1153.html
BVGOK - Deutsche Fachpresse: Alternative Medizin, Naturheilverfahren
Auflistung und Übersicht der deutschen Fachmagazine für Alternative Medizin und Naturheilverfahren.

http://acupuncture.com/
ACUPUNCTURE.COM
Informationen (engl.) über „Traditionelle Orientalische Therapieformen". Von Akupunktur über Kräuterheilkunde, Qi Gong oder chinesische Massage, Beispiele und Testimonials zu Therapien und vieles mehr. Ziemlich langsamer Server – doch das kann sich schnell ändern!

ifm · institut für
grundlagen-forschung
in der musik

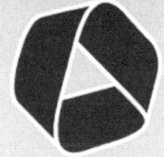

Institute for Fundamental Research in Music

THE FORUM

Welcome to the IFM Forum homepage of the Pro IFM association.

The IFM Patronage

Prof. Dr. Wolfgang Auhagen
Institut für Musikwissenschaft, TU Berlin

Prof. Dr. Valentin Breitenberg
Max-Planck-Institut für Biokybernetik, Tübingen

Prof. Dr. Manfred Eigen
Max-Planck-Institut für physikalische Chemie, Göttingen

Dr. phil. Dr. med. hc. mult. Heinz Götze
Mitbesitzer des Springer-Verlages, Heidelberg

Prof. Dr. Walther von Hahn
Fachbereich Informatik der Universität Hamburg

Prof. Dr. Michael Leyton
Cognitive Science, Rutgers University, New Brunswick

Prof. Dr. Ernst Lichtenhahn
Musikwissenschaftliches Seminar der Universität Zürich

Prof. Dr. Helga de la Motte
Fachgebiet Musikwissenschaft der TU Berlin

Prof. Dr. Hellmuth Petsche
Institut für Neurophysiologie der Universität Wien

Prof. Dr. Roland Posner
Arbeitsstelle für Semiotik der TU Berlin

Prof. Dr. Peter Stucki
Institut für Informatik der Universität Zürich

Prof. Dr. Ernst Terhardt
Fachgebiet Akustik/Kommunikation der TU München

Prof. Dr. Walter Thirring
Institut für theoretische Physik der Universität Wien

Prof. Dr. Heinz-Gregor Wieser
Neurologie/EEG, Universitätsspital Zürich

Leitsätze

➤ Musik ist allgegenwärtig und geht uns alle an; trotzdem wissen wir über ihre systematischen Grundlagen viel zu wenig.
➤ Eine umfassende Erforschung dieser Grundlagen tut deshalb not.
➤ Dazu ist ein gut abgestimmtes Zusammenwirken von Basiswissenschaften erforderlich.
➤ Neue Methoden und innovative Technologien stellen hochentwickelte Instrumente zur Verfügung.
➤ Im Kräftefeld von Theorie und Praxis soll diese Forschung unser Musikverstehen und -erleben vertiefen und bereichern.
➤ Die Musikkultur Europas verpflichtet uns, in dieser Situation eine aktivere Rolle zu übernehmen.
➤ Deshalb arbeiten wir an der Gründung eines Instituts für Grundlagenforschung in der Musik.

➤ Forum, the IFM Newsletter, issue 1, June 1996

➤ Concept of the IFM Forum

eMail: gbm@presto.pr.net.ch

Mail:
Prof. Dr. Guerino Mazzola (president)
42 Bettlistrasse
CH-8600 Dübendorf

SPECIAL: Vibrationale Musik

1. „Klangliegen" von Michael Hutchison

2. „Privatvorstellung" von Olaf Skille

3. Bezugsadressen

Michael Hutchison

Journalist, Produzent, Autor von „Megabrain" und „Megabrain Power", den Standardwerken über Mind Machines und bewußtseinserweiternde Technologien, Herausgeber des „Megabrain Reports", der in unregelmäßigen Abständen Neues zu den Themen Geist, Gehirn, Bewußtseinsforschung herausgibt.

Daneben wurde Michael Hutchison auch durch seine neuro-aktiven Kassetten und CD´s (Megabrain Zones) bekannt. „Megabrain Power" und CD´s sind im Junfermann Verlag, Paderborn, erhältlich.

Megabrain Report
PO Box 2744
Sausalito, CA 949 65, USA

Klangliegen

von Michael Hutchison

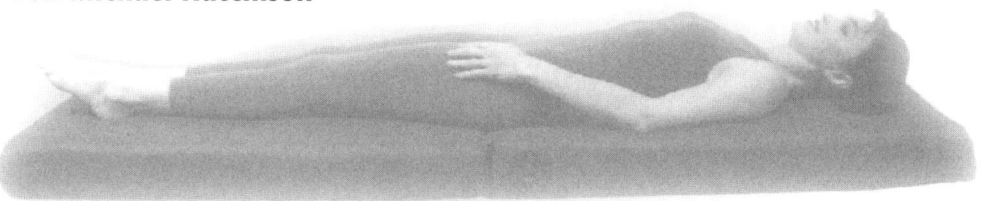

Systeme, die unterschiedliche Stimulationsmechanismen miteinander verbinden, werden immer populärer. Diese „Klangliegen" basieren auf Klängen, die nicht nur akustisch, sondern auch als Vibration mit dem ganzen Körper wahrgenommen werden. Es gibt modifizierte Massageliegen mit integrierten Lautsprechern bis hin zu voll computerisierten, kuppelartigen Installationen wie dem Genesis. Einige „Klangliegen" arbeiten mit Schallwandlern, die unter der Liege befestigt werden (akustische Wandler aus dem Auto-Hifi-Handel, die direkt am Unterboden befestigt werden, haben ein sehr gutes Preis-Leistungsverhältnis); die teuersten Systeme besitzen Biofeedback-Sensoren. Entsprechend schwanken die Preise zwischen 5.000 - 50.000 DM und mehr.

Klinische Erfahrungen

Therapeuten, die diese Geräte einsetzen, berichten über interessante Ergebnisse. Dr. Juanita McElwain, Direktorin der Musiktherapie an der Phillips University, leitet eine Pilotstudie mit Sitzungen am „Somatron" (einer Klangliege) und berichtet über erstaunliche Erfolge bei Migräne, Stirnhöhlen- und Spannungs-Kopfschmerzen.
Das Children's Cancer Center in Tampa, Florida, benutzt das „Somatron" während schmerzvoller Behandlungen der Kinderlähmung und Knochenmark-Aspiration. Die Somatron-Bettruhe vor und nach der Prozedur reduziert Ängste, Sorgen und Zerstreutheit der Kinder, ebenso ihren Medikamentenbedarf.
Beth Denish, Musiktherapeutin an der Massachusetts Association for the Blind, nutzt ihre Klangliege für geistig zurückgebliebene bzw. schwerbehinderte Kinder und berichtet, daß *„ihre Fähigkeit sich zu entspannen und sich wohlzufühlen ansteigt und sich das Gerät zu einem unentbehrlichen Hilfsmittel gemacht hat".*

Vibro-Tactile Software

Der Komponist David Ison von der Harvard University hat verschiedene Arten therapeutischer Musik komponiert, die er „Vibro-Tactile Software" nennt. David Ison: *„Normalerweise ist die Erinnerung an ein Trauma in einem bestimmten Platz im Körper gespeichert. Durch meine Arbeit mit »Vibro-tactile Music« weiß ich, an welchen Plätzen des Körpers welche Arten von Traumata gespeichert sind und wie man diese erreichen kann. Ich helfe dem Körper, in Resonanz mit der externen Klangquelle zu treten, und in Verbindung mit einer speziellen Atemtechnik tauchen dann traumatische Erinnerungen auf, die der Klient anschließend freilassen kann."*
Charles Wilson, Co-Entwickler des „Discovery Sound Tables", entwickelte ein zweiwöchiges Zertifikations-Programm für Therapeuten, die mit Klangliegen arbeiten. Er bietet (zusammen mit einem Psychologen in Marin County, CA) therapeutische Sitzungen an: *„Ich kann dem Patienten helfen, schneller in eine tiefe Erfahrung zu kommen, als mit anderen Wegen die ich kenne. Viele Therapeuten brauchen die meiste Zeit dafür, die Menschen in den gewünschten Zustand zu bringen. Die Klangliegen-Technologie bringt den Benutzer innerhalb von 15 Minuten dazu, mit tiefliegenden Gefühlen und Emotionen in Berührung zu kommen. Dabei können zustands-spezifische Erinnerungen und Traumata auftauchen. Der Patient braucht für die Therapie den Wiedereinstieg in verschiedene psycho-physische Zustände, um seine oder ihre Arbeit zu erledigen. Ich kann ihn unterstützen, schnell und zuverlässig in diese Zustände einzusteigen, da die Klangliege einen Zugang zu mehreren Sinneskanälen öffnet."*

Good Vibrations, Thrills und Endorphine

Eine weitere Erklärung für die erstaunlichen Erfolge vibrationaler Stimulation ist die damit verbundene Freisetzung von Neurotransmittern. Dr. Avram Goldstein, Vorsitzender des Addiction Research Center in Palo Alto und Professor der Pharmakologie in Stanford, fand eindeutige Beziehungen zwischen der „Gänsehaut", die bei bestimmter Musik auftaucht und einer gesteigerten Endorphin-Produktion. Und Dr. Jeffrey Thompson, der intensiv mit Klangliegen arbeitet:

„Eine große Sektion des Hirnstamms und des Nervensystems basieren auf der Wahrnehmung und Verarbeitung von Vibrationen. Das Rückenmark besteht aus Nervenbündeln, die so unterschiedliche Sinnesreize wie Hitze, Kälte, Schmerz, Druck, Vibration usw. weiterleiten. Und ein großer Teil des primitiven Teils des Gehirns, nahe dem Hirnstamm, widmet sich der Verarbeitung solcher taktilen Schwingungen. Wenn man also auf einer Klangliege liegt, werden »emotionale Informationspakete« in Form musikalischer Schwingung direkt in den Teil des Gehirns geleitet, der die Emotionen steuert. Dies ist mit ein Grund, warum die Klangliegen so effektive Resultate hervorbringen."

Clynes „Essenz-Formen"

Dr. Manfred Clynes dokumentierte die Existenz von „Essenz-Formen", bei denen es sich um biologisch angeborene emotionale Ausdrucksformen handelt, die in Kombination miteinander anderen emotionale Inhalte vermitteln können. Er demonstrierte dies, indem er Patienten dazu aufforderte, ihren Gefühlen Ausdruck zu verleihen und auf Musik mit Fingerdruck auf einen Knopf (eigentlich ein Sensor, verbunden mit einem Grafikmonitor, auf dem Druckwellen aufgezeichnet wurden) zu reagieren. Die Essenz-Formen haben einen ganz eigenen Ausdruck, universelle Wellenformationen, die jeweils einer Gefühlsregung zugeordnet sind. Seine Theorien könnten erklären, weshalb spezifische Gefühle durch bestimmte Kompositionen hervorgerufen werden (Clynes 1991) ...

Sensorische Resonanz

Don Estes, der Entwickler des „Vibrasounds", erklärt die Effekte mit dem Prinzip der „sensorischen Resonanz". In diesem Zustand vermitteln die Sinne dem Gehirn komplett deckungsgleiche Informationen. Don Estes: *„Sensorische Deprivation, so wie wir sie im Isolations-Tank erleben, ist eine Form der sensorischen Resonanz. Alle Inputs laufen simultan und kongruent. Auf dem »Vibrasound« gehen alle Sinne konvergent ... in Form einer simultanen Stimulation. Wenn wir uns normalerweise auf einen einzelnen Stimulus fokussieren, werden durch das retikular aktivierende System unzählige »Hintergrund«-Empfindungen verarbeitet. »Übertönt« nun Vibrasound diese Hintergrund-Unaufmerksamkeiten, dann wird die Aufmerksamkeit und mentale Energie, die sonst für die Vorauswahl von Sinneseindrücken gebraucht wird, freigesetzt. Dies ist an und für sich sehr ungewöhnlich und es impliziert, daß man in diesem Zustand »mehr Bewußtsein« zur Verfügung hat, als sonst."*

Energetisch aufladen

Dr. Patrick Flanagan studierte über 30 Jahre die Effekte von Klängen auf den Körper und kam zu der Erkenntnis, daß *„jeder Hohlraum im Körper ein Helmholtz-Resonator ist ... mit einer spezifischen Frequenz, mit der er wie eine Stimmgabel in Resonanz tritt. Tritt der Körper auf diese Art in Resonanz mit der Musik, resonieren verschiedene Körperteile mehr oder weniger stark zu jeder angebotenen Frequenz."* Klangliegen, so Flanagan, sind deshalb so wirksam, weil die menschliche Haut das größte Sinnesorgan ist. *„Die Haut ist weit mehr als eine Decke, sie ist ein sensitives Organ mit Hunderttausenden verschiedener Rezeptoren für Temperatur und Berührung. Jedes andere Organ unserer Wahrnehmung entwickelte sich ontologisch und phylogenetisch aus unserer Haut. Aus den Hautfalten des Embryos formen sich im Laufe unserer Evolution Augen und Ohren, insofern enthält unsere Haut vielleicht latente Kapazitäten zur Wahrnehmung und Verarbeitung von Licht und Ton. Ich glaube, wenn man unsere Haut energetisch richtig stimuliert, kann man damit wahrscheinlich direkt unser Gehirn repolarisieren und energetisch aufladen."*

Aus: Michael Hutchison, „Megabrain Power", Junfermann Verlag, Paderborn 1996

Privatvorstellung

von Olaf Skille

Stellen Sie sich einen Sack, gefüllt mit Wasser vor. Stellen Sie sich vor, dieser Sack würde über einen Lautsprecher gelegt – oder er hätte sonst irgendwie unmittelbaren Kontakt mit dem Sack. Und dann stellen Sie sich vor, wie die Musik aus dem Lautsprecher kommt und die Oberfläche des Sackes berührt.

Was fühlen wir, wenn wir den Sack anfassen? Schwingungen! Die tiefen Töne sind dabei am stärksten. Wir fühlen sie als Vibrationen, dabei sind sie immer noch Musik. Sie können sie immer noch mit dem Ohr wahrnehmen, auch wenn wir sie mit unseren Fingern als Vibrationen spüren. Wo haben wir die Vibrationen gefühlt? Auf der Oberfläche! Und wo auf der Oberfläche haben wir sie gespürt? Überall!

Und was ist mit dem Inhalt des Sackes? Der Inhalt muß mitvibrieren, um die Oberfläche schwingen zu lassen. Aber – das heißt ja, daß jedes Wassermolekül in dem Sack vibriert. Genau!

> **Stellen Sie sich vor, auf den Lautsprechern liegt ein Mann und hört Musik ...**

Stellen Sie sich vor, der Wassersack hätte eine unregelmäßige Form. Meinen Sie, daß diese Unregelmäßigkeit den Inhalt (und damit die Oberfläche) vom Vibrieren abhalten könnte? Nein? Gut, aber wenn die unregelmäßige Form jetzt die eines Menschen wäre? Würde das die Schwingungen in dem Sack in größerem Maße verändern? Sie wissen es nicht? Aber – wir sind uns doch einig, daß die ganze Oberfläche des Sackes – mit ein paar Abwandlungen in der Wellenlänge vielleicht – vibrieren würde, oder?

Der Inhalt des Sackes in Menschenform würde daher ebenfalls mit unterschiedlicher Intensität vibrieren – und nichts in seinem Inneren würde von Schwingungen verschont bleiben ...

Sack mit Ohren

Stellen Sie sich vor, der Sack wäre ein Mann, mit Ohren und allen anderen Organen, die so zum Körper eines Mannes gehören. Auf akustischer Ebene stellen wir uns jetzt einmal vor, daß dieser Mann ein unregelmäßiger, wassergefüllter Hautsack ist. Stellen Sie sich weiter vor, daß der Mann auf einem oder mehreren Lautsprechern liegt. Stellen Sie sich darüber hinaus vor, daß aus den Lautsprechern Musik kommt, und daß der Mann diese Musik hört. Wird die Tatsache, daß diese Musik gehört werden kann, etwas an den physikalischen Schwingungen in seinem Körper ändern? Korrekt. Hören kann die physikalischen Eigenschaften eines menschlichen Körpers nicht verändern.

Er ist immer noch ein mit Wasser gefüllter Sack – oder wenigstens gefüllt mit ungefähr 70 Prozent Wasser oder wäßrigen Substanzen. Aus diesem Grunde können wir die Vibrationen an der Oberfläche des Mannes spüren, der auf den Lautsprechern liegt. Und was ist mit dem Inneren seines Körpers? Wird sein Körperinhalt auf irgendwie andere Weise in Schwingung geraten als das Wasser im Sack? Da gibt es keinen großen Unterschied. Schall wird sowohl von Wasser als auch von festeren Substanzen wie Nerven, Muskeln, Drüsen oder Knochen sehr gut geleitet. Wir müssen uns nur daran erinnern, daß auch bei diesen festeren Substanzen Wasser ein wichtiger Bestandteil ihrer Zusammensetzung ist.

Stellen Sie sich den menschlichen Körper als Rezipienten der Musik vor – NICHT nur mit den Ohren, wie wir das bisher im Zusammenhang mit Musikwahrnehmung definiert haben:

„Die Reaktion des Ohres ist der Schlüssel für die Psychologie der Musik" (Helmholtz 1912).

„Die Musik findet hauptsächlich im Bewußtsein des Komponisten statt, und in dem des Zuhörers. Nicht wirkliche Klänge, sondern Bilder, Ideen, Ideale, Gedanken und Gefühle" (Seashore 1938).

„Das Konzept »Musik« enthält Formen und Stilarten, die von Musikern akzeptiert werden können" (Wing 1970).

„Musik kann kein klares Symbol für bestimmte Konzeptionen oder Emotionen sein. Musik stellt eine rätselhafte Funktion unseres zentralen Nervensystems vor, in enger Verbindung mit Gefühl, Intellekt und motorischen Funktionen" (Ustvedt 1937).

Wie wir „hören"

Stellen Sie sich vor, daß es physiologische Reaktionen auf musikalische Reize geben könnte, und zwar von ganz anderer Art als die oben beschriebenen psycho-emotionalen Wirkungen. Besonders dann, wenn wir Lautsprecher, Synthesizer und Verstärker als Instrumente für den Transport musikalischer Schwingungen in den menschlichen Körper benutzen, wird ein Kontakt zwischen der Musikquelle und dem Körper hergestellt. Es kann kein Zweifel darüber bestehen, daß die mechanischen Schallschwingungen allein den Körper derart anregen werden, daß keine Zelle dieses Körpers von

NEURONALE NETZE UND MUSIK

Das Forschungsvorhaben „Neuronale Netze als Modelle musikalischer Strukturen" ist Teil des interdisziplinären DFG-Forschungsprojektes „Informationsstrukturen in der Musik".

Ein Schwerpunkt der bisherigen Arbeit bildete das Erlernen harmonischer Strukturen im Stil verschiedener Komponisten. Daraus entstand das System HARMONET, das in der Lage ist, Choralmelodien z.B. im Stile J.S. Bachs zu harmonisieren. HARMONET besteht aus einem Ensemble von mehrschichtigen vorwärtsgekoppelten neuronalen Netzen. Als Lernverfahren wird RPROP, eine effizientere Variante des Backpropagation Algorithmus verwendet.

Lernbeispiele sind dabei eine Auswahl der 389 Bachchoräle, die als MIDI-Dateien eingespielt und mit Hilfe des im Rahmen des Forschungsprojektes entwickelten Programms xmidi harmonisch analysiert wurden. Um stilabhängige Eigenschaften verschiedener Harmonisierungsstile besser lernen zu können, wurden genetische Algorithmen eingesetzt, mit denen neuronale Netze auf einen bestimmten Musikstil hin entwickelt werden können. Dies erlaubte interessante Rückschlüsse hinsichtlich der Eigenschaften verschiedener Musikstile. Die Anwendung von HARMONET zur Musikkomposition führt zu Ergebnissen, welche die erlernten Musikstile nach Meinung von Fachleuten überzeugend reproduzieren.

Basierend auf diesen Ergebnissen wurde ein weiteres System MELONET entwickelt, das eine mit HARMONET harmonisierte Melodie im Stil der Choralpartiten von Johann Pachelbel (1653-1706) mit einfachen Sechzehntelfiguren umspielen kann.

Die derzeitige Forschungsarbeit konzentriert sich darauf zu untersuchen, wie übergeordnete melodische und rhythmische Prozesse mit Hilfe mehrerer wechselseitig kooperierender neuronaler Netze, die auf verschiedenen Zeitebenen agieren, modelliert werden können.

dominik@ira.uka.de, updated September 18, 1995

den Schallwellen unberührt bleiben wird, die den ganzen Körper durchdringen und sich in ihm ausbreiten.

Die rezeptive Musiktherapie wird als eine Situation definiert, in der *„der Patient eine Konserve mit live aufgenommener oder improvisierter Musik beliebiger Stilrichtung anhört. Klinische Behandlungsziele können musikalisch oder nichtmusikalisch sein ...“* (Maranto 1993). Aber an dieser Definition fehlt uns das vollständige Konzept der Aufnahme von Musik: Musik wird so aufgenommen, daß sowohl die kortikalen als auch die subkortikalen Reaktionen auf die Anregung des gesamten Körpers mit Hilfe dieser Musik davon beeinflußt werden.

Die ultimate Methode, durch Musik unter Hinzufügen kontrollierter, musikalisch abgestimmter Sinustöne mit monotoner Amplitudenvariation sowohl Geist als auch Körper zu stimulieren, nennt sich Vibroakustische Therapie und wurde vom Verfasser im Jahre 1972 beschrieben (Skille 1972, S. 7). Dieses Konzept hat sich langsam aber sicher in der Welt der Musiktherapie ausgebreitet und wird von Maranto als eine Methode beschrieben, die *„die Anwendung von Musik und/oder tiefen Frequenzen direkt auf den Körper beinhaltet ... um eine Vielzahl von psychologischen, physischen oder medizinischen Behandlungszielen zu erreichen“* (Maranto 1993).

Musik kann sowohl als Vibration wie auch als Klang beschrieben werden

Musik kann sowohl als Vibration (die in den Körper geleitet wird) beschrieben werden (Chesky 1996), als auch traditionell als Klang (der von den Ohren wahrgenommen wird). Tatsächlich macht es, mit den Augen des Physikers betrachtet, keinen Unterschied, ob vibratorische oder auditive Rezeptoren in unserem Körper angeregt werden. Schwingungen werden mit einer Formel dargestellt, die bei gegebenen Frequenzen eine Verschiebung von Masse pro Sekunde (mm) beschreibt, wohingegen die Akustiker auch die Einheit Dezibel (dB) benutzen, um genau den gleichen Vorgang aufzuzeigen ...

Es folgen Ausschnitte aus einem anderen Aufsatz von Olaf Skille:

Vibroakustik

Anwendung sinusförmiger, niedrigfrequenter (30 - 120 Hz), mit Musik unterlegter Schalldruckwellen zu therapeutischen Zwecken: Prinzip und Methode wurden von Olaf Skille erstmals auf dem 1. ISFFM-Symposium im Jahre 1982 beschrieben. Die Mitglieder der Internationalen Gesellschaft für Vibroakustik (ISVA) haben zum gegenwärtigen Zeitpunkt (1996) bereits Datenmaterial aus mehr als 40.000 Stunden praktischer Anwendung der vibroakustischen Therapie gesammelt. Die meisten Fallbeschreibungen sind anekdotischer Natur und laufen schwerpunktmäßig auf eine Überprüfung der Gültigkeit von Skilles Darstellungen und Entdeckungen hinaus. Die Wirkung der Therapie kann in drei Bereiche unterteilt werden:

39

1. krampflösende und muskelentspannende Wirkung,
2. Steigerung der Durchblutung in den äußeren Gliedmaßen,
3. erkennbare, aber variierende Wirkungen auf das vegetative System.

Die Vibroakustische Therapie (VAT) geht physikalisch betrachtet wesentlich weiter als die meisten anderen Therapieformen, bei denen Musik bzw. Klänge als therapeutisches Medium zum Einsatz kommen. Die Musik wie auch die massierenden Frequenzen werden direkt auf den Körper des Patienten übertragen, der auf einem mit Lautsprechern ausgestatteten Sessel oder Bett sitzt bzw. liegt ...

Grundprinzipien der Frequenzauswahl

1. Krampflösende Frequenzen: 40 Hz und 60 Hz.
2. Schmerzen im LWS-Bereich: 52 Hz.
3. Lungenmassage: 50 Hz. Multi-Frequenzaufnahmen mit Frequenzen im Bereich um 50 Hz werden ebenfalls eingesetzt.
4. Hals- und Schulterbeschwerden: 68 Hz.
5. Kopfschmerzen und Migräne: Versuchsweise Frequenzen in den höheren Bereichen, die besten Ergebnisse wurden bislang mit 86 Hz erzielt.
6. Rheuma: Normalerweise Frequenzen aus dem Bereich zwischen 39 und 43 Hz.
7. Streß: Frequenzbereich zwischen 52 und 68 Hz. Die Musikauswahl ist hier sehr wichtig. Die Musik sollte harmonisch und frei von festgelegten Rhythmen sein.
8. Muskelschmerzen: Die Frequenzen werden entsprechend dem Bereich ausgewählt, in dem die Schmerzen auftreten. Die niedrigsten Frequenzen kommen bei den größeren Muskelpartien zum Einsatz.
9. Krämpfe / muskuläre Überlastungs-Syndrome: Normalerweise Frequenzen in den Bereichen um 40 Hz und 60 Hz.
10. Menstruationsbeschwerden / Dismenorrhoe: 52 Hz.

Es wird empfohlen, daß die VA-Anlage nur von Personen betrieben wird, die über entsprechendes medizinisches, paramedizinisches oder Hintergrundwissen aus einem therapeutischen Bereich verfügen.

Symptome der Überdosierung können auftreten, wenn

a) die Lautstärke (Amplitude) zu hoch ist,
b) ein für den Patienten ungeeigneter Frequenzbereich angewendet wird,
c) die Sitzungsdauer für den Patienten zu lange angesetzt wird.

Symptome einer Überdosierung sind:

- kalter Schweiß
- Schwindelgefühl, Benommenheit

- Tachykardie (Herzrasen) oder die subjektive Wahrnehmung unangenehm übersteigerter Herztätigkeit
- Angst- bzw. Beklemmungszustände
- Muskelschmerzen nach erfolgter Sitzung
- Akut erhöhtes Schmerzempfinden. Wenn örtliche Schmerzen über mehrere Tage anhalten, so kann dies ein Anzeichen für eine lokale Entzündung sein, und ein Arzt sollte zu Rate gezogen werden, um diese Möglichkeit auszuschließen. Eine eventuell vorliegende Entzündung sollte zunächst medizinisch behandelt werden, bevor die VA-Therapie wieder aufgenommen wird.

Diagnosebezogene Auswahl der Frequenzbereiche und der Musik

Der Hauptfrequenzbereich für die Vibroakustische Therapie liegt in der Oktave zwischen 40 und 80 Hz. In manchen Fällen sind jedoch auch schon Frequenzen oberhalb oder unterhalb dieser Oktave eingesetzt worden. Therapieprogramme können in einem Bereich von 35 Hz bis 120 Hz gestaltet werden. Aufzeichnungen von Therapieprogrammen können über die unten angegebene Adresse bezogen werden.

Aphasie (Sprachversagen)
VAT kombiniert mit Sprachtherapie hat positive Effekte und verbessert die Wirkung der Sprachtherapie. Die Frequenzen (84 Hz bzw. 60 Hz) werden oft im Hinblick auf eine Verstärkung der Durchblutung oder Reduzierung der Spastizität gewählt.

Asthma   Basisfrequenz für Lungenmassage: 50 Hz.

Autismus
Mit Musik und Vibration als „Ablenkungsmanöver" zu arbeiten, kann dem Therapeuten eine Chance geben, besser an den Patienten heranzukommen.

Blutdruck
VAT hat einen Einfluß sowohl auf den systolischen wie auch auf den diastolischen Blutdruck. Bei etwa 75% aller Patienten ist eine Absenkung der Blutdruckwerte festgestellt worden, und es gibt bislang keine Anhaltspunkte dafür, daß eine bestimmte Frequenz effektiver gewesen wäre als eine andere.

Durchblutung
VAT in einem Bereich zwischen 35 und 50 Hz kann zu positiven Ergebnissen führen.

Fibromyalgie
Beginn mit einer Einzelfrequenz-Sitzung im Bereich 40 Hz, in direktem Anschluß daran eine Mehrfachfrequenz-Sitzung.

Hals- und Schulterbeschwerden   68 Hz.

Hirnschlag
Hauptstrategie muß hier sein, soviel sensorische Stimulation wie irgend möglich zu vermitteln. Dies bedeutet eine besonders vielfältige Anwendung von Musik und

Frequenzen, sowohl durch Einzel- als auch Mehrfrequenzprogramme. Musik, die der Patient bereits vor dem Schlaganfall gern gehört hat, kann sehr nützlich sein.

Kolikartige Schmerzen
Die wirksamsten Frequenzbereiche scheinen zwischen 40 und 45 Hz sowie zwischen 50 und 56 Hz zu liegen.

Lungenemphysem
Frequenzen um 40 Hz haben Wirkung gezeigt.

Menstruationsbeschwerden
Wirksame Frequenz: 52 Hz

Metachromatische Leukodystrophie (MLD)
Bevorzugte Frequenzbereiche verändern sich mit dem Fortschritt der Erkrankung. In frühen Stadien scheinen niedrige Frequenzen (40 Hz) am besten zu wirken, in späteren höhere Frequenzen (bis 70 Hz).

Migräne
Hohe Frequenzen, normalerweise über 80 Hz.

Morbus Bechterew
Hauptsächlich der Bereich um 40 Hz, jedoch haben auch Frequenzen um 60 Hz Wirkung gezeigt.

Multiple Sklerose
Der Bereich um 40 Hz scheint am wirksamsten zu sein, aber es wird empfohlen, mit Multifrequenz-Therapieprogrammen abzuwechseln.

Muskelkrämpfe
40 Hz und 60 Hz.

Muskuläre Überlastungs-Syndrome
Von 34 Hz bis 68 Hz. Multifrequenz-Programme sind angezeigt.

Ödeme
40 Hz-Bereich. Multifrequenzprogramme sollten bevorzugt im Bereich von 38 bis 48 Hz zum Einsatz kommen.

Parkinsonsche Krankheit
Vorzugsweise der 40 Hz-Bereich.

Polyarthritis
35 Hz bis 45 Hz.

Prämenstruelles Syndrom
52 Hz.

Rett-Syndrom
Frequenzen unter 60 Hz.

Rheumatismus
Hauptsächlich Frequenzen im Bereich um 40 Hz, es müssen jedoch auch Multifrequenzprogramme mit Elementen aus höheren Frequenzbereichen in die Therapie einbezogen werden.

Schlaflosigkeit
Bevorzugt Frequenzen unterhalb 50 Hz.

Schleudertrauma
Achtung: nur indirekte Anwendung von Klang angezeigt. 68 Hz bei *niedriger* Amplitude.

Schmerzen im LWS-Bereich
Frequenzen um 52 Hz zeigen normalerweise Wirkung.

Spastische Zustände
Bereich um 40 Hz sowie um 60 Hz.

Streß
Beginn mit 68 Hz. Multifrequenzprogramme einbeziehen.

Krampfadern   35 Hz bis 42 Hz.

Ulcus cruris, Druckulzeration
35 Hz bis 43 Hz.

Verstopfung
Es ist bei älteren Heiminsassen mit vermindertem Stuhlgang nach der VAT ein spontanes Nachlassen der Verstopfung beobachtet worden. Frequenzbereich: 35 bis 45 Hz.

Zerebrale Paralyse (l ähmung)
Frequenzauswahl: 40 Hz und 60 Hz. Eine Kombination mit Physiotherapie ist hilfreich.

Zystische Fibrose
Beginn der Therapie mit Frequenzen um 50 Hz. Andere Frequenzen sollten ausprobiert werden, um das Procedere individuell an den Patienten anzupassen.

Hier die versprochene Adresse:
ISVA / Olaf Skille · Kirkegaten 12
N-7600 Levanger / Norwegen
Fax: 0047 - 74083577
e-mail: oskille@online.no

PLACEBOS

Die „Wirkstoffe" sind Hoffnung, Glaube und Zuversicht, die Wirkung ist verblüffend. Ob im Gesundheitsreport der Universität Berkeley oder im angesehenen „Journal of the American Medical Association", die Placeboforschung spricht davon, daß 30 bis 40 Prozent aller Placebo-Patienten *„in einem weiten Bereich von Symptomen oder Kankheiten Besserung verspüren. Gleichgültig, ob es sich um Husten, Seekrankheit, postoperative Schmerzen oder Zahnweh handelt, Angina, Migräne oder Schmerzen durch Geschwüre (zehn Prozent der Patienten klagten sogar über Nebenwirkungen und Entzugserscheinungen)."*

Einige Forscher gehen inzwischen davon aus, daß mit Placebos *„unter bestimmten Bedingungen eine 70prozentige Wirkung möglich ist"*, für die Placeboforschung *„ein faszinierender Beweis, daß Geist und Körper an Krankheit und Heilung beteiligt sind"*. Auf der Suche nach Wirkung und Ursache ist sie inzwischen beim komplizierten Wechselspiel von Kopf und Körper angelangt. Damit *„steht sie ungefähr dort, wo sich die Physik um die Jahrhundertwende befand"* (Spiegel). Soweit die Theorie.

HERRIN DER HEILKUNST?
Doch in der Praxis heißt es immer noch verächtlich „alles nur Placebo", wenn Ärzte ratlos sind. *„Haben wir Sorge, daß durch die Enthüllung des Zunftgeheimnisses die Zauberkraft unseres Medizinmanndaseins geschwächt werden könnte"*, so der Berliner Arzt und Pharmakologe Bruno Müller-Oerlinghausen ketzerisch? Die Frage drängt sich auf: Warum wird der Placeboforschung nicht intensiver nachgegangen? Die Medizinkritiker Petr Skrabanek und James McCormick aus Dublin glauben deshalb, *„daß die autoritäre Medizin die Diskussion des Placebo-Effektes zu verhindern sucht"*.

Brisant sind solche Fragen allemal angesichts der üblichen placebo-kontrollierten und randomisierten Doppelblindstudien. Ein leitender Arzt am Gemeinschaftskrankenhaus Witten-Herdecke: *„Mit ihrer Forderung nach statistisch auswertbaren Studien nimmt die exakte Wissenschaft schon längst nicht mehr eine dienende Rolle ein, sondern schwingt sich zur Herrin der Heilkunst auf."*

Dabei – so der *SPIEGEL* in einem Artikel über Placebos – beruhen schätzungsweise nur zehn Prozent der medizinischen Praxis auf solider Wissenschaft. Die restlichen 90 Prozent werden trotz Diagnose und Behandlung wieder gesund, oder gerade wegen der „Droge Arzt". Die medizinische Fachzeitschrift Lancet: *„Der Arzt, der keinen Placebo-Effekt bei seinen Patienten bewirkt, sollte lieber Pathologe oder Anästhesist werden."*

LB

MUSICA MEDICA© – Dr. Y. Shiftan

Eigentlich sollte an dieser Stelle ein längerer Bericht über Musica Medica stehen, doch ein Unfall verhinderte die rechtzeitige Abgabe des Manuskripts. Verbunden mit den besten Genesungswünschen nachfolgend zumindest eine kleine Einführung in das Thema.

Musica Medica ist eng mit der Vibrationalen Medizin verwandt. Während der Klient die Musik über Kopfhörer hört, übertragen Vibratoren die musikalischen Schwingungen somatosensorisch auf die verschiedenen Stellen des Körpers, je nach der gewünschten Wirkung.

Wird das Gehirn auf akustische und somatosensorische Weise stimuliert, beeinflußt dies unter anderem das limbische System (welches die Gefühle hervorruft). Darüber hinaus stimuliert Musik die Endorphinausschüttung, verantwortlich für euphorisierende Gefühle und Schmerzlinderung. Dabei wird angenommen, daß die lokale Anregung durch Schwingungsüberträger die Schmerzübermittlung am Hinterhorn des Rückenmarks hemmt (Melzack 1964 - Gate Control Theory).

Studien von Stein und Meredith (1984) zeigen darüber hinaus den potenzierenden Effekt der multi-sensorischen Zellen, welche unter anderem auch im Superior colliculus (Gehirnteil, der für die Integration der Sinne steht) vorhanden sind, und somit reagiert der ganze Körper auf die gleichzeitige und somatosensorische Stimulierung besonders stark.

Die Anwendungsbereiche sind

- emotionale Unterstützung (vor, während und nach chirurgischen Eingriffen & zahnärztlichen Behandlungen)
- Schmerzregulierung (akute und chronische Schmerzen, die im Verlauf verschiedener Behandlungen, bei Rheumatismus, Migräne, Schleuder-Trauma usw. auftreten)
- Immunologie (positive Anregung des Immunsystems)
- Chronobiologie (bei Störungen des Schlaf- und Wachzyklus, Herz- und Atemrhythmen und Auswirkungen des Jetlags)
- Neurorehabilitation (bei Depressionen, Hirnschlag, Konzentrationsschwäche, Alzheimer usw.)

Software

Die Musikauswahl reicht von gregorianischen Gesängen über Wiegenlieder, klassische Musik oder Instrumentales.

Hardware

Das Musica Medica-Gerät besteht aus einem kleinen Tischgerät mit Regulationsknöpfen für Kopfhörerlautstärke und Vibrationsstärke der Vibrationen, sowie einem Frequenzwahlknopf. Anschlußboxen + Kabel für zwei Sensoren, Kopfhöreranschluß und Netzgerät.

Kontakt

Dr. Shiftan bietet regelmäßig Seminare und Vorträge zu Musica Medica sowie entsprechende Therapien an. Nähere Auskunft und Anmeldungen bitte an:

Musica Medica© – Dr. Y. Shiftan
Illnauerstraße 10
CH-8307 Effretikon
+41-(0)52-343 32 74
FAX   - 343 32 64

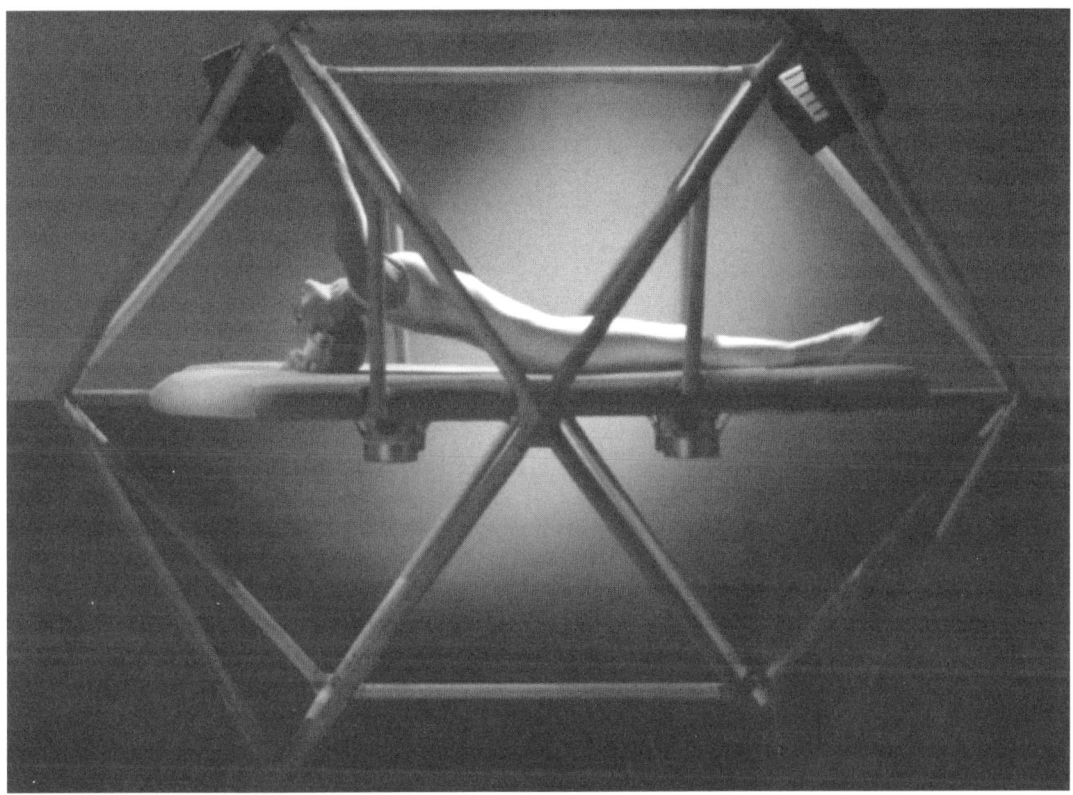

GENESIS

High-End System. Liegt in zwei unterschiedlichen Ausführungen vor und verbindet „eine interaktive, intelligente Klang- und Akustikumgebung mit Bioenergieforschungen, Neuro-Software-Technologie und Psychoakustik".

Das Genesis-System in der Form eines Cuboctaedron besteht aus Aluminium, der Klient liegt auf einer gepolsterten Plattform, die über den Metallrahmen in Schwingung versetzt wird. Je nach Reaktion des Klienten registrieren die Sensoren sein biostatisches Feld und reagieren darauf. Aus dieser Interaktion entstehen sich dynamisch entwickelnde Klangräume, die sich ständig auf die aktuelle Befindlichkeit einstellen.

Die Anwendungsbereiche liegen unter anderem in der gezielten cerebralen Stimulation, in der Anregung der Thymusdrüse und des Muskeltonus.

GENESIS Center AG
Beat Sutor
General Wille-Straße 144
CH-8706 Feldmeilen
+41-1-793 15 25
FAX   793 15 24

DIE SOMATRON-FAMILIE

Ob als Stuhl oder als Liege, das Somatron überträgt Musik in Schwingungen und ist in verschiedenen Ausführungen erhältlich. Nice price: das Somatron Wedge (unten), für ca. $ 400, für die Spitzenmodelle (Athena) können Sie bis zu $ 10.000 anlegen. Somatrons sind in Krankenhäusern und Praxen, in Kurklinken und bei der US-Air Force im Einsatz. Katalog anfordern!

Somatron Corporation
3405 Ellenwood Ln., Tampa,
FL 336 18, USA
++1-813-960-2183
FAX 813-265-3399

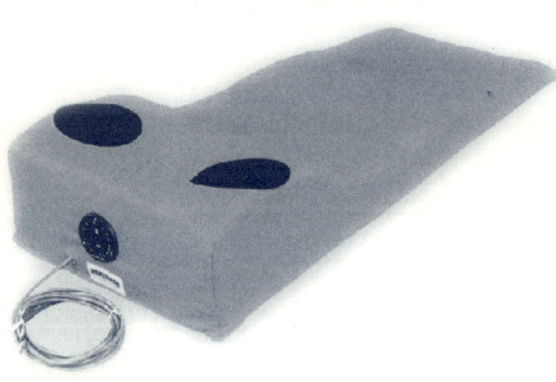

DAS HERZSTÜCK

Clark baut den amtlichen Transducer, der die Musik in körperlich spürbare Vibrationen überträgt. Der „TST NEO 329F Tactile Sound Transducer" verfügt über excellente Übertragungseigenschaften (bis 2.000 Hz taktil, bis 20.000 hörbar und bis 50.000 Hz unhörbar), ist Luftwaffen-Simulations-getestet, geeignet für Badewannen, Whirlpools (unterwassertauglich!), Klangliegen, Auto- und Kinositze. Viel Spaß!

Clark Synthesis, Inc.
8122 Southpark Lane Building, Suite 110
Littleton, CO 80120, USA
++1 303-797-7500, FAX -797-7501

WUNSCH MEDIZINGERÄTE

Der Heidelberger Arzt und Medizingerätehersteller Alexander Wunsch hat (neben vielen anderen interessanten Entwicklungen) auch eine Klangliege im Programm.

Alexander Wunsch
Medizingeräte
Bergheimer Straße 116
69115 Heidelberg

DIE PROFESSIONELLE KLANGLIEGE

Sieht aus wie der Rolls Royce unter den (medizinischen) Klangliegen. Erfüllt sämtliche Kriterien und ist für den medizinischen Einsatz. Interessenten können das Einführungs-Video ($40) bestellen.

Music Vibration Video, c/o Dr. Donald E. Michel
P.O. Box 425 768
Texas Woman´s University
Texas 76203, USA

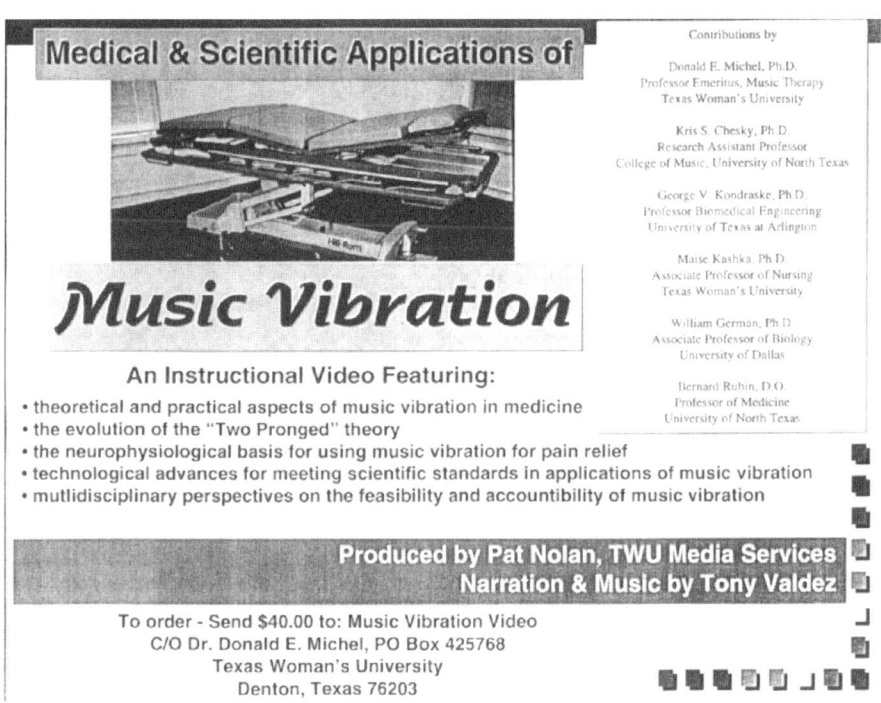

Medical & Scientific Applications of

Music Vibration

An Instructional Video Featuring:
• theoretical and practical aspects of music vibration in medicine
• the evolution of the "Two Pronged" theory
• the neurophysiological basis for using music vibration for pain relief
• technological advances for meeting scientific standards in applications of music vibration
• mutlidisciplinary perspectives on the feasibility and accountibility of music vibration

Produced by Pat Nolan, TWU Media Services
Narration & Music by Tony Valdez

To order - Send $40.00 to: Music Vibration Video
C/O Dr. Donald E. Michel, PO Box 425768
Texas Woman's University
Denton, Texas 76203

Contributions by

Donald E. Michel, Ph.D.
Professor Emeritus, Music Therapy
Texas Woman's University

Kris S. Chesky, Ph.D.
Research Assistant Professor
College of Music, University of North Texas

George V. Kondraske, Ph.D.
Professor Biomedical Engineering
University of Texas at Arlington

Marie Kashka, Ph.D.
Associate Professor of Nursing
Texas Woman's University

William German, Ph.D.
Associate Professor of Biology
University of Dallas

Bernard Rubin, D.O.
Professor of Medicine
University of North Texas

HALL OF FAME

Norman A. Goldberg

Als Musikverleger, Komponist, Musikerzieher und -Therapeut gilt Norman A. Goldberg als einer der führenden Köpfe der US-amerikanischen Musikerziehungs- und -Therapieszene. Aus seinem Verlagshaus, *MBB Music, Inc.* in St. Louis, Missouri, kommen heute die meisten relevanten Veröffentlichungen zum Themenbereich „Heilung und Lernen mit kreativen Künsten".

Als Musikerzieher hat sich Goldberg schon vor Jahrzehnten als einer derjenigen einen Namen gemacht, die sich als erste um die Verbreitung der Orff-Musikerziehungsprogramme sowie der Suzuki-Methode in den Vereinigten Staaten bemüht haben. Es handelt sich in beiden Fällen um Techniken, mit deren Hilfe Kindern die Grundlagen von Rhythmik und Harmonielehre durch eigene Umsetzung in die Praxis zugänglich gemacht werden.

Bei dieser Interessenlage war für Goldberg die Marschrichtung zur Musiktherapie bereits vorgegeben. Er machte sich als Autor mehrerer umfangreicher Abhandlungen zu diesem Fachbereich bekannt, und er arbeitet seit einiger Zeit in dem Langzeit-Forschungsprogramm *Rhythm for Life* mit, das in diversen Kliniken und Seniorenpflegeanstalten läuft und sich mit den Auswirkungen des selber Musizierens auf Alzheimer- und von anderen Formen der Demenz betroffenen Patienten befaßt.

Im Bereich der Musikmedizin engagierte sich Goldberg unablässig um eine Verbesserung der Erforschung, des Verständnisses sowie der Behandlung jener Berufskrankheiten und -Verletzungen, die bei professionellen MusikerInnen und TänzerInnen zwar selten auftreten, dann aber um so bedrohlicher für deren Karriere sind. Viele Profi-Künstler haben seinen Aktivitäten ihren „zweiten Einstieg" in den Job zu verdanken.

Abwechslungsreich, aber nichtsdestoweniger kontinuierlich verlief auch sein beruflicher Lebensweg. Nach abgeschlossenem Musikstudium im Jahre 1942 an der University of Illinois in Urbana, USA, ging Goldberg bei den Komponisten Gustave Langenus und Lucien Cailliet in die Lehre und arbeitete in der Folgezeit an verschiedenen Schulen und Institutionen in verschiedenen US-Bundesstaaten. Im Jahre 1948 gründete er seinen ersten Musikverlag, *Baton Music*, 1964 entstand die Unternehmung *MBB Music, Inc.*, die - unter ihrem Präsidenten Goldberg - auch heute noch eine große Rolle in der US-amerikanischen Musiktherapie-Szene spielt. Seit 1992 ist er Herausgeber des bereits an anderer Stelle erwähnten *International Journal of Arts Medicine (IJAM)*. Parallel zu seiner Tätigkeit als Unternehmer lehrte er in den 50er Jahren an der *Music and Arts University* in St. Louis, wo auch heute noch sein Hauptwirkungskreis liegt. In den 70er Jahren begann Goldberg am dortigen Symphonieorchester ein zusätzliches Engagement, und in diese Zeit fällt auch seine Tätigkeit im Vorstand des amerikanischen Orff-Schulwerk-Verbandes.

Dieser ist aber bei weitem nicht die einzige Gesellschaft, in der der Rotarier Goldberg ein Ehrenamt versieht oder als tätiges Mitglied mitarbeitet. Die lange Liste reicht von der Präsidentschaft der amerikanischen Gesellschaft für zeitgenössische Kunst, der Arbeit im Vorstand der *International Association of Music for the Handicapped*, des *Music Industry Council*, der *Music Publishers Association*, der *International Arts Medicine Association (IAMA)*, des *Advisory Council Music Brain Information Center*, der *American Association for Music Therapy*, der *Music Educators National Conference* und der *B'nai El Congregation* über die Ehrenmitgliedschaft in der *International Association of Music in Medicine*, der *American Society of Composers and Authors (ASCAP)* und der *Phi Mu Alpha Sinfonia* bis hin zur Mitgliedschaft in der Vereinigung der jüdischen Kriegsveteranen des Staates Missouri, dem *St. Louis Center for Holocaust Studies* und noch einigen anderen mehr.

Diese emsige Verbandstätigkeit führt den Träger zahlreicher Auszeichnungen und Ehrungen für seine Verdienste um Musikerziehung und Musiktherapie auch heute noch als Referenten auf diverse internationale Konferenzen und Symposien kreuz und quer über den Globus.

Darüber hinaus verdanken wir dem Komponisten Goldberg bis dato nicht weniger als 39 Kompositionen und Arrangements für Soloinstrumentation, Kammermusik und Orchester. Kein Wunder also, daß er im *Who's Who in America* seine eigene Rubrik hat. Auch als Musikverleger genießt Goldberg internationales Ansehen, und ein besonderes Anliegen ist für ihn die Förderung zeitgenössischer US-amerikanischer Komponisten - über 140 Namen findet man in seinem Katalog.

Das soll nicht heißen, daß Goldberg sich selbst etwa als ein hochprofilierter Gönner der Künste versteht. Eher ist er ein Exemplar jener seltenen Spezies, die ihre ganze Energie unermüdlich daransetzen, die Wirksamkeit von Musik für Andere zu verbessern - für Kinder, berufstätige Erwachsene und Senioren. Und das immer mit offenem Blick für die Realitäten, den er stets auf das therapeutisch Wesentliche, auf die praktische und erzieherische Umsetzung gerichtet hält. Weiter so!

Norman A. Goldberg / MMB Music, Inc.

Contemporary Arts Building, 3526 Washinton Avenue · Saint Louis, MO 63103 - 1019, Tel: ++1-314-531-9635, Fax 314-426-3590

5.000 Jahre Musik in der Medizin

von Isis Herzog & Lutz Berger

Der Dichter Novalis war der Ansicht, daß jede Krankheit ein musikalisches Problem sei, und Konfuzius schrieb: „Die Pflege der Musik – das ist die Ausbildung der inneren Harmonie." Vor diesem Hintergrund messen viele traditionelle Völker der Musik und den rituellen Gesängen zur Heilung bis heute ein größeres Gewicht bei als den dabei verwendeten Heilkräutern und Medikamenten. Ob in China, Indien oder bei den Persern, in Ägypten oder Griechenland: Musik in der Medizin – und Musik als Medizin – hat eine lange Geschichte, die eigentlich nie abriß.

Klänge der Antike

Neueren Forschungen zufolge musiziert der Mensch seit über 30.000 Jahren. Bei einer so alten Tradition verwundert es nicht, wenn die ältesten Darstellungen von Musik in der Medizin aus dem 4. Jahrtausend v. Chr. stammen. Damals setzten ägyptische Priester Musik zur Heilung ein, zweitausend Jahre später wird in assyrischen Keilschriften ausführlich über den Gebrauch heilender Musik gegen böse Geister berichtet.

Auch in Indien reicht die musikalische Heilzeremonie weit in das zweite Jahrtausend vor unserer Zeitrechnung zurück, ebenso im antiken Griechenland, wo der Heilgesang ein zentrales Element der Medizin war. 665 v. Chr. wird in Sparta auf ein delphisches Orakel hin sogar die Pest mit Musik vertrieben.

> „Die Pflege der Musik – das ist die Ausbildung der inneren Harmonie."
>
> **Konfuzius**

Der unbestrittene Höhepunkt dieser Tradition war die Schule des Pythagoras im 6. Jahrhundert v. Chr. Für Platon (427-347 v. Chr.) war die Musik Ausdruck einer Dreigliederung – oder auch Dreiklangs – der Welt und des Kosmos. Er unterschied zwischen der „musica mundana" (Musik des Kosmos), der „musica humana" (Musik im Menschen) und schließlich der „musica instrumentalis" – das, was wir heute unter Musik verstehen, nämlich Musik mit Stimme und Instrumenten. Eine Beschränkung auf diesen letzten, bei uns dominierenden Musikbereich unter Auslassung der physiologischen und kosmischen Dimensionen hätte für das Griechenland Platons wenig Sinn gemacht. Auch im antiken Rom vertrauten Ärzte und Tempelpriester auf heilende Klänge. Aulus Cornelius Celsus (2. Jahrhundert n. Chr.) verschrieb Musik gegen Geisteskrankheiten, und der berühmte Arzt Galen (129 - 199 n. Chr.) erkannte die enorme Bedeutung der Musik in der Medizin.

Im Mittelalter

studierte jeder Arzt Musik. Das Studium der sieben Künste, worunter auch die Musik fiel, war ab dem 10. Jahrhundert für Mediziner eine Selbstverständlichkeit und ab dem 13. Jahrhundert sogar Pflichtfach.

Neue Forschungen zeigen, daß „Musik einen festen Platz in der praktischen Medizin erhielt, den sie bis zu Beginn des 19. Jahrhunderts innehielt" (W. F. Kümmel). Standardlektüre war ein von Johannes de Muris (1290 – 1351) geschriebenes Lehrbuch, und Roger Bacon schrieb in seinem 1267 veröffentlichten „Opus tertium", daß der Herzschlag nach denselben harmonikalen Gesetzen und Verhältnissen wie in der Musik abläuft.

Und „umgekehrt war der menschliche Puls Leitbild und Richtmaß für die Gestaltung von Musik" (Dr. Ralph Spintge). Eine Vorstellung, die heute in der Chronobiologie erstaunliche Aktualität beweist.

Bacon wies auch auf eine weitere Wirkung der Musik hin: daß sie nämlich das Altern verlangsame. Tatsächlich spielt Musik auch heute in der Gerontologie wieder eine wichtige Rolle.

Eine weitere Wirkung von Musik: Sie soll das Altern verlangsamen Dabei waren es vor allem arabische Ärzte, die die Blütezeit der medizinischen Musik im Mittelalter begründeten. Sie betrieben systematisch „musikalische Krankenhäuser", beschäftigten Harfenspieler, Gitarristen und Trommler.

Einer der bedeutendsten Theoretiker war Ibn Sina, auch Avicenna genannt (980 - 1037), der im „Kanon der Musik", einem der Standardwerke mittelalterlicher Medizin, eine Art „musikalischer Pulsdiagnostik" entwickelte und vorstellte. Da wundert es nicht, daß auch Paracelsus (16. Jhdt.) eine, wie er es nannte, „musikalische Medizin" praktizierte.

Von der Renaissance zur Neuzeit

Das Universalgenie Leonardo da Vinci schließlich analysierte als einer der ersten wissenschaftlich-systematisch den Puls und beschrieb ihn in seiner „Pulsschrift", die bis ins 19. Jahrhundert hinein medizinische Verwendung fand. Auch sie beruht auf den Zusammenhängen von Takt, Musik und Herzschlag und wurde in einer speziellen (von ihm entwickelten) Notation verfaßt.

Anfang des 17. Jahrhunderts trennten sich die Wege von Musik und Medizin. Die „musica humana" geriet (zumindest im allgemeinen Lehrplan) langsam in Vergessenheit. Vorbei die Zeiten, über die der Leibarzt des portugiesischen Königs Johann IV., Edoardo Madeira Arrais, noch 1650 schrieb: „Wir wissen aus täglicher Erfahrung, daß die Reichen und Vornehmen, wenn sie krank sind, Musiker bei sich haben."

So begann die Zeit eines vornehmlich mechanistisch, später biochemisch geprägten Menschenbildes und Medizinbegriffs.

So spektakulär die neuen Erfolge waren, der Kontakt zu den musikalischen Aspekten der Medizin riß nie ganz ab. Noch lange spielten in Neapel Musiker offiziell gegen

Geisteskrankheiten, und 1807 veröffentlichte Dr. Peter Lichtenthal in Wien ein Buch mit dem sinnigen Titel „Der musikalische Arzt oder Abhandlung von dem Einfluß von Musik auf den Körper und von ihrer Anwendung bei gewissen Krankheiten".

In der zweiten Hälfte des 20. Jahrhunderts nahm das (wissenschaftliche) Interesse an Musik in der Medizin und Musiktherapie wieder lebhaft zu. Ein weiterer Beleg dafür ist dieses Buch ...

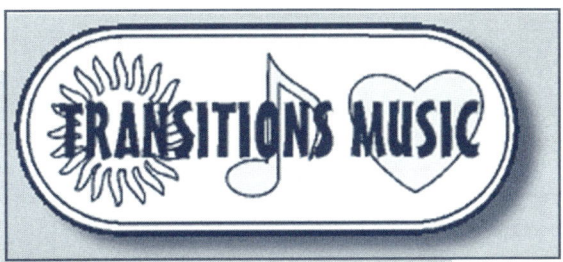

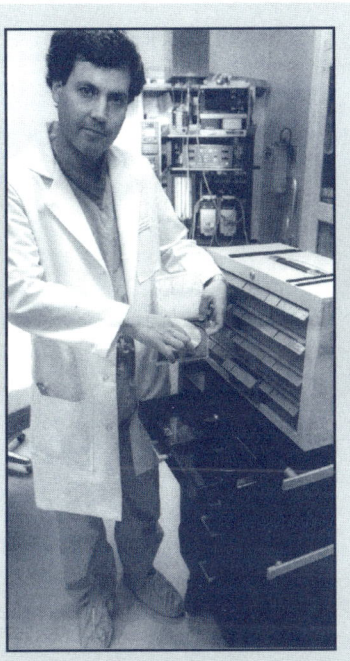

Dr. Fred J. Schwartz

Als Anästhesist, MusikMediziner und ausgesprochen anregender Zeitgenosse ist Dr. Schwartz einer der wenigen musikmedizinischen Praktiker, der konsequenterweise sein eigenes Label betreibt und eine Reihe von interessanten Produktionen veröffentlicht hat. Darunter zahlreiche CDs für Säuglinge und werdende Mütter, Musik als musikalische Einschlafhilfe und mehr. Alles unter dem Titel "Bringing conscious, responsible, and intelligent music for children and adults worldwide".

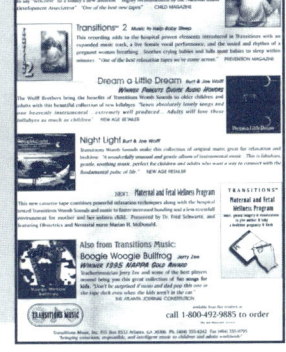

Transitions Music
P.O. Box 8532 Atlanta, GA 30306 • USA
Tel.: ++1-404-355-9666
RFax: -355-0795

Die neue Schnittstelle zwischen Musik und Medizin

von Rosalie Pratt

In den letzten fünf Jahren hat eine leise, aber nichtsdestoweniger dramatische Revolution stattgefunden, die Musiker und Ärzte zu einer Zweckheirat zusammengeführt hat. Aus dieser hat sich a) eine neue Partnerschaft im Heilungsprozeß und b) die Durchführung interdisziplinärer Experimentalstudien im Bereich der MusikMedizin ergeben. Durch glückliche Fügung hat sich eine Art Netzwerk zwischen diesen Musikern und Ärzten entwickelt, und einen beträchtlichen Anteil am Zustandekommen dieser Liaison kann die Medizinerseite für sich verbuchen. Drei Beispiele für MusikMedizin-Organisationen, die in erster Linie unter der Leitung von Ärzten stehen, sind die *Biology of Music Making* mit Dr. Frank Wilson als Direktor, die *International Arts-Medicine Association* unter ihrem Präsidenten Dr. Richard Lippin und die *International Society for Music in Medicine* mit ihrem Direktor Dr. Ralph Spintge.

Darüber hinaus existieren weitere Organisationen, in denen die Leitung des musikmedizinischen Netzwerkaustausches sich hauptsächlich aus den Bereichen Musiktherapie, spezielle Musikerziehung und Musikdarbietung rekrutiert. So etwa

- die *National Association for Music Therapy*;
  Barbara Crowe, Präsidentin
- die *American Association for Music Therapy*;
  Concetta Tomaino, Präsidentin
- die *Music for Health Services Foundation*;
  Arthur W. Harvey, Direktor
- das *Institute for Music, Health, and Education*;
  Don G. Campbell, Direktor
- *Instruments of Healing*;
  Pamela Woll, Direktorin
- *New England Sound Healers*;
  Jonathan Goldman, Direktor
- die *International Society for Music Education Commission on Music in Special Education, Music Therapy, and Music Medicine*;
  Rosalie Rebollo Pratt, Vorsitzende
- die *International Association of Music for the Handicapped*;
  Rosalie Rebollo Pratt, geschäftsführende Direktorin

> **Kontrapunkt des Lebens**
> „Pongileonis Blasen und Schaben der anonymen Geiger hatten die Luft im großen Saal erschüttert, hatten das Glas der Fenster, die auf ihn gingen, in Schwingung versetzt; und diese wiederum hatten auf der anderen Seite die Luft in Lord Edwards Laboratorium erschüttert.
> Die schwingende Luft rüttelte an Lord Edwards brana tympani; die ineinandergreifenden Knochen: malleus, incus und Steigbügel, wurden in Bewegung gesetzt, so daß sie die Membran des ovalen Fensters bewegten und einen infinitesimalen Sturm in der Flüssigkeit des Labyrinths hervorriefen; die härchenfeinen Enden der Gehörnerven erschauerten wie Seetang in rauhem Seegang; eine ungeheure Zahl dunkler Wunder vollzog sich im Gehirn und Lord Edward flüsterte verzückt: »Bach!«"
> *Aldous Huxley*

Die *International Society for Music Education Commission* fungiert auch als Netzwerk für Musiktherapie und spezielle Musikerziehungsprogramme sowie für einschlägige Dachverbände und Gesellschaften in aller Welt.

Bei diesem interdisziplinären Unternehmen treffen auch Musiker und Psychologen zusammen und bringen ihre gemeinsamen Untersuchungen im musiktherapeutischen Bereich in die Psychotherapie ein. Im August 1989 fand in Holland eine Konferenz statt, die unter anderem von der *International Association of Music for the Handicapped* und der niederländischen Gesellschaft für kreative Therapieformen gesponsert wurde, und in der Forschungsprogramme für diesen Bereich vorgestellt wurden. Ein paar Jahre zuvor, im Oktober 1984, waren in Lüdenscheid, BRD, bereits interdisziplinäre Forschungsprojekte sowie speziell für die medizinische Praxis angepaßte Musikstudien präsentiert worden. Darüber hinaus werden von den oben erwähnten Organisationen regelmäßig internationale Symposien, Konferenzberichte, Fachzeitschriften und aktuelle Veröffentlichungen angeboten.

Wo die Zusammenarbeit im Netzwerk die Grenzen zwischen den Disziplinen Musik, Medizin und Psychotherapie durchbricht, da entstehen Herausforderungen, denen man sich zu stellen hat. Zu allererst einmal muß das Fachchinesisch abgeschafft werden, das lediglich dazu dient, unsere Forschungsergebnisse und die praktischen klinischen Erfahrungen vor anderen Profis zu verschleiern, die ebenfalls ein echtes Interesse daran zeigen, was wir da tun. Wir müssen damit aufhören, Begriffe und Ausdrücke zu erfinden, die in keinem Standardlexikon zu finden sind, und die unsere Entdeckungen konsequent von denen fernhalten, die nicht in den Genuß unserer beruflichen Erfahrung kommen konnten. Nichts Frustierenderes als in einer Runde zu sitzen, in der man ein echtes Bedürfnis hat, die Forschungsergebnisse eines anderen Gelehrten zu verstehen – in der man jedoch zugeschüttet wird mit Fachjargon und Akronymen, die für niemanden sonst eine Bedeutung haben können als nur für diejenigen, die sie entweder selbst erfunden oder aber in einer abgeschotteten Gruppe zu verstehen gelernt haben. Ganz sicher müssen wir vor allen Dingen die Logik und das Handwerkszeug des speziellen Fachbereiches unseres Gegenüber verstehen. Ein Erlebnis der etwas anderen Art ist es jedoch, wenn man sich dessen Forschungsbereich durch verbale Versteckspiele, die in keinem Standardwörterbuch oder Glossar aufgeführt sind, entfremdet fühlen muß.

Die Bande zwischen Musiktherapie und der medizinischen Welt werden immer enger geknüpft

Als nächstes dürfen wir keine Mühe scheuen, uns jede Art von international organisierten interdisziplinären Forschungsergebnissen zugänglich zu machen und diese an Dritte weiterzugeben. Organisationen wie der *International Arts-Medicine Association*, der *International Association of Music for the Handicapped*, der *Biology of Music Making*, der *International Society of Music Education* und der *International Society for Music in Medicine* kommt das Verdienst zu, an der Erweiterung der Datensammlung gemeinsamen Wissens gearbeitet zu haben. Die *International Arts-Medicine Association* (IAMA) hat vorgeschlagen, einen zentralen internationalen künstlerisch-medizinischen Informationsdienst zu etablieren, der AMI (Arts-Medicine Information) heißen soll. „Die IAMA kann als das ‚zentrale Nervensystem' oder Gehirn fungieren, das imstande ist, ‚globales Denken' im künstlerisch-medizinischen Bereich durch Sammlung, Organisation und angemessene Weiterverbreitung von themenbezogenen Informationen weltweit zu gewährleisten" (IAMA Newsletter 1989). Unser vordringlichstes Ziel ist es, eine Datenbank international verfügbar zu machen, in der sämtliche aktuellen Informationen über Forschung und klinische Praxis enthalten sind, für die sich Musiktherapeuten, Musikerzieher, Ärzte, Psychologen und andere in verwandten gesundheitsbezogenen Disziplinen Tätige interessieren könnten. Die neueren Veröffentlichungen in Newsletters und Fachzeitschriften für Musiktherapie und Musikerziehung zeigen ganz klar, daß die Bande zwischen diesen beiden Berufsbildern und der medizinischen Welt immer enger geknüpft werden. Eine solche internationale und interdisziplinäre Datenbank würde auch einem weiteren ernsten Problem Abhilfe schaffen: der dringenden Notwendigkeit, ein internationales Register mit der Möglichkeit der themenbezogenen Auswahl einzurichten. So erbrachte beispielsweise eine vor einiger Zeit in der Bücherei der Brigham Young University vorgenommene Computerrecherche nach Veröffentlichungen zum Thema MusikMedizin lediglich eine Auflistung der in englischsprachigen Fachzeitschriften erschienenen Publikationen. Glücklicherweise war der Sucher sich des Umstandes bewußt, daß internationale Fachzeitschriften und andere Veröffentlichungen ebenfalls als Quellen benutzt werden können. Das Problem, sämtliches Material zu einem bestimmten Thema sichten zu können, erstreckt sich auch auf die Sammlung von Informationen, die auf Symposien präsentiert werden. Recherchen der eben beschriebenen Art mögen im Hinblick auf Artikel in Fachzeitschriften ergiebig sein – Studien allerdings, die in Querverweisen von Texten oder in den Protokollen von Symposien Erwähnung finden, werden dabei oft nicht erfaßt. In zwei verschiedenen Bänden mit Protokollen von Symposien, die von der *International Association of Music for the Handicapped* gesponsert wurden, finden sich beispielsweise Artikel von Soren Nielzén aus dem Jahre 1985 und von Jacqueline Verdeau-Paillès (1985 und 1987). Dem interessierten Wissenschaftler, der eine Computerrecherche vornimmt, bleiben diese wichtigen Beiträge zum Thema jedoch unbekannt. Ein umfassendes internationales Register zu sämtlichen laufenden Forschungsvorhaben und klinischen Studien wäre ganz offensichtlich die Lösung für das Problem, das sich mit der Suche nach sämtlichen Untersuchungen zu einem Themenbereich auftut.

Drittens schließlich müssen sich die musiktherapeutischen Berufe, insbesondere die spezielle Musikerziehung, die Medizin und die Psychologie, sowohl von ihrem krankhaften Mißtrauen verabschieden als auch von ihrem hohen Roß herabsteigen. Wollen wir fruchtbare Diskussionen miteinander führen, so müssen wir uns respektvoll den Beiträgen der Anderen öffnen, die nur dort geleistet werden können, wo eine Atmosphäre des echten Geistes der Wissenschaft und der Wunsch zu lernen vorhanden ist. Bereits in den frühen fünfziger Jahren, in denen die Musiktherapie erstmals als Berufsbild definiert wurde, breitete sich eine echte Welle freundschaftlich-kollegialen Interesses von Seiten der Mediziner und Psychologen aus. Ganz klar – es ist an der Zeit zuzugeben, daß keine Einzeldisziplin, kein Berufsstand sämtliche Antworten auf die Probleme der Heilkunst für sich gepachtet hat. Gemeinsam kann man die Informationen und Perspektiven miteinander teilen, so daß jeder um neue Erkenntnisse zum Heilungsprozeß bereichert aus der Diskussion herausgehen kann. Unsere Untersuchungsmethoden müssen wissenschaftlich haltbar sowie frei von Wunschdenken und nicht erhärtbaren Meinungen sein. In unseren Bemühungen um interdisziplinäre Untersuchungen mag es notwendig werden, unsere Forschungsaktivitäten derart zu gestalten, daß Studien zu musikalischen, psychologischen und medizinischen Phänomenen sowie die betreffenden Daten aufeinander abgestimmt werden. Das bedeutet nicht, daß Akkuratesse und Objektivität darunter zu leiden hätten. Es kann jedoch bedeuten, daß unsere neuen Untersuchungsmethoden auch nach einer neuen Denkweise verlangen.

Als die Musiktherapie in den Fünfzigern zum Berufsstand avancierte, knüpfte die *National Association for Music Therapy* bereits eine enge Liaison mit den Medizinern an, und zwar mit einer starken Verbindung zwischen Musiktherapie und Psychotherapie. Derzeit wird der Aufbau eines Netzwerkes für Musiktherapie, Musikerziehung, Psychotherapie und medizinische Organisationen angestrebt. Dies vor dem Hintergrund der festen Überzeugung, daß Musik eine vitale Unterstützung für den Heilungsprozeß darstellt – die betreffenden Verbände arbeiten daran, Forschungsprojekte auf die Beine zu stellen und erhärtbare Belege dafür zu sammeln, daß dem tatsächlich so ist. Ein derartiges Unterfangen bedeutet ganz selbstverständlich, daß wir unsere herkömmlichen Methoden der Datenerhebung verändern müssen. Der subjektive und anekdotische Bericht hat einfach keine Beweiskraft für die allgemeine wissenschaftliche Gemeinschaft. Das heißt jedoch nicht, daß wir die Intuition ausrangieren sollten. Die Intuition hat schon immer Fragen in der Forschung aufgeworfen – als Traum, der mit größter Sorgfalt untersucht werden muß. Zudem sollten wir uns um die Trainingsprogramme und um die Auswahl in den Büchereien kümmern, die wir unseren Studenten gegenwärtig anzubieten haben. Interdisziplinäre und internationale Forschung führt zu einer substanziellen

Musik ist eine vitale Unterstützung für den Heilungsprozeß

Musik in der Medizin

„Musik verändert den Herzschlag, den Blutdruck und die Gehirnwellen. Musik beeinflußt die Erholungsrate, den Blutdruck, Magenkontraktionen und die Menge der Streßhormone in unserem Blut. Obwohl Menschen unterschiedlich auf Musik reagieren, beruhigt langsame instrumentale Musik den Körper, während schnellere Musik unsere Wachsamkeit erhöht und die Aufmerksamkeit steigert.

Weiterhin wird Musik bei Krankheiten wie Kopfschmerzen, gegen Depressionen, kurz, bei Störungen mit einem erheblichen emotionalen Anteil eingesetzt, mit Erfolg auch bei der Behandlung autistischer Kinder. Weiterhin wird Musik verwendet, um bei Verbrennungsopfern Angst, Depression und Isolation zu dämpfen, bei Patienten mit Organtransplantationen und Krankheiten, die einen langen, isolierten Krankenhaus-Aufenthalt erzwingen und bei komatösen, bzw. gehirngeschädigten Patienten."

Robert E. Ornstein

Ausweitung des Lesestoffes, dessen Kenntnis wir bei den Studenten voraussetzen. Die Übungsprogramme selbst müssen über die unmittelbare Spezifität hinaus die Grundzusammenhänge und Quellen all jener Disziplinen umfassen, die mit dem jeweiligen Programm im Zusammenhang stehen.

Eine weitere Herausforderung, die vor uns steht, ist es, unser Konzept für ein Netzwerk so zu erweitern, daß unsere Kollegen in aller Welt ihren Platz darin finden. Hier ist es von grundlegender Bedeutung, daß eine überlebensfähige und effiziente Datenbank zustandekommt, die für alle Mitglieder des Netzwerkes weltweit zugänglich ist. So kann ein Forscher in den Südstaaten der USA, der sich mit den Auswirkungen von Musik auf die Endorphinausschüttung beschäftigt, auf ähnliche Experimente in der BRD aufmerksam werden oder umgekehrt. Auch müssen wir auf Entwicklungen im Bereich der Heilberufe in allen Kulturen und Gesellschaften überall auf der Welt verwiesen werden. Der Zugang zum Bereich der Musiktherapie definiert sich auf verschiedenste Weise, und der aufmerksame Wissenschaftler wird sich ein wachsames Auge für die Vielfalt der Wurzeln in dieser Disziplin bewahren. Europäische Therapeuten zum Beispiel beziehen sich in ihrer Philosophie und Arbeitstechnik häufig auf die Arbeiten von Autoren wie Juliette Alvin, Claus Bang, Edgar Willems, Jacqueline Verdeau-Paillès, Edith Lecourt, Paul Nordoff, Clive Robbins und Christoph Schwabe. Die europäische Tradition verfügt über einen reichhaltigen Fundus, der Bestandteil der Ausbildung eines jeden Musiktherapeuten sein sollte. Und doch beschränkt die gegenwärtige erschwerte Verfügbarkeit von Daten auf internationaler Basis und die Ermangelung eines effektiv arbeitenden Netzwerkes die Wissenschaftler tendenziell auf Quellen, die in ihrer Muttersprache geschrieben und für Studienzwecke leicht zugänglich sind. Gerade in den europäischen Forschungszirkeln, die sich mit Musik- und Psychotherapie befassen, trifft man häufig auf Referenzen, die auf derartige oben erwähnte Quellen zurückgreifen oder sich gar nur auf eben diese Quellen beschränken. Studiert man dagegen von amerikanischen Wissenschaftlern verfaßte Arbeiten, so finden sich darin Verweise auf ganz andere Gruppen von Therapeuten (in diesem Fall für gewöhnlich Amerikaner).

Ein Netzwerk von Forschungsaktivitäten wird zum besseren Verständnis beitragen

Der Musiktherapieforscher und Kliniker sollte auch den Forschungen und klinischen Arbeiten von internationalen Kapazitäten wie Frances Wolf und Violeta Hemsy de Gainza (Argentinien), Lia Rejane Barcelos (Brasilien), Helmut Moog (BRD), Graciela Sandbank und Chava Sekeles (Israel), Ruth Bright und Denise Erdonmez (Australien) und vielen anderen Beachtung schenken. Beiträge von Experten wie diesen haben in zahlreichen Symposien und Seminaren auf internationaler Ebene die Aufmerksamkeit der Therapeuten auf sich gezogen. Eine ganz andere Sache ist es, diese Informationen in Form von fremdsprachigen Fachzeitschriften aus dem Ausland auch wirklich erhalten zu können. Eine Datenbank, die kurze Zusammenfassungen (Abstracts) der laufenden Forschungsaktivitäten in Englisch, Französisch und Deutsch nach Stichworten bereithielte, würde den Wissenschaftlern genügend Informationen an die Hand geben, selbst zu entscheiden, ob eine vollständige Übersetzung des Artikels ihren Studien förderlich wäre. Es ist natürlich schlicht unmöglich, an dieser Stelle sämtliche Musiktherapeuten oder spezielle Musikerzieher aufzulisten, deren Einfluß sich wesentlich auf ihren Berufsstand ausgewirkt hat. Die obige Aufzählung bringt nur einige wichtige Beispiele.

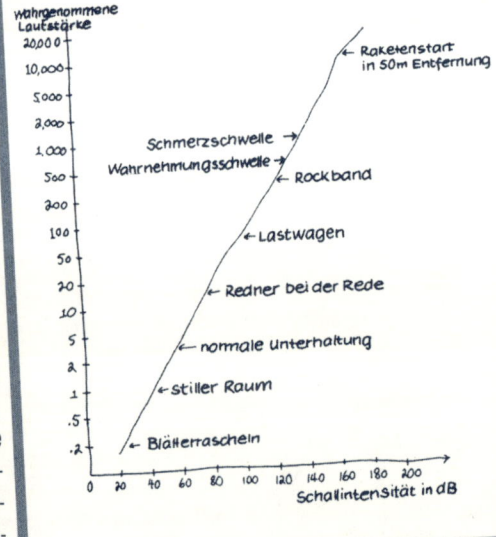

Die Zeit ist nun gekommen, die Grenzen fallen zu lassen, die lediglich den Fortschritt des Metiers verzögern und die Leute veranlassen, Untersuchungen lieber unabhängig selbst noch einmal durchzuführen, anstatt die von anderen nachzuvollziehen. Ein Netzwerk von Forschungsaktivitäten, richtig klassifiziert, wird zu einem besseren Verständnis und gemeinsamen Projekten zwischen Kollegen in aller Welt führen.

Die Sprache ist hier natürlich eine weitere Barriere. Obwohl allein schon eine Veröffentlichung von Kurzauszügen in Englisch, Französisch und Deutsch viel dazu beitragen würde, eines der größten Hindernisse in der internationalen Forschung zu beseitigen, sollte ein graduierter Therapeut oder Fachmann für spezielle Musikerziehung sich schon Grundkenntnisse in einigen Sprachen angeeignet haben. Musiktherapeuten sollten imstande sein, Berichte auf Englisch, Französisch und Deutsch zu lesen, um in den Genuß der neuesten Forschungsergebnisse in diesem Bereich kommen zu können. Es sollten auch Anstrengungen dahingehend unternommen werden, die bedeutenderen Arbeiten von Kapazitäten auf ihrem Gebiet in diese drei Sprachen zu übertragen.

Eine weitere unmittelbar anstehende Herausforderung ist es, die bereits bestehenden Bande zwischen Musikern und Ärzten zu festigen und neue Verbindungen zu schaffen. So ist beispielsweise die Psychoneuroimmunologie ein Bereich, dessen Potential derzeit gleichermaßen von Musikern, Ärzten und Psychologen ausgelotet wird. Donald E. Risenberg berichtete 1986 im *Journal of the American Medical Association*, daß Forschungen in der Psychoneuroimmunologie zu der Vermutung Anlaß geben, daß es sich hierbei um einen derjenigen Bereiche der verhaltensgesteuerten Immunologie handelt, deren Entwicklung äußerst produktive Ergebnisse zeitigen wird. An der Universität von Colorado in Boulder von Steven Maier durchgeführte Tierversuchsreihen *„legen die Existenz einer Verbindung von Streß und Immunfunktion nahe und belegen die Bedeutung der individuellen Kontrollfähigkeit in Streßsituationen"* (Risenberg 1986, S. 313). Der gleiche Report beschreibt eine Studie von Steven Locke et al. aus dem Jahre 1984, in der bei Personen, die als ‚gute Bewältiger' identifiziert wurden, die Aktivität der Killerzellen im Dienste der Immunabwehr stärker war als bei den Probanden, die als ‚schlechte Bewältiger' bezeichnet wurden. Medizinwissenschaftler wie Locke, Charles Silberstein (1985) und Robert Ader (1981) kommen im Hinblick auf die Fähigkeit des Bewußtseins, die Immunabwehr zu beeinflussen, zu ganz spezifischen Ergebnissen.

Die Modellbeschreibung einer Schnittstelle zwischen Musik und Medizin ...

Mit den Worten Aders *„setzt man Aberrationen im Immunsystem voraus, so besteht hypothetisch die Möglichkeit, daß psychosoziale Faktoren eine Krankheit beeinflussen".* 1986 berichtete Siegel, daß Visualisationsübungen dazu beitrugen, Tumore schrumpfen und sowohl die Anzahl der zirkulierenden weißen Blutkörperchen wie auch die Thymosin-alpha-1-Spiegel ansteigen zu lassen. Letztere können das subjektive Wohlempfinden des Patienten beeinflussen (S. 152).

Die Ärzte Spintge und Droh gaben 1985 ein Buch heraus, in dem ein Großteil der Grundlagenforschung im Bereich der MusikMedizin angesprochen wird. *Musik in der Medizin* enthält auch Forschungsergebnisse, die auf einem 1984 in Lüdenscheid abgehaltenen Symposium vorgestellt wurden. Die dort diskutierten Forschungen deckten weite Bereiche der neuen Disziplin ab: von Musikwahrnehmung und den Beziehungen zwischen Sprache und Musik über anxiolytische Musik, Musik für Drogenabhängige, Musikverarbeitung von Persönlichkeiten des A- bzw. B-Typs, Amusikalität, Musik in der Psychotherapie bzw. Chirurgie, Musik und Streßabbau, Begleitmusik während chirurgischer Eingriffe, bis hin zu Problemen der Musiker, der Geschichte der Musik in der Medizin oder der Modellbeschreibung einer Schnittstelle zwischen Musik und Medizin.

Clynes wies ebenfalls im Jahre 1985 auf eine Reihe von Versuchen mit der Fruchtfliege hin, die belegen, daß die Balzgesänge dieser Insekten auf gewissen Pulsationsraten beruhen, und daß diese Frequenzen die Partnerwahl beeinflussen. Er postuliert, daß uns derartige Versuche dabei helfen können, ein besseres Verständnis der biologischen Basis für den Impuls in der Musik zu erlangen. Clynes spricht von essentiellen Grundformen, die er als *„die biologisch gege-benen expressiv-dynamischen Formen für eine spezifische Emotion"* beschreibt (1985, S. 3). Er theoretisiert weiter, daß *„beim neurobiologischen Prozeß des Erkennens reiner Emotion die essentiellen Grundformen ganz spezifische Substanzen im Gehirn freisetzen, die dann wiederum die betreffenden emotionalen Erfahrungen übermitteln und akti-vieren"* (S. 8).

Mit GIM oder begleitender Visualisation (engl.: *guided imagery*) beschäftigt sich seit einiger Zeit Helen Lundquist Bonny, CMT, RMT. Bonny und ihre Kollegen erforschen diesen Bereich am Institut für musikzentrierte Therapieformen in Salina, Kansas. Ihre in der GIM gewonnenen Erkenntnisse machen deutlich, wie Musik am zentralen Einflußbereich eines thera-peutischen Prozesses ansetzen kann (Bonny 1983). Lisa Summer's *Guided Imagery and Music in the Institutional Setting* (1988) ist eine weitere wichtige Quelle zu diesem Thema.

Die Iso-Prinzip-Technik, die bereits im Jahre 1948 von Altshuler eingeführt wurde, stellt ein wichtiges Werkzeug zur Anpassung der musikalischen Grundstimmung des Patienten dar. Sie hilft ihm dabei, interne Gedanken- und Erinnerungsmuster an die Oberfläche des Bewußtseins zu holen. Da ist es nur noch ein kleiner Schritt zur Entwicklung einer Verbindung zwischen diesem Therapieansatz und den neueren Ergebnissen der psychoneuroimmunologischen Forschung.

„Die Musik hilft den Leuten, unangenehmen Wahrheiten ins Gesicht zu schauen"

Siegels Buch *Love, Miracles and Medicine* aus dem Jahre 1986 ist ein Verkaufsschlager. Er setzt Musik in der Meditationstherapie und zu Beginn von Therapiesitzungen mit Krebskranken ein. *„Viele Musiksparten leisten gute Dienste, so etwa viele Arten klassischer Musik, sanfte Balladen und spirituelle Musik aus gleich welcher Epoche oder Kultur... Abgesehen vom Abspielen von Musik zur Meditation, beginnen wir jede Sitzung für ECaPs (engl.: Exceptional Cancer Patients = außergewöhnlich schwerkranke Krebspatienten) mit ein wenig beruhigender Musik. Das erleichtert den Eintritt in den Zustand der ‚liebevollen Konfrontation', den wir anstreben. Die Musik hilft den Leuten dabei, zu entspannen und unangenehmen Wahrheiten ins Gesicht zu schauen, immer in dem Bewußtsein, daß wir uns wirklich um einander bemühen"* (S. 154).

Borysenko rückt in ihrem 1987 erschienenen Werk *Minding the Body, Mending the Mind* eben diesen neuen Ansatzpunkt für die Heilkunst in unser Blickfeld. Es fällt in diesem Zusammenhang auf, daß der Bereich, in dem Frau Professor Borysenko — an keiner unbedeutenderen Institution als der Harvard Medical School — als Direktorin tätig ist, ‚Körper-Geist-Klinik' heißt. Sie rät ihren Lesern, beruhigende Musik aufzulegen, wenn sie einen Klangstimulus vor dem Einschlafen brauchen (S. 54).

Shankar-Studie

Musik baut Streßhormone ab – und wie eine Berliner Studie mit 20 gesunden Testpersonen zeigte, wirken meditative Klänge am eindruckvollsten. Interessant dabei, daß Kortisol, Adrenalin und Prolaktin am nachhaltigsten von indischer Sitarmusik (Ravi Shankar) reduziert wurden, also von außereuropäischer Musik! Wiener Walzer und neue Musik von Hans Werner Henze schlug Shankar souverän um Längen – und nur seine Sitarmusik reduzierte den Immunmarker t-PA und die damit verbundene Arteriosklerosegefahr.

aus: Fit for Fun

Nagler und Lee berichteten im Jahre 1987 über den Einsatz von Mikrocomputern in einem Musiktherapieprogramm, das für eine Musikerin zusammengestellt wurde, die an postviraler Hirnhautentzündung litt. Diese Patientin war eine spastische Tetraplegikerin, deren Kommunikations- und physischen Probleme derart gravierend waren, daß sie als Gitarristin keine Chance mehr hatte (S. 72). Dr. Matthew Lee, Direktor der Abteilung Rehabilitationsmedizin am Goldwater Memorial Hospital in New York, hat dort die Einführung eines Musiktherapieprogrammes angeregt. Ebenfalls in die Wege geleitet wurden Forschungsprojekte, die die Bemühungen des Musiktherapeuten und des behandelnden Arztes unter einen Hut bringen sollen.

Dr. Frank Wilson, stellvertretender Lehrstuhlinhaber für klinische Neurologie an der University of California in San Francisco, der zuvor als Forschungsleiter in Düsseldorf gearbeitet hatte, berichtet, daß an der der Universität angegliederten Klinik ein Musiktherapeut angestellt wurde, der neben anderen Projekten auch Patienten betreut, die an gravierenden Einbußen wichtiger Körperfunktionen leiden.

Spintge und Droh arbeiteten im Jahre 1987 für die sportmedizinische Fakultät in Lüdenscheid (BRD), wo anxiolytische Musik benutzt wird, um Traumata und Angstzustände von Patienten vor und nach operativen Eingriffen zu lindern. Gatewood berichtete bereits im Jahre 1921 von der Anwendung von Musik bei laufenden Operationen.

Bereits 1921 gab es die Anwendung von Musik bei laufenden Operationen

Petsche, Pockberger und Rappelsberger schrieben 1985 über EEG-Studien im Zusammenhang mit der Wahrnehmung, dem Anhören und Vortragen von Musik. Die Elektroenzephalographie ist eine Methode, bei der diskrete hemisphärische und interhemisphärische Gehirnreaktionen gemessen werden. In den entsprechenden Studien wurden folgende Faktoren analysiert: absolute Lautstärke, mittlere Frequenz und Kohärenz. Ebenfalls in die Analyse einbezogen wurden topographische Wahrscheinlichkeitsdiagramme. Die Ergebnisse dieser Studien legen nahe, daß ziemlich umfangreiche Teile des Gehirns an der Verarbeitung musikalischer Stimuli beteiligt sind, und daß die beiden Gehirnhälften auf unterschiedliche Art und Weise daran partizipieren. Geübte Musiker analysieren diese Stimuli tendenziell über die linke Hirnhälfte, während beim unbefangenen Hörer die Information eher ganzheitlich aufgenommen wird. Obwohl die beiden Hemisphären auf unterschiedliche Art und Weise an der Verarbeitung der Musikinformation teilnehmen, liegt hier kein Anhaltspunkt für eine strenge laterale Trennung vor.

Roederer hat im Jahre 1985 ebenfalls seinen Beitrag zu den Forschungen im Hinblick auf die neuropsychologischen Prozesse geliefert, die in Zusammenhang mit der Wahrnehmung von Musik stehen. Der Schwerpunkt in seiner Arbeit liegt auf den Auswirkungen somatischer Triebe in ihrer Einflußnahme auf Informationsbeschaffung, -Verarbeitung und -Speicherung und den Manifestationen, die im allgemeinen als Gefühle beschrieben werden. Roederers Untersuchungen konzentrieren sich auf den kognitiven Prozeß, der beim Anhören von Musik stattfindet – warum wir akustische Botschaften musikalischer Natur aufnehmen und verarbeiten, und warum wir emotional auf Musik reagieren. Er weist darauf hin, daß nur die menschliche Spezies in der Lage ist, ihr System der Motivationskontrolle (die hauptsächlich vom limbischen System gesteuert wird) dem kognitiven System der höheren Hirnregionen unterzuordnen. Es mag auch daran liegen, daß unsere Methode zum Speichern und Abrufen von Informationen im Gehirn eher hololigischer als photographischer Natur ist. Das heißt, daß eine klare assoziative Erinnerung durch einen begrenzten Informationsgehalt in dem zugrundeliegenden Reiz ausgelöst werden könnte, und zwar lediglich deshalb, weil diese Assoziation durch einen Eindruck abgerufen werden kann, der Bestandteil eines größeren bzw. holographischen Bildes ist. Einfacher gesagt: Es mag sein, daß unsere Wahrnehmungen kontextabhängig sind. In musikalischen Belangen könnte die anfänglich so starke Beziehung des Kleinkindes zur Mutter das Kind dazu veranlassen, die von der Mutter aufgenommenen musikalischen und rhythmischen Geräusche herauszufiltern, mit eigenen Geräuschen zu reagieren und daraus als Ergebnis dieses Prozesses eine emotionale, vom limbischen System gesteuerte Belohnung zu erzielen. Gewisse emotionale Grundzustände werden aus

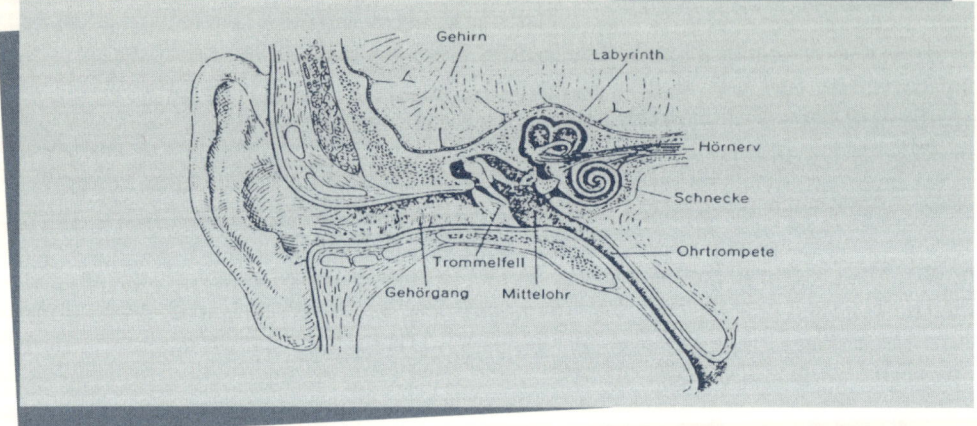

Was sind die Kriterien für die Musik-auswahl bei der Streß-minderung?

dem Musikerlebnis hervorgelockt, unabhängig vom kulturellen oder ethnischen Hintergrund des Zuhörers. Roederer meint, daß wissenschaftliche Untersuchungen emotionaler Zustände, die durch Musikerlebnisse in religiöser, sexueller, militaristischer oder proselytischer, mitreißender Umgebung ausgelöst werden, im Hinblick auf die Funktionsweise der Musik im Heilungsprozeß sehr aufschlußreich sein könnten.

Carlin, Ward, Gershon und Ingraham wiesen schon im Jahre 1962 darauf hin, daß auditive Schmerzlinderung in einer klinischen Situation als Ergebnis einer konzertierten Wirkung von Suggestion und Zerstreuung durchaus effektiv sein könne. Eine Auswahl von Musikaufnahmen gehört heute in vielen Zahnarztpraxen zum Standardwerkzeug.

Bei ans Krankenbett gefesselten Säuglingen und Kleinkindern trägt die Musiktherapie laut einem Untersuchungsbericht von Marley aus dem Jahre 1984 zum Abbau von streßbezogenen Verhaltensweisen bei. Dies mag daran liegen, daß neben vielen anderen Faktoren Kinder im Alter von einem bis drei Jahren im Krankenhaus einer subjektiv recht stark empfundenen Streßsituationen ausgesetzt sind, was sie allerdings in Ermangelung sprachlicher Fähigkeiten nicht verbal zum Ausdruck bringen können. Musik kann eine Art nonverbaler Kommunikation darstellen, die dem Kind eine gewisse Geborgenheit und Atmosphäre des guten Willens vermittelt.

Schmerzlinderung wurde 1985 von Rider im Zuge einer Prozedur beschrieben, die Visualisierungen und Muskelentspannung im Zusammenhang mit Musikhören zum Inhalt hat. Seine Studie zeigt auf, daß Visualisationen, insbesondere solche, in die mit Hilfe von Musikerlebnissen ‚eingestiegen' werden kann, effektiver sein können als bloße Visualisierung oder einfaches Musikhören. Zuvor hatte Wolfe bereits im Jahre 1978 berichtet, daß im Zuge von Sitzungen zum Zwecke der Schmerzrehabilitation abgespielte Musik offenbar die Kapazität zur körperlichen Betätigung und das verbale Ausdrucksvermögen der Patienten verbessert.

Rider berichtete auch von der Eigenschaft eines aus Musik, Visualisation und progressiver Muskelentspannung zusammengesetzten Programmes, die Amplituden corticosteroiden Rhythmus' signifikant herabzusetzen und eine deutliche Erhöhung der Körpertemperatur sowie eine Verbesserung der corticosteroiden Einstimmung herbeizuführen.

Kibler und Rider zeigten 1993, daß die Kombination von beruhigender Musik und PMR (progressiver Muskelentspannung) den Entspannungseffekt – gemessen an der Fingertemperaturreaktion – zu verstärken scheint, obwohl die Wirkung sich nicht wesentlich von der des alleinigen Anhörens sedativer Musik oder der ohne Musikhören durchgeführten progressiven Muskelentspannung unterschied.

Hanser machte im Jahre 1985 darauf aufmerksam, daß die Rahmenbedingungen für Untersuchungen zu den Auswirkungen entspannender Musik genauer gefaßt werden müßten, um wissenschaftlich überzeugen zu können. Was zum Beispiel sind die Kriterien für die Musikauswahl zur Streßverminderung? Sind die physiologischen Auswirkungen, die dieser Art Musik zugeschrieben werden, möglicherweise nur das Ergebnis irgendeines Faktors, der auf eine Veränderung der Aufmerksamkeit oder auf eine Form der Erregung zurückzuführen ist? Sind die Messungen, die im Zusammenhang mit den Auswirkungen des Musikhörens vorgenommen werden, verläßlich und verwertbar? Wie kann elektronisch veränderte Musik die Variablen sorgfältiger steuern? Welcher Art ist die Beziehung zwischen dem Verhalten des Musiktherapeuten und den von ihm angewandten Techniken? All diese Faktoren müssen peinlich genau untersucht werden, um die Auswirkungen der Musiktherapie auf die Streßreduzierung beurteilen zu können.

Eine frühere Studie von Hanser und O'Connel (1983) belegt, daß werdende Mütter in den Geburtswehen unter dem Einfluß eines speziell ausgearbeiteten Musikprogramms weniger Schmerzreaktionen zeigten als eine Kontrollgruppe der gleichen Frauen ohne Musik im Hintergrund. Musik wurde von ihnen als eine Abweichung des grauen Klinikalltags und der mit ihm verbundenen Geräusche empfunden. Spintge und Droh berichteten 1987 von positiven Effekten angstlösender Musik im Zuge von Zahnbehandlungen auf der Basis von Messungen folgender Parameter: mittlerer arterieller Blutdruck (MABP), Pulsfrequenz, adrenocorticotropher Plasmaspiegel (ACTH), Wachstumshormon-Plasmaspiegel (GH), Prolaktin-Plasmaspiegel (PPL). Es wird auch von positiven Auswirkungen auf die Blutspiegel von Noradrenalin und Cortisol bei Operationspatienten unter Periduralanaesthesie berichtet. Eine dritte Art von Experimenten ergab über eine 24stündige Meßphase hinweg auf den .002-Ebenen signifikante Abweichungen für die Auswirkungen von Musik auf den ACTH-Blutspiegel und den B-Endorphin-Blutspiegel während der Geburtswehen.

Weniger Schmerzen bei der Geburt unter Einfluß eines ausgewählten Musikprogramms

Die obigen Forschungen ziehen ganz spezifische Schlußfolgerungen nach sich. Zunächst und zuvörderst muß das Netzwerk von Musikern aller Sparten, Ärzten und Psychologen auf internationaler Ebene ausgebaut werden. Forschungsergebnisse und klinische Daten müssen für alle professionell auf diesem Gebiet Arbeitenden in der globalen Gemeinschaft leicht zugänglich sein. Sprachbarrieren müssen überwunden und die Methoden zur Weiterverbreitung der Informationen wesentlich verbessert werden. Wer sich in erster Linie als Praktiker bezeichnet, muß ein Verantwortungsgefühl in bezug auf seine Arbeit entwickeln, indem er der Datenbank wissenschaftlich fundierte und belegbare Informationen zur Verfügung stellt. Darüberhinaus müssen Forschungsergebnisse und klinische Erfahrungen in Fachzeitschriften und Newsletters einer internationalen Leserschaft zugänglich gemacht werden.

Zweitens müssen Musiker, Psychologen und Medizinwissenschaftler ihre Universitäten und Institutsbibliotheken dazu anhalten, ihre Bestände zu vergrößern, um so über die Art interdisziplinärer Informationen verfügen zu können, die für unsere Forschungsaktivitäten in den Heilberufen so wichtig sind. So hat eine gründliche Sichtung der gegenwärtig zur Verfügung stehenden Bestände in der Brigham Young University beispielsweise zu einer Selbstverpflichtung der Akquisitionsabteilung der Universitätsbibliothek geführt. Jetzt sollen dort Quellen angeschafft werden, die den Bedürfnissen etwa jener fortgeschrittenen Musikstudenten entgegenkommen, die sich mit dem Bereich der Schnittstellen zwischen Wissenschaft und Kunst befassen.

Drittens muß der Musiktherapeut, der spezielle Musikerzieher, der Psychologe und der Arzt, der an einem sinnvollen Dialog teilnehmen und gemeinschaftlich mit anderen Projekte durchführen will, genug über die Arbeitsweise der jeweils anderen Disziplinen lernen, um die Kommunikation und die Untersuchungen zu einem fruchtbaren Ergebnis kommen zu lassen. Neue Modelle zur Durchführung von Forschungsvorhaben werden aus solchen Kommunikationsprozessen hervorgehen. Es muß jedoch jeder Teilnehmer die Sprache der anderen Beteiligten kennen, bevor er mit der Arbeit anfangen kann. Wir müssen der Beziehung zwischen Orlando Lassus und Samuel Quickelberg dem Älteren nacheifern. Diese dienten im 16. Jahrhundert gemeinsam am Hofe des Königs von Bayern, und sie haben uns eine außerordentlich nützliche Sammlung von Kommentaren zu den Problemen der *musica reservata* hinterlassen. Oder dem Beispiel von Theodor Billroth und Johannes Brahms, deren innige Freundschaft uns viele köstlich zu lesende und äußerst informative Beschreibungen des musikalischen Lebens im alten Wien beschert hat.

Laßt uns viertens eine neue Art der Neugier im Hinblick auf die Künste des Musizierens und der Heilkunde entwickeln. Wir haben jetzt genügend Anhaltspunkte für die Kraft der Musik, Heilprozesse zu beeinflussen, um zu wissen, daß weitere akribische Untersuchungen zu sämtlichen Aspekten dieses Themenkreises unumgänglich sind. Wir beginnen gerade erst, die Maxime der Alten *mens regit corpus* zu begreifen. Musikerziehungs- und Musiktherapieprogramme müssen neue Perspektiven eröffnen. So bietet beispielsweise die Fakultät für Musikwissenschaften der Brigham Young University seit dem Herbst 1990 den Titel eines Magister Artium in Musikerziehung an, mit einem Schwerpunkt auf den Auswirkungen von Musik im menschlichen Leben. Hier werden sämtliche legitimen Untersuchungen im Hinblick auf den Einfluß relevant sein, den die Musik auf menschliche Entwicklung und Verhaltensmuster vom fötalen Stadium bis zum Tode ausübt. Experimentalstudien werden über das Kindergartenalter hinaus bis in die 12. Klasse hinein laufen. Es steht zu hoffen, daß diese erweiterten Perspektiven Aspekte des menschlichen Lernverhaltens und der individuellen Reaktion auf Musik beleuchten werden, die bislang noch im Dunkel liegen.

Welch ein prachtvolles Abenteuer liegt da vor uns!

Wir sollten die Untersuchung der Musik in den medizinischen Disziplinen fortführen im Geiste der Kollegialität und mit gegenseitigem Respekt vor der Kunst des Anderen. Es eröffnen sich hier ungeahnte Möglichkeiten. Welch ein prachtvolles Abenteuer liegt da vor uns!

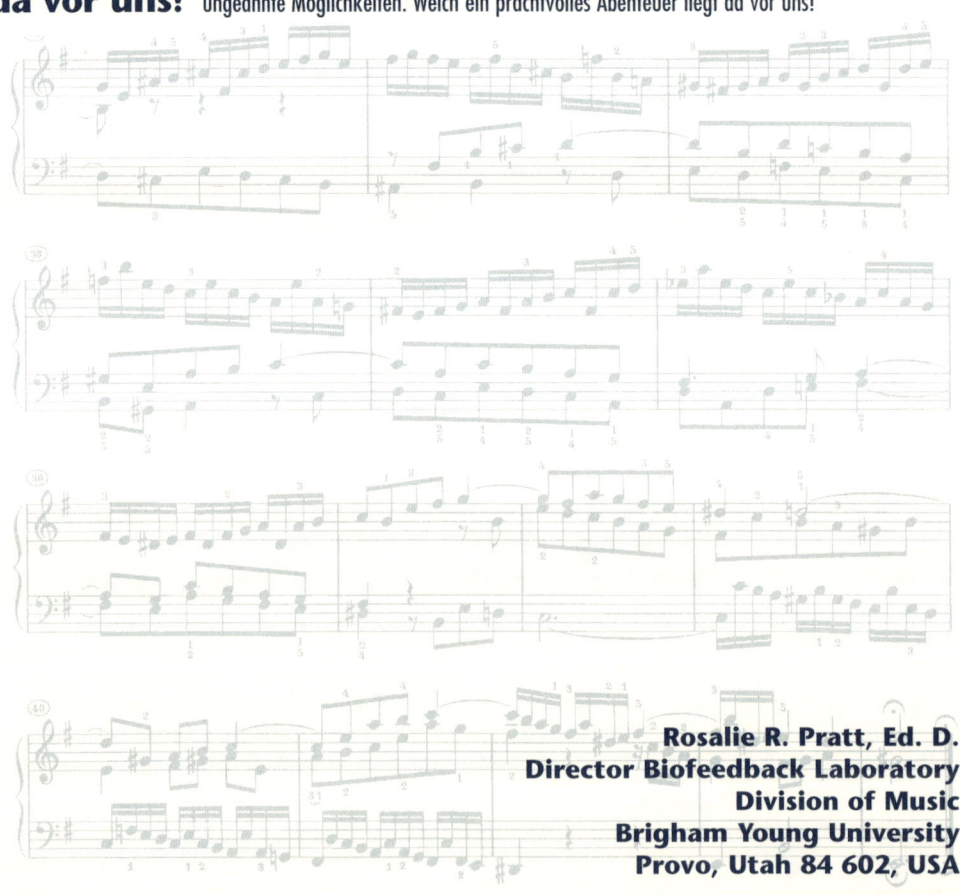

Rosalie R. Pratt, Ed. D.
Director Biofeedback Laboratory
Division of Music
Brigham Young University
Provo, Utah 84 602, USA

Literatur

Ader, R.: *Psychoneuroimmunology*. New York 1981, Academic Press.

Altshuler, I.M. 1948. A psychiatrist's experience with music as a therapeutic agent. In: *Music and Medicine*, edited by D. Schullian and M. Schoen, 266-281. New York: Henry Schuman.

Bonny, H.L. 1983. Music listening for intensive coronary care units: A pilot project. *Music Therapy* 3: 4-16.

Borysenko, J. 1987. *Minding the Body, Mending the Mind*. Reading, MA: Addison Wesley.

Carlin, S.; Ward, W.D.; Gershon, A.; and Ingraham, R. 1962. Sound stimulation and its effect on dental sensation threshold. *Science* 138:1258-1259.

Clynes, M. 1985. On music and healing. In: *Musik in der Medizin* [Music in Medicine], edited by R. Spintge and R. Droh, 3-24. Basel: Editiones Roches.

Gatewood, E.L. 1921. The psychology of music in relation to anesthesia. *American Journal of Surgery, Quarterly Supplement of Anesthesia and Analgesia* 35:47-50.

Hanser, S.B. 1985. Music therapy and stress reduction research. *Journal of Music Therapy* 22(4): 193-206.

Hanser, S.B., and O'Connell, A, 1983. The effect of music on relaxation of expectant mothers during labor. *Journal of Music Therapy* 29:50-58.

Kibler, V.E., and Rider, M.S. 1983. Effects of progressive muscle relaxation and music on stress as measured by finger temperature response. *Journal of Clinical Psychology* 39(2):213-215.

Lippin, R.A. 1989. President's message. *IAMA Newsletter* 1989, 4(1):7.

Locke, S.E.; Kraus, L; Leserman, J.; Hurst, M.W.; Heisel, S.; and Williams, R.M. 1984. Life change stress, psychiatric symptoms, and natural killer cell activity. *Psychosomatic Medicine* 46(5):441453.

Marley, L. 1984. The use of music with hospitalized infants and toddlers: A descriptive study. *Journal of Music Therapy* 21:126-132.

Nagler, J.C., and Lee, M.H.M. 1987. Use of microcomputers in the music therapy process of a postviral encephalitic musician. *Medical Problems of Performing Artists* 2(2);72-77.

Nielzen, S. 1985. Psychiatry, music and therapy. In: *The Third International Symposium on Music, Medicine, Education, and Therapy for the Handicapped*, edited by R.R. Pratt, 187-198. Lanham, MD: University Press of America.

Petsche, H.; Pockberger, H.; and Rappelsberger, P. 1985. EEG studies in music perception of different music programs in man. In: *Musik in der Medizin* [Music m Medicine], edited by R. Spintge and R. Droh, 187-198. Basel: Editiones Roches.

Rider, M.S. 1985. Entrainment mechanisms are involved in pain reduction, muscle relaxation, and music-mediated imagery. *Journal of Therapy* 22 (4); 183-192.

Risenberg, D.E. 1986. Can mind affect body defenses against disease? *JAMA* 256(3):313, 317.

Roederer, J.G. 1985. Neuropsychological processes relevant to the perception of music: An introduction. In: *Musik in der Medizin* [Music in Medicine], edited by R. Spintge and R. Droh, 61-88. Basel: Editiones Roches.

Siegel, B.S. 1986. *Love, Medicine and Miracles*. New York: Harper and Row.

Silberstein, C. 1985. Major depressive illness in six AIDS patients. *Einstein Quarterly J. Biol. Med.* 3:136-143.

Spintge, R.; and Droh, R. 1985. *Musik in der Medizin* [Music in Medicine]. Basel: Editiones Roches.

Spintge, R.; and Droh, R. 1987. Effects of anxiolytic music on plasma levels of stress hormones in different medical specialties. In: *The Fourth International Symposium on Music: Rehabilitation and Human Well-Being*, edited by R.R. Pratt, 88-101. Lanham, MD: University Press of America

Verdeau-Pailles, J. 1985. Designing the music therapy treatment program. In: T*he Third International Symposium on Music in Medicine, Education, and Therapy for the Handicapped*, edited by R. R. Pratt, 227-236. Lanham, MD: University Press of America

Wolfe, D.E. 1978. Pain rehabilitation and music therapy. *Journal of Music Therapy* 15(4):162-178.

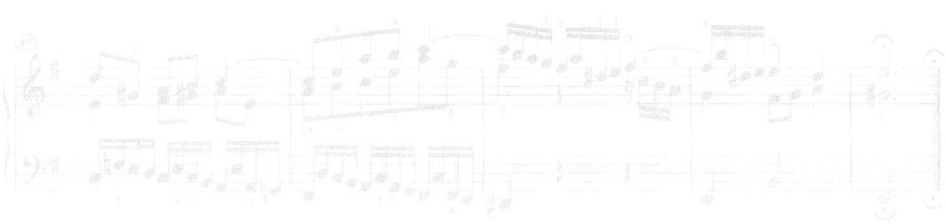

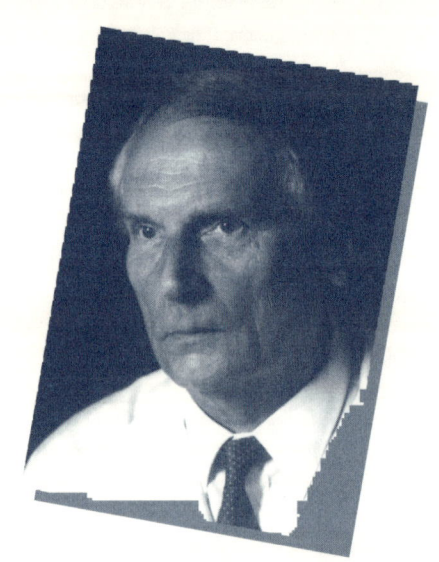

Prof. Dr. med. Gunther Hildebrandt

emer. Univ.-Professor für Arbeitsphysiologie und Rehabilitationsforschung, Phillips-Universität Marburg/Lahn. Geb. 1924 in Freiburg/Brsg. Medizinstudium in Tübingen, Straßburg, Hamburg und Marburg. 1949 Promotion und ärztl. Approbation. 1959 Habilitation für Humanphysiologie und Balneologie.

1964 a.o. Professor und 1967 o. Professor für Arbeitsphysiologie und Rehabilitationsforschung und Direktor des gleichnamigen Instituts der Universität.

Hauptarbeitsgebiete: Chronobiologie und Chronomedizin (biologische und medizinische Rhythmusforschung), Grundlagen der Physikalischen Therapie und Kurortmedizin, Adaptionsforschung u.a.

Biologische Rhythmen im Menschen und ihre Entsprechungen in der Musik

von Gunther Hildebrandt

Wenn man bedenkt, daß das Fach Rhythmik mit seiner musikalisch-pädagogischen und -therapeutischen Zielrichtung bereits in den ersten Jahren unseres Jahrhunderts begründet wurde (vgl. ERDMANN 1968), ist es zumindest verwunderlich, daß sich bis zum heutigen Tage keine wesentlichen Berührungen mit den Ergebnissen der modernen biologischen und medizinischen Rhythmusforschung (Chronobiologie) ergeben haben. Rhythmisch-musikalisches Erleben, sei es zum ästhetischen Genuß oder in bildender und therapeutischer Absicht, setzt Strukturen im Menschen voraus, die musikalischen Gesetzmäßigkeiten gehorchen. Dies gilt nicht nur für das unmittelbar aufnehmende Gehörorgan, für das z.B. in Gestalt der Schnecke entsprechende Bildungsgesetze bekannt sind (vgl. HAASE 1976), vielmehr muß es auch für den ganzen Organismus gelten, denn der ganze Mensch ist als Bewegungsorganismus, als Empfindungsorganismus und als Gedankenorganismus am Erleben der Musik beteiligt.

Musik und musikalische Bewegung sind Künste, die sich im Zeitlichen verwirklichen und Zeitorganismen bilden. Von den Grundelementen der Musik (Melodik, Rhythmik, Metrik, Harmonik, Agogik etc.) sind in erster Linie Metrik, Rhythmik und Agogik zeitliche Bestimmungen. Melodik und Harmonik stellen zwar auf den ersten Blick eher ästhetisch-inhaltliche Elemente dar, doch liegen auch ihnen im Hinblick auf Tonschritte und Tonverhältnisse letztlich zeitlich bestimmte Ordnungsmerkmale zugrunde.

Es besteht daher Grund genug, nach biologischen Zellstrukturen im Menschen zu fahnden, die als – wie auch immer geartete – Äquivalente oder Reagenten für das musikalische Tun und Erleben in Betracht kommen. Gerade im Hinblick auf die pädagogischen und therapeutischen Möglichkeiten der Musik dürfte es von Bedeutung sein, zu wissen, in welcher Weise und wo musikalisch-zeitliche Funktionsordnungen und Strukturen im Organismus verwirklicht sind.

Die Ergebnisse der modernen Chronobiologie und Chronomedizin haben gezeigt, daß der menschliche Organismus nicht nur eine komplizierte Raumgestalt besitzt, sondern auch über eine hochdifferenzierte Zeitgestalt verfügt, die aus zahlreichen rhythmischen Zeitstrukturen aufgebaut ist. *Abb. 1* zeigt ein Spektrum der Haupttypen rhythmischer Funktionen, das nach der Periodendauer (logarithmisch) geordnet ist. Es umfaßt etwa 2 x 12 Oktaven, von etwa einer Millisekunde bis zur Größenordnung eines Jahres. Die Reihe der angeführten Funktionen läßt erkennen, daß mit steigender Periodendauer die Komplexität der Rhythmen zunimmt, von den zellulären Rhythmen über Gewebs- und Organrhythmen zu den Rhythmen komplexer Systeme und schließlich solchen, die den gesamten Organismus umfassen und gar darüber hinausweisen (Reproduktions- und Populationsrhythmen). Immer mehr Teilfunktionen werden zu gemeinsamer Aktion zusammengefaßt, so daß eine hierarchische Gliederung besteht, in welcher Weise die jeweils längerwelligen Funktionen auch die kürzerwelligen in ihren Rhythmus einbeziehen. Manche der rhythmischen Vorgänge im Organismus sind für uns unmittelbar erlebbar und können sogar willkürlich mehr oder weniger stark beeinflußt werden, wie z.B. der Herz- und Atemrhythmus. Andere wie z.B. der 90- bis 120minütige basale Aktivitätsrhythmus (*Abb. 2*) oder der Seitigkeitsrhythmus der

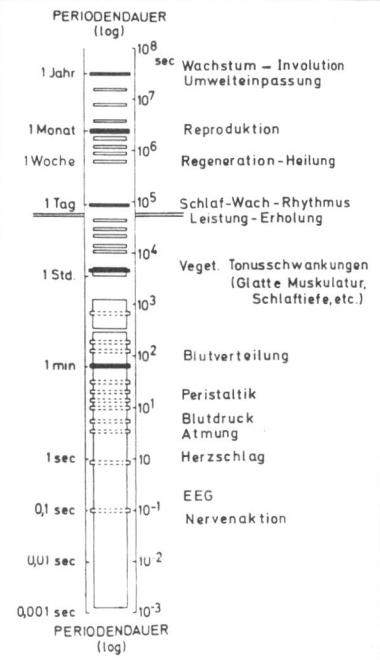

Abb. 1:
Übersicht über die bevorzugten Periodendauern (Frequenzbanden) rhythmischer Funktionen beim Menschen. Die Skala der Periodendauern ist logarithmisch geteilt. Die stabilen Frequenzbanden der Spontanrhythmen sind besonders hervorgehoben. (Nach HILDEBRANDT 1975, verändert).

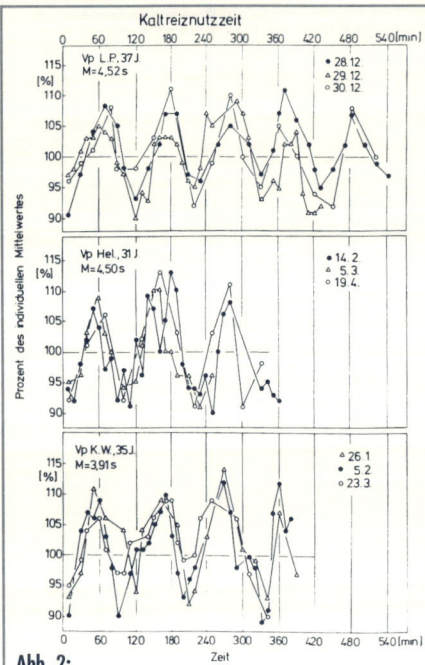

Abb. 2:
Verlauf der durch Kaltreizanwendung bestimmten Schmerzempfindlichkeit an einem Frontzahn (sog. Kaltreiznutzzeit) von 3 Versuchspersonen an je 3 verschiedenen Tagen. Die Bestimmung der Schmerzwelle erfolgte in Abständen von 15 - 30 Minuten. Die Werte sind in Prozent des individuellen Tagesmittels dargestellt. Der Rhythmus der Schmerzempfindlichkeit ist derselbe, der während des Nachtschlafes die Schlafzyklen formt. (Nach POLLMANN u. HILDEBRANDT 1982).

Blutverteilung, der sich am deutlichsten im Seitigkeitswechsel der Nasenatmung mit Periodendauern von 6 - 8 Stunden äußert (*Abb. 3*), werden von uns kaum beachtet und müssen durch entsprechende Meßwerte dargestellt werden.

Wichtig ist die Zweiteilung des Gesamtspektrums, die durch den horizontalen Doppelstrich in Abb. 1 markiert ist: im langwelligen Bereich finden sich mit Tages-, Wochen-, Monats- und Jahresrhythmus solche rhythmischen Funktionen, für die in der geo-physikalisch-kosmischen oder sozio-ökologischen Umweltordnung entsprechende rhythmische Vorgänge bestehen, wenn diese auch sehr unterschiedlicher Natur sind. Der Organismus ist diesen äußeren Zeitordnungen auch keinesfalls passiv unterworfen, sie steuern nicht einfach von außen her seine Funktionen. Vielmehr hat er diese Ordnungen mehr oder weniger stark verinnerlicht und ist in der Lage, sie selbst hervorzubringen. Dies hat sich bei Versuchen mit vollständiger Umweltisolierung in Bunkern und Höhlen eindeutig nachweisen lassen (vgl. *Abb. 4*). Die äußeren Umweltrhythmen wirken aber als Zeitgeber, sie haben einen synchronisierenden, d.h. phasenregulierenden Einfluß und sichern auf diese Weise die kosmisch geordnete Basis für die gesamten Zeitstrukturen des Organismus und deren richtige Umwelteinordnung. Dies gilt besonders für Tages- und Jahresrhythmus, während Wochen- und Monatsrhythmus des Organismus sich bereits weitgehend verselbständigt haben, offenbar im Zuge einer allgemein fortschreitenden zeitlichen Emanzipation des zivilisierten Menschen aus den naturgegebenen Zeitordnungen.

Beim Versuch, das Ineinanderwirken dieser langwelligen Rhythmen im Organismus graphisch zu veranschaulichen, ergeben sich in *Abb. 5* vier unter-

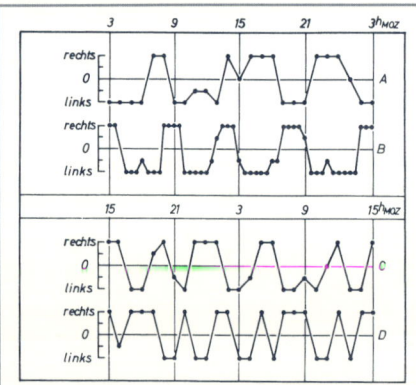

Abb. 3:
Semiquantitative Darstellung des Rhythmus der Nasenseitigkeit bei 4 Personen im Laufe von 24 Stunden. Der Vollausschlag der Kurven zeigt an, daß etwa 80% der gesamten Atmungsluft infolge einseitigen Abschwellens der Nasenschleimhaut durch nur eine Nasenseite geatmet werden. MOZ = mittlere Ortszeit. (Eigene Untersuchungen).

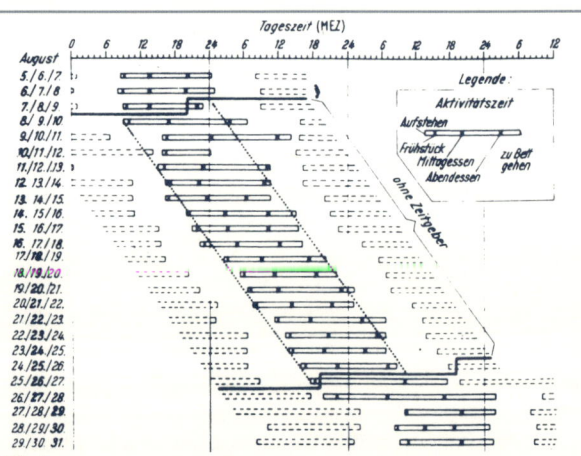

Abb. 4:
Zeitliche Verschiebung des (frei laufenden circadianen) Aktivitätsrhythmus einer gesunden Versuchsperson bei Ausschluß aller Umweltzeitgeber in einem Bunker. Die Balken kennzeichnen die Aktivitätszeit (vgl. Legende im oberen rechten Abbildungsteil). Am linken Abbildungsrand sind die Versuchstage aufgetragen. (Nach ASCHOFF u. WEVER 1962).

schiedlich schraffierte Ellipsen, die sich im Bereich der schnelleren rhythmischen Vorgänge völlig durchsetzen und so für alle schnelleren Rhythmen im Spektrum ein komplexes Millieu bilden, in welchem alle Funktionen nach kosmischen Gesetzen und Verhältnissen moduliert werden.

Bei den kürzerwelligen Rhythmen des Spektrums (Abb. 1, unterhalb des Tagesrhythmus) handelt es sich dagegen um rein endogene autonome Funktionsschwankungen, die in keinem unmittelbaren Bezug zu Rhythmen der Umwelt stehen. Dafür zeigt sich in diesem Bereich ein besonderes Organisationsprinzip (*Abb. 6*): so finden sich die höchstfrequenten rhythmischen Vorgänge im Bereich des Nervensystems. Sie dienen hier dem Informationswechsel, d.h. der Aufnahme, dem Transport und der Verarbeitung von Informationen, die zu rhythmischen Signalen verschlüsselt werden. Die

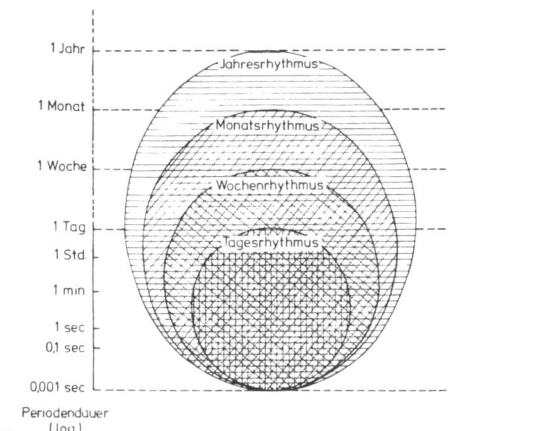

Abb. 5:
Schematische Darstellung des Ineinanderwirkens der kosmisch bestimmten langwelligen Rhythmen beim Menschen. Im Bereich unterhalb des Tagesrhythmus werden alle Funktionen von allen vier Rhythmen beeinflußt. (Nach HILDEBRANDT 1986).

langsamen Rhythmen des autonomen Bereichs dienen dagegen vornehmlich dem Stoffwechsel und seinen Funktionsbereichen, sie ordnen Stoffaufnahme und -ausscheidung, Verdauung, Sekretion und Energiespeicherung. Während die Informationsrhythmen streng an höchst differenzierte räumliche Strukturen des Nervensystems gebunden sind, betreffen die Stoffwechselrhythmen mehr oder weniger alle Gewebe, sind räumlich viel weniger spezifiziert. Der Übergang zwischen diesen beiden so gegensätzlichen Funktionsbereichen bildet das System der rhythmischen Transport- und Verteilungsfunktionen, insbesondere mit den Rhythmen von Kreislauf und Atmung.

Diese funktionelle Dreigliederung des endogen-autonomen Systems zeigt sich auch an einem unterschiedlichen Leistungsverhalten der einzelnen rhythmischen Vorgänge (*Abb. 7*). So äußern sich die Leistungen des Informationssystems in den gleitenden Frequenzänderungen der nervalen Aktionsrhythmik, wobei die jeweilige Frequenz in enger Korrelation zum Erregungsgrad der nervösen Elemente und damit auch zur Intensität der sie treffenden spezifischen Umweltwirkungen steht. Bei akustischen Reizen wird auch die Tonhöhe in der nervalen Rhythmik abgebildet. Nur unter Ruhebedingungen und vor allem im Schlaf werden in Abhängigkeit von der Schlaftiefe die nervösen Elemente zu Gewebsrhythmen mit bevorzugten Frequenzbanden synchronisiert (vgl. die EEG-Kriterien der Schlaftiefe).

Demgegenüber sind die Rhythmen des Stoffwechselsystems in ihrer Frequenz nicht mehr modulierbar. Vielmehr verfügt jeder Funktionsbereich über eine Reihe von verschiedenen präformierten Frequenzbanden, die je nach der Leistungsbeanspruchung sprunghaft wechselnd genutzt werden. Alle diese Frequenzbanden stehen aber untereinander in einfachen ganzzahligen Frequenzbeziehungen, unterliegen also einer harmonisch-musikalischen Ordnung. So steht z.B. der Rhyth-

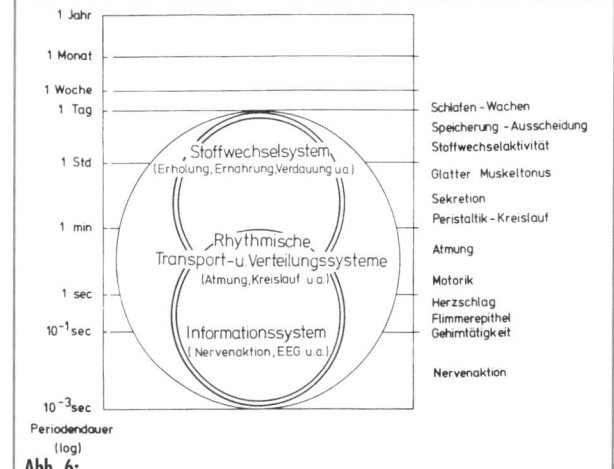

Abb. 6:
Die Dreigliederung der rhythmischen Funktionen im autonomen Bereich mit Periodendauern unterhalb des Tages (nähere Einzelheiten s. Text). (Nach HILDEBRANDT 1986).

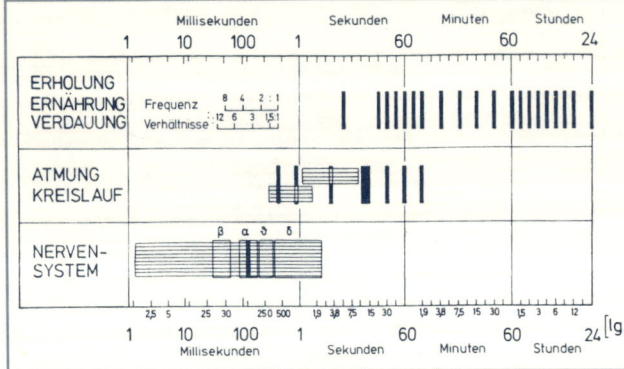

Abb. 7:
Das Frequenzverhalten der endogen-autonomen Rhythmen in den drei Funktionsbereichen des Spektrums der Abb. 6. Die vertikalen Balken bezeichnen bevorzugte Periodendauern bzw. Frequenznormen, die horizontal schraffierten Felder kennzeichnen den Bereich der Frequenzmodulationen. Die Periodendauer ist auf der Abszisse dual-logarithmisch aufgetragen, so daß die Skala der Frequenzverhältnisse im linken oberen Feld in allen Bereichen des Spektrums gültig ist. (Nach HILDEBRANDT 1986).

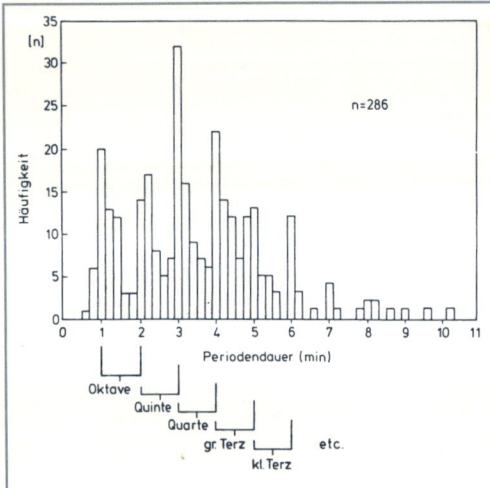

Abb. 8:
Häufigkeitsverteilung der Periodendauern von Spontankontraktionen eines isolierten Stückchens glatter Muskulatur vom Darm eines Meerschweinchens (nach GOLENHOFEN und V. LOH 1970). Im unteren Bildteil sind die den Frequenzsprüngen entsprechenden musikalischen Intervalle angegeben.

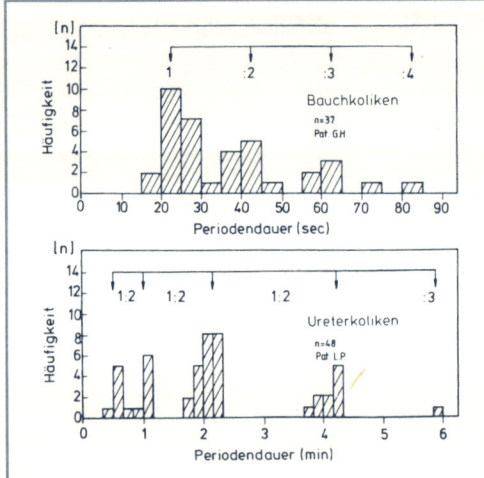

Abb. 9:
Häufigkeitsverteilungen der zeitlichen Schmerzwellen-Abstände bei einem Patienten mit ungeklärten Bauchkoliken (oben) und bei einem Patienten mit Harnleiterkoliken bei Steinabgang (unten). Die eingezeichneten Pfeile entsprechen ganzzahlig-harmonischen Proportionen.
(Nach HILDEBRANDT 1988).

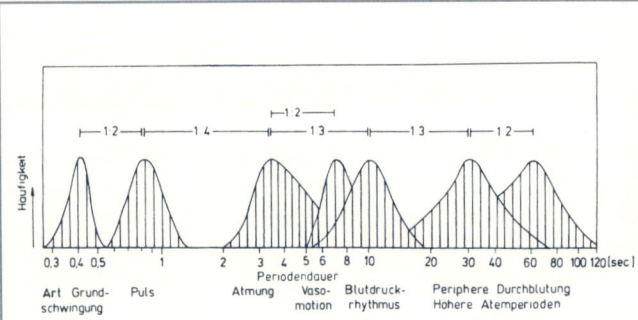

Abb. 10:
Häufigkeitsverteilungen der Periodendauern verschiedener Kreislauf- und Atmungsrhythmen bei größeren Personengruppen. Die angegebenen Frequenzproportionen gelten für die Häufigkeitsgipfel der verschiedenen rhythmischen Funktionen.
(Nach HILDEBRANDT 1967, ergänzt).

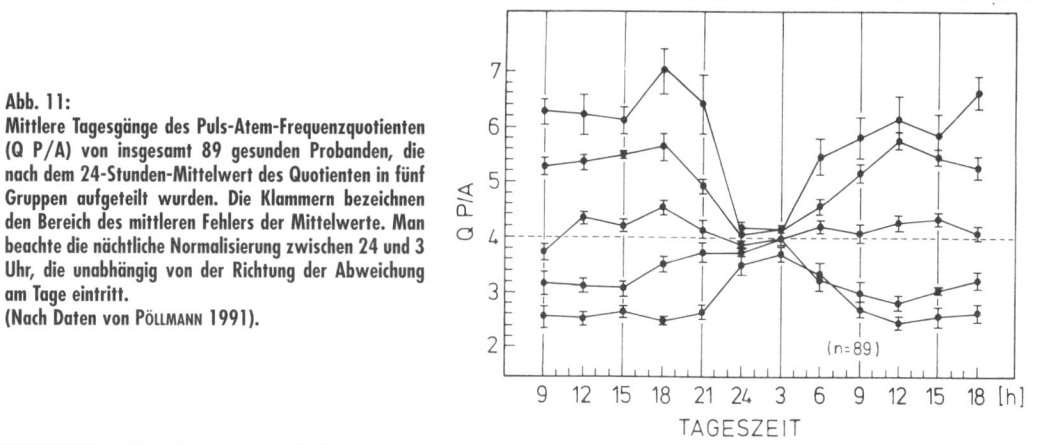

Abb. 11:
Mittlere Tagesgänge des Puls-Atem-Frequenzquotienten (Q P/A) von insgesamt 89 gesunden Probanden, die nach dem 24-Stunden-Mittelwert des Quotienten in fünf Gruppen aufgeteilt wurden. Die Klammern bezeichnen den Bereich des mittleren Fehlers der Mittelwerte. Man beachte die nächtliche Normalisierung zwischen 24 und 3 Uhr, die unabhängig von der Richtung der Abweichung am Tage eintritt.
(Nach Daten von PÖLLMANN 1991).

mus der Magenperistaltik mit seinem Wellenabstand von ca. 20 Sek. zum 1-min-Grundrhythmus der Fundusmuskulatur des Magens im Frequenzverhältnis 3:1, der Kontraktionsrhythmus des Zwölffingerdarms zum Rhythmus der Magenperistaltik im Verhältnis 4:1. Schon ein isoliertes Stück glatter Darmmuskulatur zeigt spontanrhythmische Kontraktionen, deren Periodendauern ständig in ganzzahligen Sprüngen wechseln (*Abb. 8*). Wahrscheinlich sind bereits in jeder einzelnen Zelle musikalisch-harmonische Zeitstrukturen verankert, die den harmonischen Intervallproportionen entsprechen.

Bei den kolikartigen Schmerzanfällen im Bauchraum, z.B. bei Harnleiterkrämpfen, können uns die musikalischen Proportionen an der Folge der einzelnen Schmerzwellen bewußt werden. Dies zeigt *Abb. 9* an zwei Beispielen, bei denen die Zeitabstände solcher Ereignisse als Häufigkeitsverteilungen dargestellt sind.

Im mittleren Bereich des dreigliedrigen Systems der autonomen Rhythmen, bei den Atmungs- und Kreislaufrhythmen, treffen demnach zwei polar entgegengesetzte Funktionsprinzipien der zeitlichen Organisation der Lebensvorgänge aufeinander und müssen zum Ausgleich gebracht werden (vgl. *Abb. 7*): Eine Zeitstruktur, die von den einfließenden Informationen ständig frequenzmoduliert wird, und eine andere, deren Rhythmen an eine vorgebildete harmonisch-musikalische Ordnung gebunden sind, die ihrerseits durch Anschluß an die umweltsynchronen langwelligen Rhythmen stabilisiert wird. Die rhythmischen Funktionen dieses mittleren Bereichs vereinen beides, indem sie einerseits eine relativ große Variationsbreite ihrer Frequenz aufweisen und auf Leistungsanforderungen mit Frequenzmodulationen antworten (z.B. Herz- und Atmungsbeschleunigung bei Arbeit), andererseits aber – besonders unter Ruhebedingungen – Vorzugsfrequenzen bzw. Frequenznormen aufsuchen, die wiederum in einfachen ganzzahligen Beziehungen zueinander stehen und die zugrundeliegende harmonische Zeitstruktur hervortreten lassen.

Abb. 10 zeigt z.B. empirisch gefundene Häufigkeitsverteilungen der Periodendauern verschiedener Atmungs- und Kreislaufrhythmen bei liegenden Probanden. Obwohl die Verteilungen sehr breit sind und eine große interindividuelle Variabilität der rhythmischen Funktionen anzeigen, stehen die Gipfel als statistische Vorzugsfrequenzen bzw. Frequenznormen alle untereinander in einfachen ganzzahligen Verhältnissen.

Die hier durchscheinende harmonische Ordnung ist aber gegenüber Leistungsanforderungen an die Funktionen sehr labil und muß in Ruhe und Erholung immer wieder regeneriert werden. Dies geschieht am stärksten im Nachtschlaf. *Abb. 11* zeigt z.B. mittlere Tagesgänge des Frequenzverhältnisses von Herz- und Atemrhythmus von Gruppen gesunder Personen unter gleichmäßigen Ruhebedingungen. Das normale ganzzahlige Verhältnis von 4:1 (vgl. *Abb. 10*) wird nur selten den ganzen Tag über eingehalten, meistens kommen große Abweichungen nach beiden Richtungen hin vor, deren Größe hier der Gruppenbildung zugrundegelegt wurde. Während der Nacht aber, nach einigen Stunden Schlaf, konvergieren alle

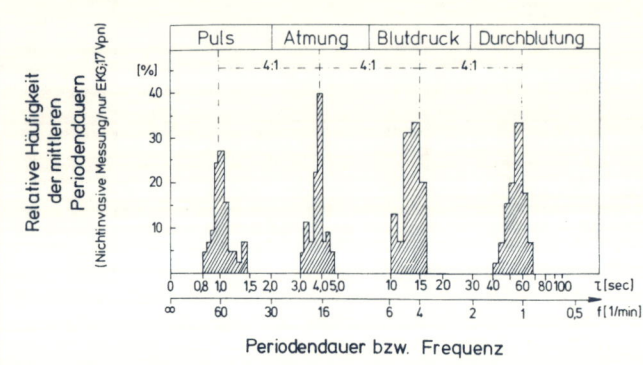

Abb. 12:
Häufigkeitsverteilung der spektralanalytisch im Schlafverlauf der Momentanherzfrequenz von 17 Probanden in 47 Nachtschlafuntersuchungen aufgedeckten Vorzugsfrequenzen von Herzrhythmus, Atemrhythmus, Blutdruckrhythmus und Minutenrhythmus der peripheren Durchblutung. Die Vorzugsfrequenzen stehen untereinander jeweils im ganzzahligen Verhältnis 4:1.
(Nach RASCHKE u. Mitarb. 1977).

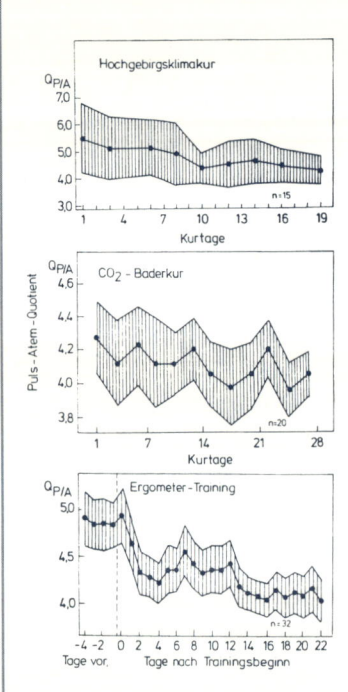

Abb. 13:
Mittlerer Verlauf des Puls-Atem-Frequenzquotienten und seines Streuungsbereiches bei Probanden- bzw. Patientengruppen während Hochgebirgsklimakuren (oben), Kohlensäure-Bäderkuren (Mitte) und Ausdauerleistungstraining auf dem Fahrrad-Ergometer (unten).
(Nach HILDEBRANDT 1986).

Kurven auf einen sehr engen Bereich, den der ganzzahligen Norm 4:1 (sog. nächtliche Normalisierung der rhythmischen Funktionsordnung).

Spektralanalytische Untersuchungen der Kreislauf- und Atemrhythmen im Nachtschlaf haben gezeigt (*Abb. 12*), daß außer dem Puls-Atem-Verhältnis auch die Frequenzverhältnisse zum Blutdruckrhythmus und Minutenrhythmus der peripheren Durchblutung mit großer Präzision auf den ganzzahligen Quotenwert 4:1 (Doppeloktave) eingestellt werden, wenn im Nachtschlaf die regenerierenden Funktionen des Stoffwechselsystems überwiegen.

Auch wenn durch therapeutische Maßnahmen die Selbstordnungskräfte des Organismus angeregt werden, läßt sich dies an einer Normalisierung der rhythmischen Ordnung nachweisen. *Abb. 13* zeigt an drei Beispielen, wie das Frequenzverhältnis von Herz- und Atemrhythmus im Laufe von Klima- und Bäderheilkuren sowie während einer Trainingsbehandlung auf die ganzzahlige Norm 4:1 zustrebt.

Neben einer solchen Intensivierung der harmonischen Frequenzordnungen (sog. Frequenzkoordination) ist aufgezeigt worden, daß auch die Phasenbeziehungen der rhythmischen Funktionen untereinander strenger geordnet werden, z.B. im Nachtschlaf (sog. Phasenkoordination). *Abb. 14* zeigt Häufigkeitsverteilungen von je 100 Einatmungsbeginnen über die Herzperiode, die von R-Zacke zu R-Zacke im Elektrokardiogramm ausgemessen und in Klassen von je 5% der Herzperiodendauer unterteilt wurde. Während vor dem Einschlafen bei der gesunden Versuchsperson nur schwache Häufungen in bestimmten Abschnitten der Herzperiode auszumachen sind, konzentrieren sich nach einigen Schlafstunden die Inspirationsbeginne fast ganz auf einen schmalen Bereich des Herzzyklus im Sinne einer pulsphasensynchronen Einatmung.

In diesem Zusammenhang dürfte es auch von Interesse sein, daß an der nächtlichen Intensivierung der rhythmischen Funktionsordnungen auch die Frequenz- und Phasenabstimmung der Herzrhythmen von Mutter und Kind im Mutterleib beteiligt ist. So konnte nachgewiesen werden, daß während der Nachtruhe der Schwangeren nicht nur das Herzfrequenzverhältnis von Mutter und Kind strenger auf den ganzzahligen Wert 1:2 eingestellt wird, sondern zugleich eine Phasenabstimmung eintritt, bei der

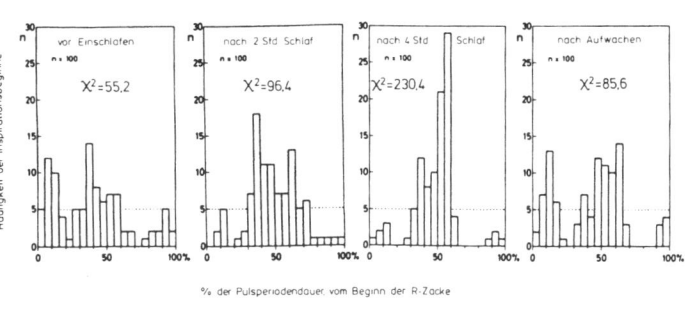

Abb. 14:
Häufigkeitsverteilungen von je 100 Einatmungsbeginnen über die Herzperiode, die im EKG von R-Zacke zu R-Zacke ausgemessen und in 20 Klassen von je 5% der Herzperiodendauer eingeteilt wurde, bei einer gesunden Versuchsperson vor, während und nach dem Nachtschlaf. Die Chi-Quadrat-Werte geben an, wie stark die Verteilung von einer gleichmäßigen Verteilung auf 20 Klassen abweicht (gestrichelte Horizontale). (Nach STORCH 1967).

der kindliche Herzschlag bestimmte Phasen des mütterlichen Herzschlags bevorzugt (*Abb. 15*). An diesem Beispiel wird zugleich die funktionelle Bedeutung harmonischer Abstimmungen zwischen rhythmischen Funktionen deutlich, denn bei richtiger Phasenabstimmung kann ein unökonomisch-gleichzeitiges Eintreffen mütterlicher und kindlicher Pulswellen in der Plazenta vermieden werden.

Ein weiteres Beispiel für die ökonomische Bedeutung harmonischer Frequenz- und Phasenabstimmungen ist das Verhältnis von Herzrhythmus und Eigenschwingung des arteriellen Systems. Der Blutauswurf aus dem Herzen stößt eine rhythmische Schwingung des Arteriensystems an, die normalerweise doppelt so schnell ist wie der Herzrhythmus. Bei ganzzahliger Abstimmung trifft der Blutauswurf aus dem Herzen immer die gleiche Phase der arteriellen Druckschwankungen, wobei bis zu 30% Herzenergie eingespart werden kann. *Abb. 16* zeigt Häufigkeitsverteilungen des Quotienten aus Herzperiodendauer und arterieller Grundschwingungsdauer. Das normale ganzzahlige Verhältnis von 2:1 wird von Gesunden bevorzugt, strenger noch von trainierten Sportlern, deren Kreislauf ökonomischer eingestellt ist. Bei langsamer Herzfrequenz kann auch das Verhältnis 3:1 eingestellt werden. Bei Patienten mit funktionellen Herz-Kreislaufstörungen ohne organischen Befund war dagegen ein völliges Fehlen der ganzzahlig-harmonischen Abstimmung festzustellen (*Abb. 16*, unten).

Abb. 17 gibt eine schematische Übersicht über die beim Menschen bislang nachgewiesenen Phasenkoppelungen von Herz- und Atemrhythmus mit anderen im Spektrum benachbarten Funktionsrhythmen, wobei auch die willkürmotorischen Rhythmen eingeschlossen sind. Atem- und Herzrhythmus befinden sich im Zentrum eines polaren Spannungsfeldes der rhythmischen Organisation des Menschen. Hier begegnen die harmonisch ordnenden Prinzipien den auflösenden Einflüssen der leistungsbestimmten Frequenzmodulationen rhythmischer Funktionen. Die Phasenkoppelung zwischen den Rhythmen trägt durch das Anstreben bestimmter Koaktionslagen zur Funktionsökonomie bei und kann ganzzahlig-harmonische Frequenzverhältnisse präzisieren.

Experimentelle Untersuchungen mit systematischer Variation der Phasenbeziehungen zwischen Herzrhythmus und Schrittrhythmus haben ergeben, daß die

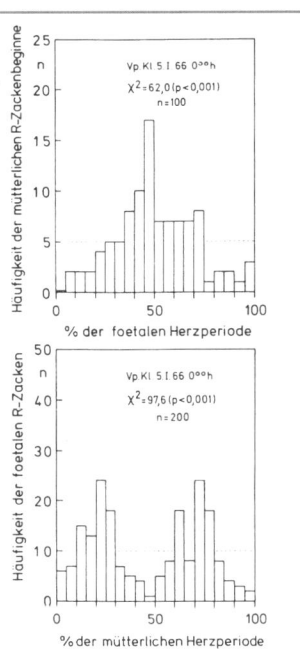

Abb. 15:
Häufigkeitsverteilungen von 100 R-Zacken beginnen im EKG einer Schwangeren über die fötale Herzperiode, die im EKG von R-Zacke zu R-Zacke ausgemessen und in 20 Klassen von je 5% der Herzperiodendauer eingeteilt wurde. *Unten*: Häufigkeitsverteilung der fötalen R-Zacken beginnen über die mütterliche Herzperiode während derselben Untersuchung. Die Messungen wurden während des Nachtschlafes der Schwangeren durchgeführt. Die Chi-Quadrat-Werte beziehen sich auf die Abweichung der Klassenhäufigkeiten vom mittleren Erwartungswert (gestrichelte Horizontale). (Nach HILDEBRANDT und KLEIN 1979).

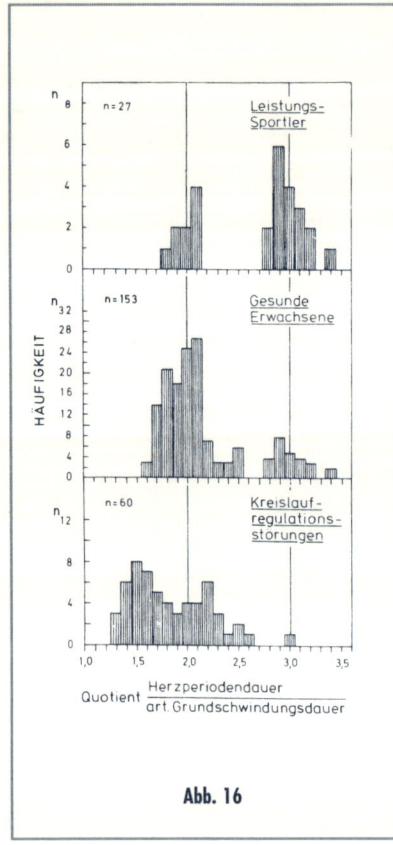

HÄUFIGKEIT

n = 27   Leistungs-Sportler

n = 153   Gesunde Erwachsene

n = 60   Kreislauf-regulations-störungen

Quotient $\dfrac{\text{Herzperiodendauer}}{\text{art. Grundschwindungsdauer}}$

Abb. 16

Herzfrequenz als Ausdruck gesteigerter Ökonomie deutlich absinkt, wenn die Phasenkoaktion beider Rhythmen mit derjenigen in Übereinstimmung gebracht wird, die auch beim Gehen und Laufen unbewußt gewählt wird (*Abb. 18*). Die energiesparenden Effekte der Phasenkoppelung gelten demnach auch für die Beziehungen zwischen vegetativ-autonomen und motorischen Rhythmen.

Angesichts ihrer zentralen Stellung im Gesamtspektrum der autonomen Rhythmen nimmt es nicht wunder, daß die Funktionsbereiche von Atmungs- und Pulsrhythmus in besonders enger Beziehung zu musikalischem Erleben und musikalischer Bewegung stehen. Wie *Abb. 19* (mittlere Spalte) zeigt, umfassen diese Bereiche praktisch alle unbewußten, halbbewußten und bewußten motorischen Aktionsrhythmen. Diese setzen sich auf der einen Seite fort zu den streng harmonisch geordneten Stoffwechselrhythmen, auf der anderen Seite in den hochfrequenten Bereich der frequenzmodulierenden Vorgänge der Informationsrhythmik.

Zugleich überdecken die Frequenzbereiche von Puls und Atmung den Bereich, in welchem wir unmittelbar zu rhythmischen Empfindungen fähig sind. Hier entspricht der Frequenzbereich der Modulationen des Pulsrhythmus dem Bereich aller möglichen musikalischen Tempi (Schlagdauer), während der Variationsbereich der Atemfrequenz den Taktdauern der Musik entspricht. Dabei ist das ursprüngliche Zeitverhältnis von Taktdauer und Schlagdauer von 4:1 zugrundegelegt, wie es in den frühen Stadien der musikalischen Notationsentwicklung in offensichtlicher Anlehnung an das normale Frequenzverhältnis von Atmung und Herzschlag begründet wurde. Daß die musikalischen Tempi auch in späterer Zeit noch auf die zentralen rhythmischen Funktionen von Herzschlag und Atmung bezogen wurden, ist allgemein bekannt. Noch heute sprechen wir von Dreiviertel-Takt, obwohl drei Viertel kein Ganzes ergeben. Aus der Darstellung der *Abb. 19* ist auch abzulesen, daß die Tonempfindungen dem Bereich der Informationsrhythmik zugeordnet werden müsssen, in welchem nochmals die Gesetzmäßigkeiten harmonikaler Ordnungen wirksam werden.

Insgesamt zeigt die nähere Untersuchung der rhythmischen Körperfunktionen, daß die Grundelemente des Musikalischen sämtlich zugleich als Funktions- und Organisationsprinzipien der Zeitstrukturen im Menschen aufgefunden werden können. Diese stellen sich dabei als ein polares Spannungsfeld dar (*Abb. 20*) zwischen odnender Metrik und Harmonik einerseits und ungebunden-beweglicher Melodik und Agogik andererseits. In dessen Zentrum aber stellt das Funktionsverhalten von Atmung und Herzrhythmus einen Ausgleich her und bildet dadurch eine organische Grundlage für rhythmisch-musikalisches Empfinden und Handeln. Und nicht vergessen werden darf dabei, daß diese dreigliedrige Struktur des menschlichen Zeitorganismus als ganzes angekoppelt und durchsetzt ist von den kosmischen Proportionen und Harmonien der Umweltrhythmen (vgl. *Abb. 21*).

Die bisherigen Darstellungen betrafen vornehmlich die sog. spontan-rhythmischen Vorgänge im Menschen, die also immer ablaufen. Auch wenn der Mensch ruht oder gar schläft, treten sie ja in besonderer Intensität ihrer Ordnungsprinzipien hervor. Darüber hinaus verfügt der Organismus aber auch über die Fähigkeit, weitere rhythmisch-periodische Vorgänge zu bilden, und zwar vorzugsweise dann, wenn er gefordert und belastet wird. Dies bedeutet, daß auch die Reaktionen des Organismus rhythmisch-periodisch gegliedert ablaufen. Man bezeichnet diese Zeitstrukturen als reaktive Perioden.

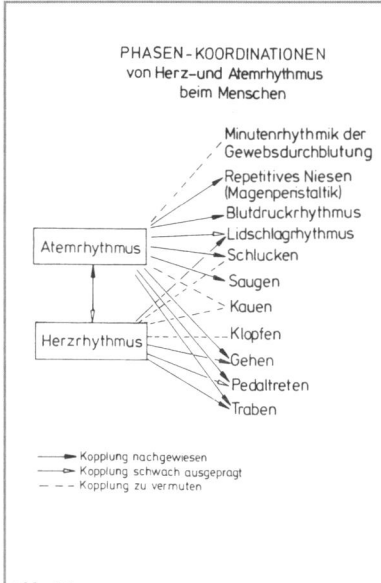

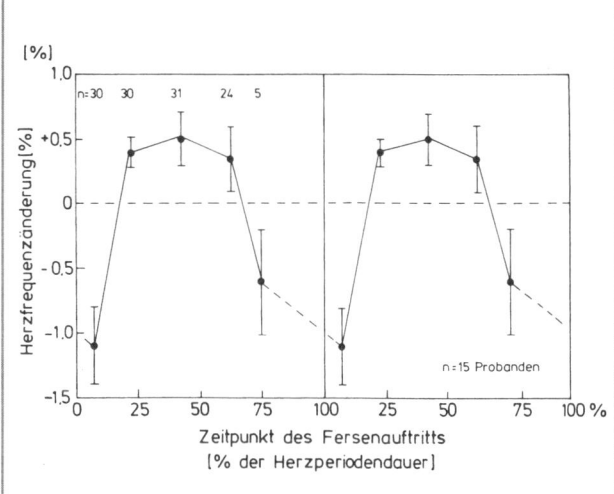

Abb. 17:
Schematische Übersicht der beim Menschen nach-weisbaren Phasenkoordinationen zwischen Herz- und Atemrhythmus und den verschiedenen rhyth-mischen Funktionen im zentralen Bereich des endogen-autonomen Spektrums.
(Nach HILDEBRANDT 1987).

Abb. 18:
Der Einfluß der Phasenbeziehung zwischen Gangrhythmus und Herzrhythmus (Zeitpunkt des Fersenauftritts innerhalb der Herzperiode, gemessen von der R-Zacke des Elektrokardiogramms) auf die Herzfrequenz beim Gehen (Abweichung von der durchschnittlichen Frequenz) im Mittel von 15 Probanden, bei denen der Herzschlag mit systematischer Verzögerung hörbar gemacht wurde. Die Herzfrequenzsenkung ist am größten, wenn der Fersenauftritt im Bereich der R-Zacke erfolgt. Die Ergebnisse sind zur besseren Übersicht zweimal hintereinan-der aufgetragen. (Nach Daten von DIETRICH 1982).

Im Spektrum der Wellenlängen liegen diese reaktiven Perioden jeweils zwischen den spontanen Rhythmen (*Abb. 22*). Auch sie nehmen mit der Wellenlänge an Umfang und Komplexität zu und gewinnen dabei, ausgehend von einfachen Erholungsvorgängen, immer mehr den Charakter von umfassenden Anpassungsvorgängen, mit denen der Körper neue Funktionsgleichgewichte einstellt. Hierzu rechnen wir auch die Selbstheilungsreaktionen des Organismus.

Die Periodendauern der reaktiven Perioden weichen zwar von denen der Spontanrhythmen ab, sie stehen aber in der Regel in einfachen ganzzahlig-harmonischen Beziehungen zu den benachbarten Spontanrhythmen. Der reagierende Organismus hält also neue Harmonien bereit, mit denen der Gesamtzusammenhang der Zeitstrukturen gewahrt werden kann. Die reaktiven Perioden werden von den belastenden Eingriffen ausgelöst und verschwinden wieder, wenn die Funktionsgleichgewichte wiederhergestellt, die Störungen kompensiert sind.

Als Beispiel für eine kurzwellige reaktive Periodik zeigt *Abb. 23* den Verlauf der Wadenmuskeldurchblutung von zwei Probanden, bei denen das Stoffwechselgleichgewicht in der Muskulatur durch Infusion eines gefäßaktiven Hormons (Adrenalin) gestört wurde. Während im Ruhezustand die Muskeldurchblutung in einem 1-Min.-Rhythmus spontan schwankt, wird durch die Störung eine 2-minütige reaktive Periodik ausgelöst, deren Auslenkungen anfangs wesentlich größer sind, dann aber mit fortschreitender Kompensation abnehmen und wieder in den spontanen 1-Min.-Rhythmus übergehen.

Von besonderer praktisch-medizinischer Bedeutung sind die im Langwellenbereich des Spektrums auftretenden reakti-ven Perioden, vor allem die etwa 7-tägigen (sog. circaseptanen) Perioden, für die in *Abb. 24* einige Beispiele zusam-mengestellt sind. So verläuft z.B. die lokale Wundheilung, gemessen an der Wundschwellung, in circaseptanen Perioden, die gedämpft abklingen. Auch bei Infektionskrankheiten mit guter Selbstheilungstendenz, wie z.B. beim Scharlach, läßt

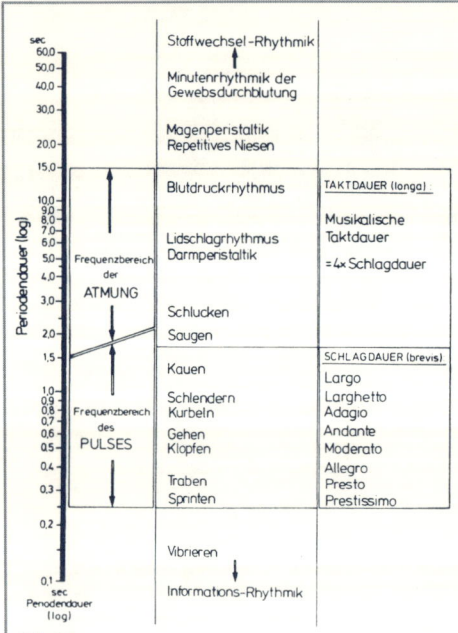

Abb. 19:
Die Frequenzbereiche von Atem- und Herzrhythmus in ihrer Beziehung zu anderen rhythmischen Funktionen, vor allem den motorischen Aktionsrhythmen, sowie zu den musikalischen Rhythmen. (Nach HILDEBRANDT 1990).

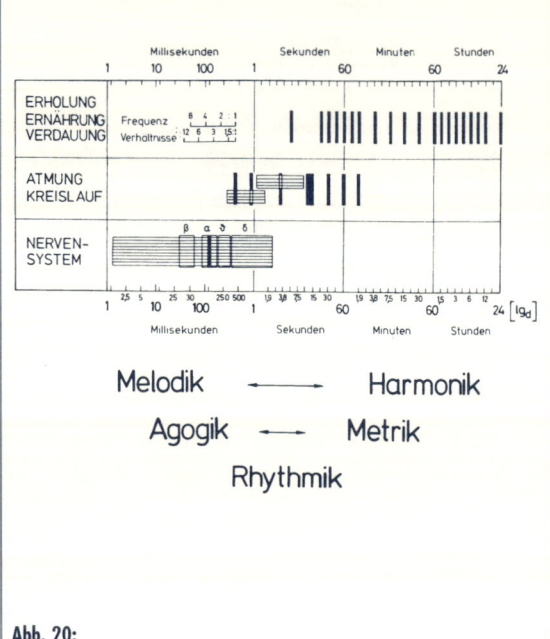

Abb. 20:
Das Frequenzverhalten der endogen-autonomen Rhythmen in den drei Funktionsbereichen des Spektrums gemäß Abb. 7 und die Beziehungen zu den Grundelementen der Musik (unterer Abbildungsteil).
(Nach HILDEBRANDT 1990, verändert).

sich eine solche reaktive Periodik am Fieberverlauf beobachten. Gleiches gilt für die kompensatorische Blutbildung nach Aderlaß oder Sauerstoffmangel, die am Verlauf der Zahl neugebildeter roter Blutkörperchen verfolgt werden kann. Hinzugefügt werden muß, daß eine solche circaseptane Reaktionsperiodik auch durch therapeutische Reizbelastungen zur Einleitung von Heilungsprozessen ausgelöst werden kann, deren Zeitstruktur mit dem Frequenzverhältnis 4:1 demnach in harmonischem Zusammenhang mit dem Lunarzyklus steht (Lit.-Übers. s. HILDEBRANDT und BRANDT-REGES 1992).

In *Abb. 25* sind alle beobachteten reaktiven Perioden mit den dazugehörigen Spontanrhythmen zusammengestellt. Der ruhende, völlig ausgeglichene Organismus nutzt vorwiegend die spontanen Grundrhythmen, die am linken Bildrand durch die ausgefüllten Balken gekennzeichnet sind. Jeder dieser Grundrhythmen stellt die Basis eines Blockes dar, in welchem die durch offene Balken markierten reaktiven Perioden auftreten, die bevorzugt in einfach ganzzahligen harmonischen Verhältnissen zum Grundrhythmus stehen. Je stärker ein Organismus belastet wird, umso mehr werden reaktive Perioden gebildet, die kompliziertere Intervalle einhalten. Die einzelnen Blöcke reichen meist bis zum Frequenzverhältnis 1:8 gegenüber dem Grundrhythmus („Oktaven"-Blöcke). Man fühlt sich dabei an bekannte physikalisch-chemische Grundstrukturen mit harmonischen Qualitäten erinnert. Im hochfrequenten Bereich des Spektrums lösen sich die Proportionen infolge der schon aufgezeigten frequenzmodulierenden Einflüsse zunehmend auf.

Abschließend sei noch ein weiterer musikalischer Aspekt der rhythmischen Funktionsordnung beim Menschen angedeutet. Es konnte ja auf der einen Seite aufgezeigt werden, daß die Merkmale einer musikalisch-harmonischen Ordnung dann besonders intensiviert werden, wenn der Mensch schläft. Die strengere Ordnung von Frequenzen und Phasen der rhythmischen Funktionen und eine gleichzeitige Reduktion auf wenige spontane Grundrhythmen sind offensichtlich eine wichtige Voraussetzung für die nächtliche Erholung und Regeneration, da ein harmonisches Koagieren aller Teilfunktionen die energetischen Ansprüche auf ein Minimum reduziert. Auf der anderen Seite führen aber Aktivität und Beanspruchung der Körperfunktionen am Tage zu einer Auflösung bzw. Aufsplitterung dieser harmonischen Ordnung.

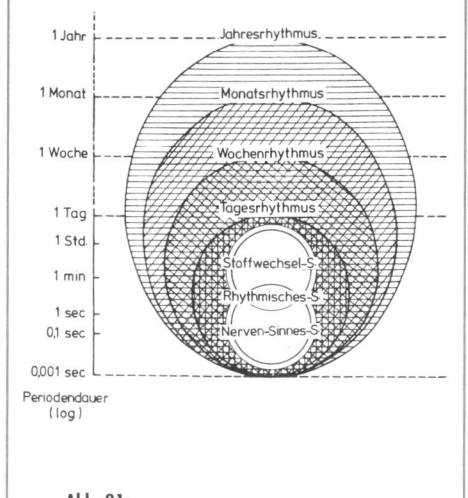

Abb. 21:
Schematische Darstellung des hierarchischen Ineinanderwirkens der langwelligen Rhythmen des Menschen bei der rhythmischen Modifikation des dreigegliederten Systems der endogen-autonomen Rhythmen. Die Ordinate der Periodendauer ist unterhalb des Tagesrhythmus logarithmisch geteilt, oberhalb aus Platzgründen willkürlich gestreckt. (Nach HILDEBRANDT 1986).

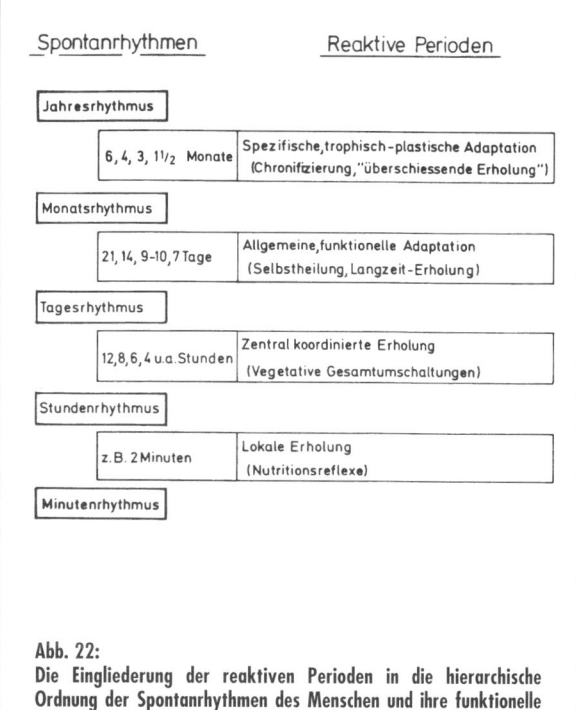

Abb. 22:
Die Eingliederung der reaktiven Perioden in die hierarchische Ordnung der Spontanrhythmen des Menschen und ihre funktionelle Bedeutung. (Nach HILDEBRANDT 1977).

Dies geschieht aber in den drei Funktionsbereichen des Spektrums - wie schon ausgeführt wurde – in ganz unterschiedlicher Weise (vgl. *Abb. 20*). Im Bereich der komplexeren Stoffwechselrhythmen verfügt jede rhythmische Funktion über eine ganze Reihe von vorgegebenen harmonischen Frequenzbanden, in welche die Funktionen je nach ihrer Beanspruchung hineinwechseln. Musikalisch gesprochen handelt es sich dabei um eine Oberton- bzw. Untertonreihe. Diesen Oberton-reichen Rhythmen im Stoffwechselbereich stehen im Informationssystem rhythmische Funktionen gegenüber, die ihren Aktivitätsgrad durch gleitende Frequenzmodulation anzeigen, ohne bestimmte Frequenzen zu bevorzugen oder mitschwingen zu lassen. Es sind gewissermaßen Oberton-arme Rhythmen. Und im mittleren Bereich der Atmungs- und Kreislaufrhythmen durchdringen sich wiederum diese beiden polar verschiedenen Eigenschaften.

Wenn diese Analogie erlaubt ist, so könnte man in der biologischen Zeitstruktur des Menschen unter dem Gesichtspunkt der Klangfarbe verschiedener Instrumente eine orchesterähnliche Organisation vermuten. Dabei wären die Oberton-armen Holzbläser dem Informationssystem zuzuordnen, die Oberton-reichen Blechbläser und Schlaginstrumente dem Stoffwechsel-Bewegungssystem. Und im Zentrum fänden sich dann die in ihrer Klangfarbe sehr wandelbaren Saiteninstrumente als Ausgleich zwischen den Extremen. Tatsächlich sind z.B. von BÜHLER (1976) und KÖNIG (1969) solche Zuordnungen schon vorgenommen worden, in Anlehnung an STEINER (1969), der den Menschen bereits als Orchester charakterisierte.

Wir verfügen bisher über keinerlei experimentelle Befunde, die nun im einzelnen belegen könnten, daß dieser oder jener Teil der zeitlichen Organisation des Menschen auf diese oder jene Art musikalischer Exposition und Anregung in einer spezifischen Art reagieren würde. Die bisher vorliegenden Erfahrungen der Musikphysiologie und Musiktherapie beschränken sich ja zumeist auf die Dimension der Vigilanzfunktionen, auf Erregung und motorische Aktivierung oder auf Beruhigung, Schläfrigkeit, Schlafförderung oder Schmerzlinderung. Diese Befunde können auch bereits durch Meßergebnisse an den steuernden Systemen, z.B. hormonalen Reaktionen, gestützt werden.

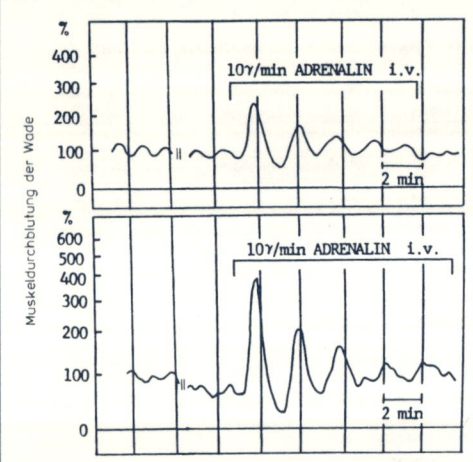

Abb. 23:
Zwei Beispiele für den reaktiv-periodischen Verlauf der Muskeldurchblutung beim Menschen während einer intravenösen Infusion von Adrenalin. Im linken Bildabschnitt sind jeweils spontane Muskeldurchblutungsschwankungen im 1-Min.-Rhythmus aus denselben Untersuchungen abgebildet. (Nach GOLENHOFEN 1962, verändert).

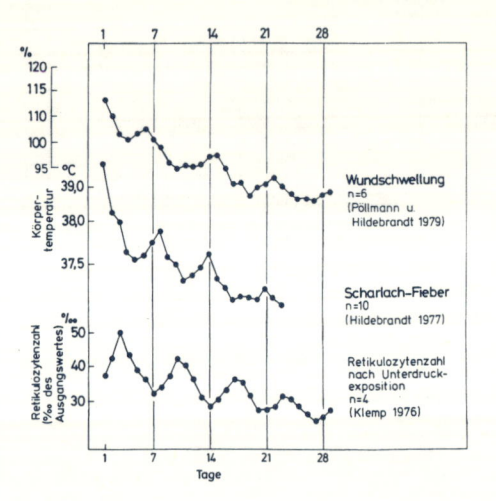

Abb. 24:
Beispiele für die circaseptan-periodische Gliederung von Heilungs-, Abwehr- und Kompensationsprozessen beim Menschen. Einzelheiten s. Text.

Die Untersuchung der ganzen zeitlichen Organisation des Menschen macht aber deutlich, daß außer den genannten Effekten für alle Grundelemente der Musik adäquate Funktionsmerkmale aufgefunden werden können.

Ihre Berücksichtigung wird die Gesichtspunkte und Fragestellungen der Musikphysiologie und Musiktherapie, wie sie auch durch die professionelle Rhythmik aufgeworfen werden, beträchtlich erweitern können. Die methodischen Voraussetzungen dazu sind von der modernen Chronobiologie bereits sehr weitgehend erarbeitet worden.

		Submultiple Perioden									
	1:	1,33 1,5	2	3	4	5	6	8 12	16		
Jahres-Rhythmus	12	9	6	4	3			1,5		Monate
Monats-Rhythmus	~28	21	14	~10	7			3,5		Tage
Tages-Rhythmus	24	16	12	8	6	4	3	1,5		Stunden
1,5-Std.-Rhythmus	~90	~60	~45 ?		~22 ?	~16 ?		~8		Minuten
8-min-Rhythmus	8	6 ~5	4	~3	2	1,5	1			Minuten
1-min-Rhythmus	60	~45	30	~20	15	10	~5			Sekunden
Herz- und Atem-Rhythmus	~3,5		~1,7		0,85		0,42			Sekunden
Nervale Rhythmen	~1000	(2000–500) δ-waves			250–167 ϑ	125–83 [ἀ· σ/β]				Milli-sekunden
	1:	1,33 1,5	2	3	4	5	6	8 12	16	
		Submultiple Perioden								

Abb. 25:
Die Frequenzverhältnisse (submultiple Perioden) in den verschiedenen Blöcken der spontanen Grundrhythmen, die durch die ausgefüllten Balken markiert sind. Nähere Einzelheiten s. Text. (Nach HILDEBRANDT 1987, verändert).

Literatur

Aschoff, J. & R. Wever (1962): Spontanperiodik des Menschen bei Ausschluß aller Zeitgeber. *Naturwiss.* 49: 337-342 (1962).

Bühler, W. (1976): *Der Leib als Instrument der Seele in Gesundheit und Krankheit.* 6. Aufl., Verlag Freies Geistesleben, Stuttgart 1976.

Dietrich, J. (1982): *Über die Koordination von Gangrhythmik und Herzschlag des Menschen beim Gehen und Trab und ihre Beziehung zum Trainingszustand.* Med. Inaug.-Diss. Marburg/Lahn 1982.

Erdmann, A. (1968): *Rhythmik in Kunst und Pädagogik.* Bouvier, Bonn 1968.

Erdmann, A. (1988): *Zusammenhänge - Eine Forderung nach mehr Rhythmik.* Pan Verlag, Zürich 1990.

Gadermann, E., G. Hildebrandt & H. Jungmann (1961): Über harmonische Beziehungen zwischen Pulsrhythmus und arterieller Grundschwingung. *Z. Kreislaufforsch.* 50: 805 814 (1961).

Golenhofen, K. (1962): Zur Reaktionsdynamik der menschlichen Muskelstrombahn. Arch. *Kreislauf-Forsch.* 38: 202- 23 (1962).

Golenhofen, K. & H. v. Loh (1970): Elektrophysiologische Untersuchungen zur normalen Spontanaktivität der isolierten taenia coli des Meerschweinchens. *Pflügers Arch. ges. Physiol.* 314: 312-328 (1970).

Haase, R. (1976): *Der meßbare Einklang. Grundzüge einer empirischen Weltharmonik.* Edition Alpha, Stuttgart 1976.

Hildebrandt, G. (1967): Die Koordination rhythmischer Funktionen beim Menschen. *Verh. Dtsch. Ges. Inn. Med.* 73: 922-941 (1967).

Hildebrandt, G. (1975): Wissenschaftliche Grundlagen der modernen Balneologie. *Therapiewoche* 25: 4122-4130 (1975).

Hildebrandt, G. (1977): Hygiogenese. Grundlinien einer therapeutischen Physiologie. *Therapiewoche* 27: 5384-5397 (1977).

Hildebrandt, G. (1982): Zur Zeitstruktur adaptiver Reaktionen. *Z. Physiother.* (Leipzig) 34: 23-34 (1982).

Hildebrandt, G. (1986): Zur Physiologie des rhythmischen Systems. *Beiträge zu einer Erweiterung der Heilkunst* 39: 8-30 (1986).

Hildebrandt, G. (1987): The autonomous time structure and its reactive modifications in the human organism. In: Rensing, U. an der Heiden & M.C. Mackey (Eds.): *Temporal disorder in human oscillatory systems* (1987).

König, K. (1969): Zur Musiktherapie in der Heilpädagogik. In: G. Peitzner (Hrsg.): *Aspekte der Heilpädagogik*, 258-271. Verlag Freies Geistesleben, Stuttgart 1969.

Pöllmann, L. (1991): Unveröffentlichte Daten.

Pöllmann, L. & G. Hildebrandt (1982): Chronobiologie der Schmerzempfindung. *Therapiewoche* 32: 2214-2226 (1982).

Raschke, F., W. Bockelbrink & G. Hildebrandt (1977): Spectral analysis of mentary heart rate for examination of recovery during night sleep. In: P. Koella & P. Levin (Eds.): *Sleep*, 1976. proc. 3rd Europe. Congr. Sleep Res. S. Karger 1977, 298-301.

Steiner, R. (1969): *Das Wesen des Musikalischen und das Tonerleben im Menschen.* Verlag d. Rudolf-Steiner-Nachlaßverwaltung, Dornach/Schweiz 1969.

Storch, J. (1967): *Methodische Grundlagen zur Bestimmung der Puls-Atem-Koppelung beim Menschen und ihr Verhalten im Nachtschlaf.* Med. Inaug.-Diss. Marburg/Lahn 1967.

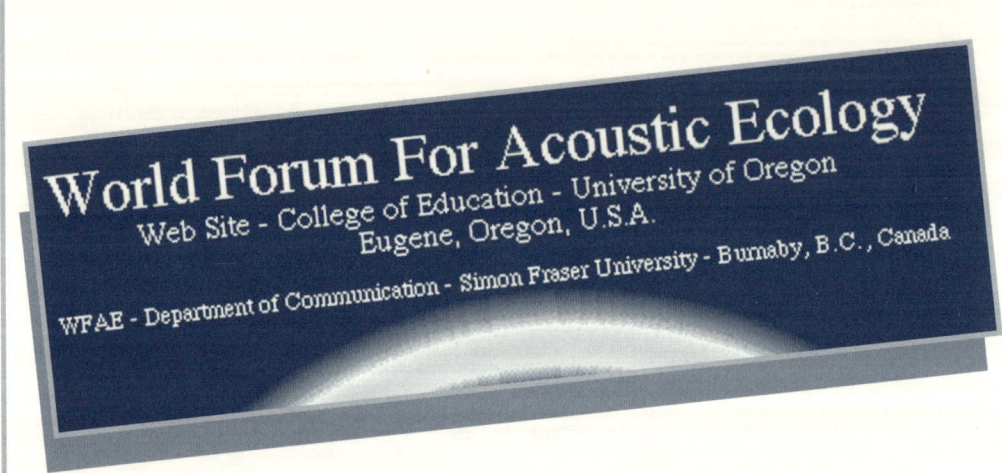

World Forum For Acoustic Ecology
Web Site - College of Education - University of Oregon
Eugene, Oregon, U.S.A.

WFAE - Department of Communication - Simon Fraser University - Burnaby, B.C., Canada

Musik im Internet

„Ein Computer ohne Modem ist wie ein Auto, mit dem man nicht fährt, sondern in das man sich nur reinsetzt, um auf dem Kassettenrecorder Musik zu hören. Ein Computer mit Modem ist wie gar kein Auto mehr. Man fährt nicht mehr zur Arbeit und kommt erledigt nach Hause, sondern die Arbeit kommt durch das Modem und fährt erledigt zurück" (Peter Glaser).

Bisher war das Netz die größte Bibliothek und unschlagbar für (wissenschaftliche) Recherchen. Langsam vernetzt es sich zu einem dreidimensionalen Info-Ozean und ist dabei, zu einer Videothek, TV-Station, Radio, Telefon, Plattenladen, Photoatelier, Druckerei, Post, Bank, Tele-Arbeitsplatz und interaktivem Treffpunkt zu werden. Es ist soweit ...

Being digital

Bisher war die Trennung zwischen den Medien eindeutig: Film, Fernsehen, Zeitung oder Platte unterschieden sich durch das jeweilige Trägermedium und dessen technische Limitierung. Zeitungen werden gedruckt, der Rest versendet sich ... Trennung bedeutete auch Inkompatibilität – versuchen Sie mal, eine Zeitschrift auf den Bildschirm zu bringen oder eine CD auf Ihrem Videorecorder abzuspielen.

Vor dem Netz dagegen sind alle Daten gleich. Es geht nicht mehr um Atome (Trägermedien), sondern um Bits und Bytes, Modems, Übertragungsraten und Rechenkapazität. Die Übergänge zwischen den Medien werden fließender. Eine Nachricht, eine Botschaft, eine Sendung oder eine Homepage hält immer auch Bilder, Töne, weiterführende Links und Informationen, Gedrucktes, Interaktionsmöglichkeiten und im besten Fall persönliche Ads und Updates von Usern für einen neuen Benutzer bereit. Being Digital macht aus Dokumenten soziale Artefakte. Mit allen Chancen und Risiken, Möglichkeiten und Märkten. Nicholas Negroponte über Bits im Multimediazeitalter:

"Zwar können Sie als Radio-Bits, Fernseh-Bits oder Seefunk-Bits auftreten, aber es handelt sich nichtsdestoweniger um Bits, die alle denselben Verquickungen und Mehrzweckanwendungen unterworfen sind, aus denen Multimedia besteht.

... In der digitalen Welt wird der Raum für Information in keiner Weise von den drei Dimensionen eingeschränkt. Die Struktur eines digitalen Textes sollte man sich wie ein kompliziertes Atommodell vorstellen: Teile von Information können zurückgerufen, Sätze beliebig erweitert und unbekannte Worte sofort mit Definitionen versehen werden ..."

Man höre und staune ...

Das Netz wächst schneller als eine durchgeknallte Bakterienkolonie. Was Sie heute über Trends und Technik lesen, kann morgen Schnee von gestern sein. Das gilt erst recht für ein Schnecken-Medium wie ein Buch. Dennoch: Dauerte früher die Übertragung einer CD (rund 700 MB) mehr als eine Stunde, ist inzwischen die real time-Übertragung angesagt. Hier hat sich ein Verfahren durchgesetzt, das es ziemlich leicht macht, Musik aus dem Internet zu holen: Doppelklick genügt.

Der Standard: Real Audio

Das spezielle Kompressionsverfahren macht es möglich: Mit einem 28.000er Modem in real time Stereo empfangen! Die nötige Software heißt "Real Audio 3.0" (Stand Frühjahr ´97) und liegt kostenlos im Netz für Sie bereit! Die Installation ist denkbar einfach: Doppelklick auf Installation, Neustart – und schon arbeitet Real Audio mit dem Netscape Browser und dem Microsoft-Explorer, auf Mac und Windows, Unix-Rechnern oder OS/2.

Kostenlose Bezugsadresse:
http://www.realaudio.com/products/player/download.html

Die Konsequenzen zeichnen sich ab: Für kleine und hochspezialisierte Labels wird es möglich, weltweit Material in Echtzeit & Stereo Interessenten zur Verfügung zu stellen und kostenlos dafür zu werben und zu vertreiben. Etliche der Homepages, die Sie hier finden, bieten bereits Hörproben.

Denn Digital Audio ist der schnellste Weg zum Kunden. Geld verdienen läßt sich im Moment noch am leichtesten mit Tonträgern, Kursen, Büchern und CDs (also mit Atomen), dafür aber inclusiv der Visa-Abrechnung und pünktlichen Auslieferung über UPS in alle Welt. Mit DigiCash, einem digitalen, netzweit akzeptierten Zahlungsmittel wird zunehmend auch dieser Umweg entfallen. Wahrscheinliches Szenario: Immer mehr Labels und Verlage, Musiker, Produzenten und Anbieter von hochspezialisierten Spartenprogrammen bekommen Rückenwind. Durch weltweite Präsenz ohne Plattenfirma, traditionelles Management, Büro, Lager, Mitarbeiter. Dafür mit einer Idee, einer Botschaft, einem spezifischen Know How und etwas Kapital. Can you hear me?

Musiktherapie in der Chinesischen Medizin

Feng Hanmei und Sören Schelten

Bei Problemen mit den Zähnen geht man zum Zahnarzt. Das weiß jedes Kind im Westen. Für Chinesen, die sich der Chinesischen Medizin zuwenden, ist es gar nicht so klar, ob sie bei Zahnproblemen automatisch einen Zahnarzt aufsuchen sollen. Oft sind solche Störungen nur Ausdruck für eine innere Unausgewogenheit des Organsystems, z.B. für einen Fülle-Zustand des Magens. Der Fülle-Zustand wiederum könnte durch äußerlichen Hitze-Einfluß zustande gekommen sein und führt zu Zahnschmerzen oder Zahnfleischentzündung. Die Störungen können aber ebensogut für einen Leere-Zustand bzw. Mangel an Nieren-Jing (Nierenessenz), aufgrund dessen man tendenziell schlechte Zähne haben kann, Ausdruck sein. Dieses festzustellen und zu behandeln ist die Aufgabe eines Arztes für Chinesische Medizin, ohne daß er als Zahnarzt ausgebildet ist und zu zahnmedizinisch-technischen Hilfen greifen muß, wie es im Westen Alltag ist. Er würde einen Patienten, der unter genannten Symptomen leidet, entsprechende Kräutermischungen verschreiben oder Akupunktur einsetzen oder andere Methoden. Er würde einen Patienten nur dann zu einem Zahnarzt schicken, wenn er eine Füllung oder etwas ähnliches bräuchte. Das geschieht jedoch relativ selten. Andererseits kann der Arzt genau die gleichen Kräutermischungen oder ähnliche Punkte-Kombinationen bei Einsatz von Akupunktur und Moxibustion, die er gegen schlechte Zähne bereithält, bei Haarausfall, Ohrensausen, oder auch Schreckhaftigkeit, Ängstlichkeit und Depression einsetzen, sofern diese den gleichen ätiologischen Ursprung des Mangels an Nieren-Jing aufweisen. Mit anderen Worten: Symptome sind für die Chinesische Medizin Wegweiser zu den eigentlichen Ursachen der Beschwerden, nämlich einer Störung der Harmonie in dem inneren Organsystem. Dementsprechend werden die Therapien meistens konstitutionell gestaltet, mit dem Ziel, die Ausgeglichenheit unter den inneren Organen wiederherzustellen.

An diesem Beispiel läßt sich gut erkennen, daß psychosomatisch bedingte Beschwerden, welche im Westen häufig in der Kompetenz der Psychologen liegen, auch von dem Arzt der Chinesischen Medizin voll berücksichtigt und behandelt werden sollen. Psychosomatische Beschwerden können nach Ansicht der Chinesischen Medizin Ursache für und Folgen von physischen Problemen sein. In der chinesischen Alltagssprache verwendet man häufig Bezeichnungen

Nach der Chinesischen Medizin sind unsere Sinnesorgane lediglich Öffnungen zur Außenwelt

für Konstitutionstypen der Chinesischen Medizin, um Charakterzüge und Verhaltensweisen zu beschreiben. Z.B. sagt man anstelle davon, jemand sei leicht reizbar und reagiere häufig zornig, sein „Leber-Feuer brenne". Dieser Konstitutionstyp neigt aufgrund von aufsteigendem Leber-Yang und abgeschwächtem Leber-Yin zu starken Kopfschmerzen im Scheitelbereich und Schwindel, Ohrensausen und plötzlicher Taubheit, Röte im Gesicht und in den Augen sowie zu Trockenheit und bitterem Geschmack im Mund; ferner leidet er häufig unter brennenden Schmerzen zwischen den Rippen, Ruhelosigkeit, Reizbarkeit und Schlaflosigkeit, Nasenbluten sowie starker Regelblutung. Dies läßt sich in der Chinesischen Medizin mithilfe der Zungendiagnose, der Pulsdiagnose und anderen diagnostischen Methoden feststellen. Auf dieser Grundlage werden dann die Therapien durchgeführt. Bei solch einem „bösen" Konstitutionstypus denkt der chinesische Mediziner als erstes an den Leberfunktionskreis.

Nach Ansicht der Chinesischen Medizin sind unsere äußeren Organe, die Sinnesorgane, lediglich Öffnungen und damit Verbindungen der inneren Funktionskreise zur Außenwelt. Nehmen wir den Nierenfunktionskreis aus dem Beispiel mit den schlechten Zähnen. Der Yin-Funktionskreis Niere dient in erster Linie als Speicher für die Lebensessenz (chines.: jingqi), die der Mensch einerseits von Geburt her besitzt und andererseits aus der Nahrung und der eingeatmeten Luft aufgenommen hat. Der Nierenfunktionskreis reguliert die Verteilung der Körpersäfte im ganzen Körper, wovon wiederum die Funktionen anderer Organe abhängen. Ferner kontrolliert er die Aufnahme und Verteilung der durch die Arbeit der Lunge eingegangenen Qi-Energie. Eine Aufnahmeschwäche kann z.B. zu Atemnot führen. Der Nierenfunktionskreis sorgt außerdem für die Ausbildung und den Erhalt der Knochen, die Produktion von Knochenmark und die Versorgung des Gehirns mit den nötigen Nährstoffen. Da Zähne als Ende der Knochen angesehen werden, zeigt sich eine ungenü-gende Versorgung der Knochen und des Gehirns aufgrund einer schwachen Nierenfunktion in schlechten, anfälligen und leicht ausfallenden Zähnen. Auch leiden Gedächtnis und Denkvermögen unter einer solchen Schwäche.

Der Funktionskreis der Niere ist durch Ohren, Geschlechtsorgane, Harnwege und After mit der Außenwelt verbunden. Sowohl Ohrensausen und Schwerhörigkeit als auch Impotenz oder Darmvorfall lassen sich mit einer Schwäche dieses Funktionskreises in Verbindung setzen. Der Zustand („Glanz") der Niere manifestiert sich in den Haaren. Glänzende und kräftige Haare sind ein eindeutiges Zeichen für einen gesunden Nierenfunktionskreis. Zusammen mit dem Yang-Funktionskreis Harnblase, mit dem die Niere über Meridiane verbunden ist, entstehen das Innen und das Außen des Kreises. Kurz zusammengefaßt gehören dem Nierenfunktionskreis folgende Organe und Körperteile an: Nieren, Harnblase, Knochen, Ohren, Harnwege, After, Geschlechtsorgane und die Haare. Mit anderen Worten: Erkrankungen an all diesen Organen und Körperteilen können durch die konstitutionelle Stärkung des Nierenfunktionskreises gebessert oder geheilt werden.

Viele Ärzte der vergangenen Generationen waren musikalisch ausgebildet

Die Chinesische Medizin ist eine ganzheitliche Medizin, die verschiedene Therapieformen umfaßt. Sie fordert daher einen ganzheitlichen Einsatz. Sehr viele intellektuelle und kulturelle Auseinandersetzungen sind Voraussetzung für einen wirksamen Einsatz der therapeutischen Mittel. Es gehört zur Bildung einer intellektuellen und kulturellen Persönlichkeit, Wissen über Medizin, Gesundheit und Lebenspflege zu erwerben. Viele Intellektuelle in China besitzen medi-zinisches Wissen, das sie in ihrem Verwandten- und Bekanntenkreis einsetzen. Diese Anforderungen sind gleichermaßen an die nachkommenden Generationen gestellt, auch wenn sie im Computerzeitalter aufwachsen.

Es reicht für einen Mediziner im Sinne der Chinesischen Medizin andererseits nicht aus, nur das Medizinische zu studieren. Er muß sich auch in sozio-kulturellen Disziplinen ausbilden, um über-haupt ein den Vorfahren gleichgestelltes Wissen und Können zu erreichen. Viele kalligraphische Meisterwerke aus der chinesischen Geschichte drücken von ihrem Wortlaut Rezepturen für Heilkräuter aus. Poesie und Medizin sind in der chinesischen Tradition eng verbunden, Heilkräuter tragen häufig poeti-sche Namen. Auch die Namen der Akupunkturpunkte sind nicht einfach dem numerischen Zufall überlassen. Sie sind meistens Bezeichnung für die physiologischen Eigenschaften der betreffenden Punkte, wobei die Auswahl der Schriftzeichen für diese Bezeichnungen der Poesie entspringen. Nicht wenige Menschen im Westen lachen über Chinesen, die klassische medizinische Werke singend lesen und darin Spaß finden, diese auch auswendig zu lernen. Allein, dabei verbleibt der Genuß auf der Seite der Chinesen. Viele Ärzte der vergangenen Generationen waren musikalisch ausge-bildet. Nicht selten setzten sie Musik in ihrer medizinischen Praxis ein. Ein bekannter Arzt, Zhu Xiaxiang aus der Yuan-Dynastie (1271-1368), behauptete, Musik sei Medizin.

Musiktherapie in China

Es gibt in China eine lange Tradition, in der Musik für Heilzwecke eingesetzt wird. Es ist nebenbei bemerkt nicht ganz abwegig, die Chinesische Medizin als Traditionelle Chinesische Medizin zu bezeichnen. Doch haben wir uns in diesem Zusammenhang dafür entschieden, die Übersetzung aus dem Chinesischen, der eben „Chinesische Medizin" im Deutschen entspricht, zu übernehmen. Wir werden entsprechend den Begriff der traditionellen Musiktherapie nach den fünf Elementen übernehmen. China ist die einzige Hochkultur in der Welt, die über Jahrtausende hinweg eine kontinu-ierliche Entwicklung erlebt hat. Dies betrifft auch die Musiktradition. Musik hat im Leben der chinesischen Bevölkerung immer einen sehr hohen Stellenwert gehabt. Wie weit sich die Geschichte der Musik als solche in China mit wissen-schaftlich exakten Mitteln zurückverfolgen läßt, ist schwer festzustellen. Spätestens zur Zeit der großen chinesischen Denker Laozi und Kongzi (latinisierte Form: Konfuzius), vor etwa 2200 Jahren, war die Musik bereits ein so wichtiger

Bestandteil des kulturellen Alltags, daß sie als eines der sechs obligatorischen Fächer für angehende Gelehrte festgelegt war. Laozi hat Musik als Mittel zu philosophieren eingesetzt und die Musik als ästhetisches Element in seine daoistische Philosophie einfließen lassen.

Nach Kongzi fängt eine Entwicklung der Persönlichkeit bei der Dichtung an, findet in der Beschäftigung mit den Riten ihren Bestand und vollendet sich in der Musik. Die Lehre von Laozi und von Kongzi haben die chinesische Kultur bekanntlich sehr stark geprägt. Nicht weniger ihre Einstellung zur Musik. Unter dem Namen von Kongzi stand auch der „Klassiker der Musik", der leider verlorengegangen ist. Sein Einfluß in der Geschichte ist jedoch unübersehbar. Auch gab es zu seiner Zeit andere bekannte Denker und Werke, die in der Bedeutung, die sie der Musik zukommen ließen, zum kulturellen Leben in China beigetragen haben. Das Werk „Yueji" (Über die Musik) entstand wenig später aus der Feder eines der Nachfolger Kongzis. Es handelt sich hierbei um eine Synthese der Musiktheorie seiner Zeit, einschließlich der Untersuchung verschiedener Musikstile und ihrer sozio-kulturellen Bedeutung. Dieses Werk selbst ist nur teilweise erhalten. Jedoch findet man viele Widerspiegelungen der theoretischen Ansätze in der überlieferten chinesischen Musiktheorie und in anderen klassischen Werken. Das Werk „Der Gelbe Kaiser und die Innere Medizin" ist hierfür ein gutes Beispiel. Es entstand in der Zeit zwischen 400 v.u.Z. bis 200 n.u.Z., ein medizinischer Klassiker, an dem zahlreiche Generationen von Ärzten gearbeitet haben. Das Werk besteht aus zwei Bänden, untergliedert in achtzehn Teile mit insgesamt 162 Kapiteln. Es wird ein breites Themenspektrum abgehandelt: Beziehung zwischen Mensch und Natur, Physiologie, Pathologie, Diagnostik, Therapiemethoden sowie Maßnahmen zur Vorbeugung von Krankheiten und Methoden der Lebenspflege. Die Grundtheorie dieses Werks fußt in dem Gedanken einer Ganzheitlichkeit, die verschiedene Ebenen betrifft. Der menschliche Körper ist eine Ganzheit, insofern die einzelnen Organe und Körperteile eng miteinander verbunden sind; Mensch und Natur sind eine Ganzheit, weil zwischen Mensch und Natur eine enge Beziehung besteht. Durch

Die Persönlichkeit vollendet sich in der Musik

dieses Werk ist die Lehre der fünf Elemente in die Medizin eingeführt und systematisch ausgelegt worden. Viele nachfolgende medizinische Klassiker sind auf der Grundlage dieses Werkes aufgebaut. Das Studium dieses Klassikers ist obligatorisch für das Erlernen der Chinesischen Medizin geworden und wird von den Studenten der Chinesischen Medizin heute genauso intensiv studiert wie vor rd. 1800 Jahren.

Es gibt in dem Werk „Der Gelbe Kaiser und die Innere Medizin" tiefgehende Auseinandersetzungen darüber, wie Musik medizinisch eingesetzt werden kann, um die körperliche und seelische Konstitution des Menschen gezielt zu beeinflussen. Harmoniestörungen im Organsystem sollen behoben werden, um Krankheiten zu heilen. Diese Therapien beziehen sich auf die inneren Organe bzw. auf die Funktionskreise, wie sie in der Chinesischen Medizin verstanden werden. Jeder Funktionskreis hat seine ganz spezifische Bedeutung für den Gesamtorganismus und darüber hinaus einen eigenen Charakter und seine eigenen Schwingungen. Die Schwingungen lassen sich zu fünf Typklassen zusammenfassen, welche wiederum den Eigenschaften der fünf Elemente jeweils entsprechen. Musiktherapie, wie sie „Der Gelbe Kaiser und die Innere Medizin" beschreibt, soll mithilfe der Erzeugung der entsprechenden Schwingungen die betreffenden Funktionskreise ansprechen und regulieren. Frühestens bis zur Entstehung dieses Werkes läßt sich die Tradition der Musik als Therapie bzw. Musik als Medizin in China wissenschaftlich exakt zurückverfolgen.

Der Musiktherapie nach den fünf Elementen steht die Musik, die bei Qigong zur therapeutischen Begleitung bzw. Ergänzung eingesetzt wird, zur Seite. Qigong ist ein eigenständiger Zweig innerhalb der Chinesischen Medizin, dessen Übungen der Beeinflussung des Qi-Energiekreislaufs in unserem Organismus dienen. Ebenso dient das Vortragen und Singen der dem Qigong eigenen Laute und Mantras dieser Beeinflussung. Dabei ist es entscheidend, auf welche Weise die Laute und Mantras gesungen werden. Es gibt ferner Versuche, durch Musik den Qi-Energiefluß in unserem Körper allgemein zu beeinflussen und damit die Wirkungen der Qigong-Übungen zu steigern. Das geht so weit, daß durch rezeptives Anhören eine ähnliche, aber deutlich geringere Wirkung stattfinden kann. Die Therapiemusik des Herrn Shi, von dem im folgenden die Rede sein wird, ist durchgehend auch unter Berücksichtigung dieses Aspekts entstanden.

Musiktherapie mithilfe elektronischer Medien ist eine Entwicklung des neuesten Datums. Diese Entwicklung befreit die chinesische Musiktherapie von der Stellung, ausschließliches Privileg des Hofes und der kulturell bevorzugten Kreise Chinas zu sein und ist dadurch allgemein zugänglich geworden. Darüber hinaus ist sie dabei, aus dem Kulturkreis, dem sie ihre Entsehung verdankt, herauszutreten, und der Bevölkerung der ganzen Welt ihren Nutzen zuteil werden zu lassen. Was in dieser Arbeit besprochen werden soll, bezieht sich auf diese neueren Entwicklungen.

In der heutigen Musiktherapie in China arbeiten Vertreter westlicher Methoden und der Methoden aus der Chinesischen Medizin Hand in Hand. Musiktherapie beschränkt sich im Westen häufig auf den psychotherapeutischen und neurologischen Bereich. Auch bei körperlichen und geistigen Behinderungen wird mit Musiktherapie gearbeitet; Methoden aus der Bewegungstherapie, rezeptiven Therapie und kreativen Therapie werden häufig angewandt. Dadurch, daß die chinesischen Kollegen zusätzlich dazu chinesische Musik und ihren Einsatz als Therapie kennen, setzen sie neben Komponisten wie Bach, Mozart u.a., auch viel chinesische Musik ein. Viele Werke aus der chinesischen Tradition sind auf Grund ihrer philosophischen Einstellung meistens beruhigend und meditativ, was die kulturell bedingte Rezeptivität der Patienten auch in der Psychotherapie gänzlich relativiert.

Chinesische Musiktherapie ist Medizin in engerem und weiteren Sinne

Die Musiktherapie, wie sie aus der chinesischen Tradition hervorgegangen ist, ist Medizin in engerem Sinne, weil sie dafür eingesetzt wird, die Qi- und Blutzirkulation im menschlichen Körper zu beeinflussen. Diese Beeinflussung dient dazu, wie bereits beschrieben, die durch Krankheit und Abschwächung gestörte Harmonie in den Funktionskreisen wiederherzustellen. Chinesische Musiktherapie ist zugleich Medizin im weiterem Sinne, denn sie ist ein sehr beliebtes Mittel zum Erhalt der vorhandenen oder wiederhergestellten Harmonie und zur Lebenspflege (chines.: yangsheng). Sie ist zudem wichtiger Bestandteil des über Jahrtausende hinweg kultivierten chinesischen Lebensstils. Was in den folgenden Abschnitten dieses Kapitels vorgestellt wird, ist in erster Linie Traditionelle Chinesische Therapiemusik nach den fünf Elementen.

Das zuerst Genannte präsentiert den Kern der chinesischen Musiktherapie, wie sie sich historisch entwickelt hat. Musik-Elektro-Akupunktur stellt eine neue Therapie in der Chinesischen Medizin dar, die eine Revolution für den traditionellen Einsatz der Chinesischen Medizin bedeutet.

Traditionelle chinesische Therapiemusik nach den fünf Elementen

Traditionelle chinesische Therapiemusik nach den fünf Elementen, die hier als ein herausragendes Beispiel der chinesischen Musiktherapie vorgestellt werden soll, ist eine Veröffentlichung vom „Chinesischen Verlag für Medizinische Tonträger und Videos". Sie wird ausdrücklich von der Chinesischen Akademie für Musiktherapie zu musiktherapeutischen Zwecken empfohlen. Es handelt sich um eine Zusammenarbeit von Musiktherapeuten, Komponisten, Philosophen, Ärzten der Chinesischen Medizin und Qigong-Meistern. Der berühmte chinesische Komponist, Musikwissenschaftler und erfahrene Musiktherapeut Shi Feng hat mit seiner Komposition den musik-medizinischen Teil des Werks „Der Gelbe Kaiser und die Innere Medizin" erfolgreich interpretiert, wobei der Weg bis dahin alles andere als eben und gerade gewesen ist. Das Kulturerbe in bezug auf die Musiktherapie ist voller Brüche, obwohl in vielen überlieferten Aufzeichnungen dokumentiert. Im Werk „Der Gelbe Kaiser und die Innere Medizin" gibt es im Zusammenhang von natürlichem Zyklus und Pathologie des Menschen beispielsweise zwar ausführliche Beschreibungen darüber, welche Qualitäten die einzelnen Tonarten der drei Sätze der Therapiemusik nach den fünf Elementen mit insgesamt fünfzehn Tonarten besitzen müssen, um den natürlichen Rhythmen und der Physiologie der Menschen zu entsprechen.

Die Dokumentation bleibt jedoch meistens auf der theoretischen Ebene und sagt nichts über die konkrete Ausgestaltung der Musik und der einzelnen Tonarten. Auch die schiftliche Fixierung der Durchführung der Therapie in konkreten Krankheitssituationen blieb den nachfolgenden Generationen überlassen. Shi Feng hat dieses zu einer seiner Aufgaben gemacht. Er unternahm tiefgehende Forschungen in überlieferten Dokumenten über Medizin und Musik und untersuchte die Koordinationsmöglichkeit der vorhandenen Musikinstrumente und Tontechnik mit der therapeutischen Absicht der überlieferten musiktherapeutischen Schriften, wobei das ästhetische Element der Musik im Sinne einer Kunst ganz weit oben stand. Seine Arbeit wurde von dem Philosophen Zhang Guangyu, dem Arzt Hao Wanshan und der Qigong-Meisterin Li Yan untermauert. Das Orchester für chinesische Musik der zentralen Musikhochschule Chinas in Beijing, eines der bekanntesten Orchester in China, setzte seinem Konzept einen glänzenden Abschlußpunkt. Seine Komposition wird mittlerweile in China sowohl im häuslichen Bereich als auch in der musik-medizinischen Praxis großer Krankenhäuser angewandt. Dieser Erfolg hat einigen jüngeren Komponisten Anregung gegeben, sich seinem Beispiel anzuschließen. Was im folgenden vorgestellt wird, bezieht sich ausschließlich auf die originalen Veröffentlichungen durch den „Chinesischen Verlag für Medizinische Tonträger und Videos", insbesondere die Kompositionen von Shi Feng.

Die Ausgangstheorie des genannten Werks besteht in der Lehre von der Einheit des Menschen mit der Natur. Im Menschen spiegeln sich die Regeln und die Schwingungen der Natur wider. Die Musik nach den fünf Elementen hat den Anspruch, die Schwingungen der Natur, die auch in uns Menschen sind, durch Musik abzubilden, um mit ihrer Hilfe unsere Harmonie zu erhalten und bei Krankheiten und Beschwerden das gestörte Gleichgewicht wiederherzustellen. Mit anderen Worten, diese Musik ist so komponiert worden, daß sie den Schwingungen der einzelnen Organe des Menschen in gesundem Zustand entspricht. Sie schwingt im Einklang mit den gesunden Organen, spricht gegebenenfalls die ungesunden Organe an und versetzt sie in einen dem gesunden Organ entsprechenden Zustand.

Durch die engstmögliche Verknüpfung von ästhetischem Gefallen mit therapeutischem Nutzen können Sie ohne jegliche Auseinandersetzungen diese Musik auch einfach geleitet durch die Intuition einsetzen. Die Erfahrung, sowohl in China als auch im Westen, zeigt, daß man tatsächlich durch Intuition die passende Tonart zur betreffenden Tageszeit oder den betreffenden Beschwerden finden kann. Dennoch möchten wir Ihnen die theoretische Grundlage dieses Konzeptes nicht verschweigen. Außerdem ist es für Therapeuten sehr wichtig, die theoretische Grundlage der chinesischen Musiktherapie und die Diagnostik der Chinesischen Medizin zu kennen, um mit dieser Therapie anderen zu helfen.

> **Die Musik nach den fünf Elementen schwingt im Einklang mit den gesunden Organen**

Yin und Yang, DIE Grundbegriffe im chinesischen Denken überhaupt

Unter Yin und Yang versteht man die zwei gegensätzlichen Aspekte eines Objekts oder eines Phänomens. Sie widersprechen sich, ergänzen sich und sind gegenseitig abhängig. Ihnen werden auszugsweise Charaktereigenschaften zugeschrieben, wie sie in der folgenden Tabelle nachzulesen sind.

Die Lehre wird ebenso auf den Menschen angewandt. Die Meridiane unterscheiden sich in Yin und Yang, entsprechend die inneren Organe bzw. Funktionskreise, die durch die Meridiane mit der Umwelt verbunden sind, ferner die pathologischen Erscheinungen und die Konstitutionen.

YIN	YANG
Ruhe	Bewegung
Kälte	Hitze
unten	oben
innen	außen
Dunkelheit	Helligkeit
Asthenie	Sthenie
Hemmung	Aufregung
Langsamkeit	Schnelligkeit
Materielles	Immaterielles

Tab. 1: *Eigenschaften von Yin und Yang (Auszug)*

Relativität der Verhältnisse zwischen Yin und Yang

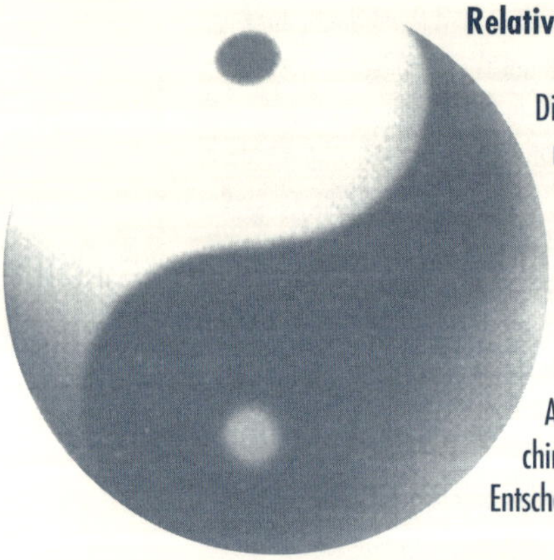

Die Zugehörigkeit einer Sache zu Yin oder Yang ist eine relative; Yin und Yang sind als nicht absolut zu verstehen.

Abb.1: *Das Taiji-Zeichen, im Westen auch Yin-Yang-Zeichen genannt*

Im Yin gibt es Yang; in Yang gibt es Yin, die Grenze ist fließend. Innerhalb des einen Aspekts kann man wiederum Yin und Yang unterscheiden. Diese Unterscheidung ist für die chinesische Musiktherapie nach den fünf Elementen sehr wichtig, weil daraus die Entscheidung, ob die sedierende oder die tonisierende Kombination eingesetzt werden soll, folgt.

Die fünf Elemente

Die fünf Wandlungsphasen manifestieren sich in Substanzen

Die Fünf-Elemente-Lehre ist nach der Lehre von Yin und Yang ein im Westen mittlerweile feststehender Begriff geworden. Holz, Feuer, Erde, Metall und Wasser sieht man im chinesischen Denken als materielle Grundlage für die Wandlungen von Yin und Yang, obwohl die fünf Elemente selbst immateriell und abstrakt zu denken sind. Die fünf Wandlungsphasen manifestieren sich in den Substanzen. Die Veränderung des Verhältnisses von Yin und Yang unter den fünf Elementen ist Ursprung für alles Werden, Sein und Vergehen.

Die Bedeutung der Lehre von den fünf Elementen

Auf Chinesisch werden die fünf Elemente bzw. Wandlungsphasen durch den Begriff „wuxing" bezeichnet. „Wu" bedeutet die fünf Elemente Holz, Feuer, Erde, Metall und Wasser. Dabei bezeichnet der Begriff nicht die Substanzen selbst, sondern die Eigenschaften und den Charakter, welche diese Substanzen besitzen. Oft denkt man dabei gar nicht an die Substanzen selbst. Beispielsweise denkt man bei dem Element Wasser an Ruhe, Speicherung, Dunkelheit, die materielle Qi-Energie usw. Man denkt eben nicht an den Stoff, der chemisch aus dem ersten Element des Periodensystems der Elemente (in westlichem, wissenschaftlichen Sinne) und dem achten zusammengesetzt ist und durch die Formel H_2O bezeichnet wird. Man denkt auch nicht zwangsläufig an das kühle, nasse Element, das bei Regen vom Himmel regnet oder bei der Morgentoilette unentbehrlich ist. Z.B. ist die dem Wasser zugeordnete Farbe daher das Schwarze, welches besser die Eigenschaften Ruhe, Speicherung und Dunkelheit darstellt als das Blaue, welches als Farbe des konkreten Stoffes Wassers allgemein anerkannt wird. Aus diesem Grund würde kein chinesischer Arzt auf die Idee verfallen, Beschwerden im Nierenfunktionskreis, der dem Wasser zugeordnet ist, so zu behandeln, indem er dem Patienten Wasser zuführt oder abnimmt. Es hindert jedoch nichts daran, von einem Yin- oder Yang-Mangel im Wasserkreislauf anstelle im Nierenfunktionskreis zu sprechen. Es hindert auch nicht daran, Jahreszeiten oder Funktionskreise mit den Namen der entsprechenden Tonarten der chinesischen Musiktherapie zu bezeichnen.

Der zweite Teil des Begriffs „wuxing" bedeutet Wandlung oder Wandlungsphase bzw. Bewegung und Veränderung. „xing" zeigt das Verhältnis und den gegenseitigen Einfluß, den die fünf Elemente untereinander besitzen, an. Insofern läßt sich unschwer feststellen, daß die deutsche Bezeichnung „Fünf Elemente" für den betreffenden Sachverhalt eine stark vereinfachte und auch reduktive Übersetzung ist. Um uns der Konvention anzuschließen und keine neuen Begriffe mehr zu schaffen, übernehmen wir trotzdem die Bezeichnung „Fünf Elemente", mit dem Hinweis darauf, daß damit nicht die materiellen Substanzen gemeint sind, sondern mehr als nur die fünf Substanzen für sich. Die Anwendung der Lehre von den fünf Elementen besteht in der Chinesischen Medizin in der Zuordnung des Menschen zu verschiedenen

Kategorien von Naturphänomenen sowie des menschlichen Körpers und seiner Gewebe und Organe zu seiner natürlichen Umwelt. Ferner dient die Fünf-Elemente-Lehre als Richtlinie in der medizinischen Praxis, d.h. der Diagnose und Behandlung von Krankheiten.

Der Mensch ist ein Bestandteil der Natur, und die natürliche Umwelt, z.B. Wetterwechsel oder unterschiedliche geographische Bedingungen, beeinflußt seine physiologischen Aktivitäten. In dieser Tatsache manifestiert sich die Abhängigkeit von der Umwelt genauso wie seine Anpassungsfähigkeit an sie. Dieses nennt man die „Übereinstimmung von Mensch und Natur". Die Physiologie und Pathologie der Organe und der Gewebe hängt in wesentlichen Punkten von der natürlichen Umwelt ab. Die folgende Tabelle zeigt die fünf Kategorien von Dingen und Phänomenen entsprechend der Einteilung nach der Lehre von den fünf Elementen.

5 Elemente	Holz	Feuer	Erde	Metall	Wasser
5 Jahreszeiten	Frühling	Sommer	Spätsommer	Herbst	Winter
5 Tageszeiten	Morgen	Mittag	Nachmittag	Abend	Nacht
5 Tonarten	jue	zhi	gong	shang	yu
5 Farben	Grün	Rot	Gelb	Weiß	Schwarz
5 Wandlungsphasen	Keimen	Wachstum	Wandlung	Ernte	Speicherung
5 Geschmäcker	Säure	Bitterkeit	Süße	Schärfe	Salze
5 Witterungen	Wind	Hitze	Feuchtigkeit	Trockenheit	Kälte
5 Richtungen	Osten	Süden	Mitte	Westen	Norden
5 Yin-Organe	Leber	Herz	Milz	Lungen	Nieren
5 Yang-Organe	Gallenblase	Dünndarm	Magen	Dickdarm	Blase
5 Sinnesorgane	Augen	Zunge	Mund	Nase	Ohren
5 Körperbestandteile	Sehnen	Gefäße	Fleisch	Haut/Haar	Knochen
5 Gemütszustände	Zorn	Freude	Kummer	Trauer	Angst
5 Stimmfärbungen	Rufen	Lachen	Singen	Weinen	Stöhnen

Tab.2: *Einteilung der Dinge und Phänomene nach der Fünf-Elemente-Lehre*

Zyklen der fünf Elemente

Dic fünf Elemente stehen in verschiedenen Verhältnissen zueinander. Diese bezeichnet man als Zyklen und unterteilt sie in erzeugende und steuernde. Der erzeugende Zyklus wird auch als hervorbringender oder fördernder Zyklus bezeichnet und drückt sich in der folgenden Reihenfolge aus: Holz ➤ Feuer ➤ Erde ➤ Metall ➤ Wasser ➤ Holz usw. Dieser Zyklus läßt sich insofern leicht verstehen, als das Aufwachen oder Keimen das Hochsteigen bzw. das Wachstum ermöglicht, und das Gewachsene die Stabilisierung und Wandlung sinnvoll nach sich zieht usw. In der musik-medizinischen Praxis geht es zwar sehr viel differenzierter, aber grundsätzlich nach eben diesem Prinzip voran. So in dem Werk „Der Gelbe Kaiser und die Innere Medizin": *„Das sedierende gong fördert das Lungen-Yin; das tonisierende shang fördert das Nieren-Yang; das sedierende yu fördert das Leber-Yin; das tonisierende jue fördert das Herz-Yang; das sedierende zhi fördert das Milz-Yin."*

Der steuernde Zyklus wird auch als unterdrückender oder kontrollierender Zyklus bezeichnet und drückt sich in der folgenden Reihenfolge aus: Holz ➤ Erde ➤ Wasser ➤ Feuer ➤ Metall ➤ Holz usw. Erfahrene Ärzte der Chinesischen Medizin nutzen diesen Zyklus in der Praxis genauso häufig wie den zuvor genannten. Ein Beispiel aus der Chinesischen Musiktherapie nach den fünf Elementen ist das folgende: Innere Unruhe, Schlaflosigkeit und Nervosität sind typische Symptome der Überaktivität des Herz-Yang (Herzfeuer), welche durch Mangel an Herz-Yin oder durch krankheitserregende Hitzeeinwirkung von außen entstanden sind. Die beschriebenen Symptome können mit der Tonart yu, welche dem Element Wasser zugeschrieben wird, geheilt oder zumindest gelindert werden.

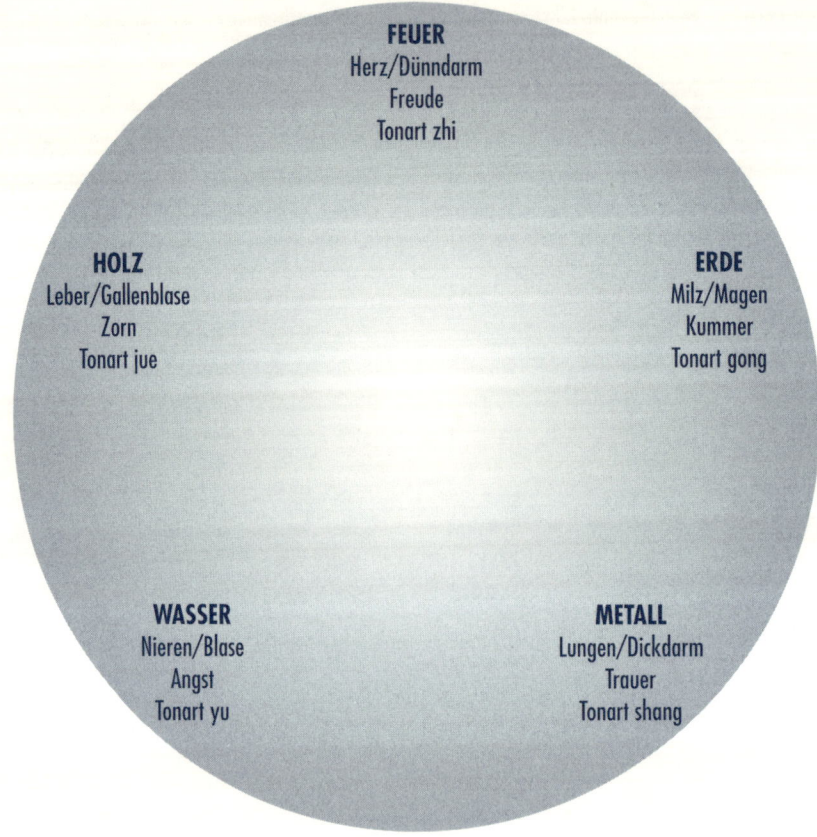

Abb.2: *Der hervorbringende und der steuernde Zyklus der fünf Elemente*

Erzeugung und Steuerung sind physiologisch. Nur durch gegenseitige Erzeugung und Steuerung bleiben die fünf Elemente in einer Harmonie. Befindlichkeitsstörungen und Krankheiten entstehen dann, wenn durch äußerliche oder innere Einflüsse (z.B. Kälte oder Angst) eine Übersteuerung (Übertreibung) oder Gegensteuerung (Überwindung der Unterdrückung) eines Elements stattfindet. Eine Übersteuerung bzw. Gegensteuerung eines Elements führt dazu, daß der Körper das Gleichgewicht nicht mehr selbst wiederherstellen kann. In diesem Fall sind Übersteuerung und Gegensteuerung pathologisch.

Die Fünf-Elemente-Lehre, die sich durch das Werk „Der Gelbe Kaiser und die Innere Medizin" als eine Grundtheorie der Chinesischen Medizin konstituiert hat, wird in der Chinesischen Medizin dazu eingesetzt, um eine Behandlung einzuleiten. Aber nicht nur in der Behandlung spielt die Fünf-Elemente-Lehre eine tragende Rolle, sondern auch, um die Ätiologie und den Mechanismus von Krankheiten zu erklären.

Wenn Sie bis zu dieser Stelle gelesen haben, mögen Sie schon eine grobe Vorstellung über die Fünf-Elemente-Lehre gewonnen haben und zudem möglicherweise den Eindruck, das Ganze sei ein spekulatives Hirngespinst. Diesem Eindruck wollen wir hier nicht widersprechen, denn die Natur ist eben der ewige Gegenstand der Philosophie und damit auch der Spekulation. Wenn Sie sich intensiv mit der theoretischen Grundlage der Chinesischen Medizin beschäftigt haben und sowohl das Meridiansystem als auch die chinesische Diagnostik tiefer erfaßt haben, so ist Ihr Eindruck sicher ein ganz anderer. Sie werden nachvollziehen können, warum nicht wenige Menschen die Chinesische Medizin eine Erfahrungswissenschaft nennen.

Den Protagonisten der Chinesischen Medizin geht es nicht darum, ob die Chinesische Medizin im Westen anerkannt wird oder nicht. Auch wenn sie von der Wissenschaft als Aberglaube abgetan werden würde, so würde sie auf ihre Art versuchen, die Verbindung zwischen Mensch und Natur aufzuweisen. Ohne den Respekt für eine himmlische Berufung würde die Entstehung eines solchen medizinischen Werks, wie es „Der Gelbe Kaiser und die Innere Medizin" darstellt, undenkbar sein. An dieser Stelle angelangt, könnte man sich wiederum die Frage vorlegen, ob Chinesische Musiktherapie nach den fünf Elementen auf ein theoretisches Schema aufbauend komponiert wird oder auf der Grundlage von klinischen Erfahrungen aufgebaut wird. Diese Frage kann man in beiderlei Hinsicht mit ja beantworten, einfach deswegen, weil die Theorie, auf der sie basiert, durch zweitausendjährige medizinische Praxis von unzähligen Medizinern immer und immer wieder bestätigt worden ist. Darüber hinaus hat Herr Shi, von dem im folgenden noch ausführlich die Rede sein wird, seine Kompositionen aufgrund der langjährigen klinischen Erfahrung als Musiktherapeut und darüber hinaus in Zusammenarbeit mit praktizierenden Ärzten vollendet. Aus diesem Grund dürfen wir hier theoretisch bleiben, ohne befürchten zu müssen, die Praxis aus dem Auge zu verlieren.

Über die drei verschiedenen Sätze von Tonarten nach den fünf Elementen

Störungen der Harmonie werden in der Chinesischen Medizin in Mangel und Überfluß, bzw. Leere und Fülle unterschieden. Der Mangel bzw. der Leere-Zustand zeigt sich meistens durch langfristige und chronische Symptome an, während Überfluß bzw. Fülle-Zustand sich meistens durch kurzfristige und akute Symptome zeigen. Sie lassen sich alle durch eine Diagnose exakt feststellen und entsprechend differenziert sich auch die Therapiemusik. Im Falle von Mangel oder Leere setzt man tonisierende Tonarten ein, während im Falle von Überfluß oder Fülle sedierende Tonarten zweckmäßig sind. Die harmonisierenden Tonarten können in beiden Fällen eingesetzt werden. Letzteres gilt insofern, als in der erzeugenden Reihenfolge der fünf Elemente bzw. der fünf Tonarten das jeweilige vordere Element zur Tonisierung eingesetzt wird, während die jeweilige nachfolgende Tonart für die Sedierung sinnvoll ist.

Es geht nicht darum, ob Chinesische Medizin im Westen anerkannt wird oder nicht

Hierzu ein Beispiel: Bei einem Fülle-Zustand des Milz-Funktionskreises wird aus dem harmonisierenden Satz die Tonart gong mit der Tonart shang kombiniert, während bei einem Leere-Zustand die Tonart gong mit der Tonart zhi kombiniert werden soll. Erfahrene chinesische Musiktherapeuten können analog zu den drei Sätzen insgesamt fünfzehn Tonarten als der Lehre nach den fünf Elementen entsprechende Musikpräparate je nach individueller Konstitution und dem Krankheitsbild des Patienten kombinieren. So sollte es ein Arzt, Heilpraktiker oder sonstiger Behandler auch im Westen können. Für Selbstbehandler ohne viel Vorkenntnisse über die Theorie der Chinesischen Medizin ist es empfehlenswert, sich zuerst mit dem harmonisierenden Satz zu beschäftigen. Die Komposition von Shi Feng ist ein in jeder Hinsicht gelungenes Mittel zum Einsatz bei harmonisierenden und sedierenden Erfordernissen der Therapie.

Über die fünf Tonarten

Chinesische Musik legt sehr viel Wert auf die fünf ganzen Töne auf der Zwölfton-Tonleiter. Die Zwölfton-Tonleiter umfaßt zwölf Halbtonschritte und läßt sich in musikhistorischen Aufzeichnungen bis zur Zeit Kongzis vor 2200 Jahren zurückverfolgen. Die Auswahl der fünf Töne auf der Tonleiter ist nach Ansicht der chinesischen Kultur gewachsen. Sie entspricht sowohl der Physiologie als auch dem ästhetischen Sinn des Menschen. Die Komposition von Shi Feng setzt jeweils einen dieser fünf Töne ins Zentrum der einzelnen Tonart und benennt die Tonart entsprechend mit den Namen der Töne jue, zhi, gong, shang und yu. Durch die Umsetzung seiner musiktherapeutischen Erkenntnisse und seiner sehr hohen musikalischen Ansprüche sowie durch die Anwendung der traditionellen Instrumente ist seine Komposition zum Erfolg – ohne in einer Kultur begrenzt zu sein – bestimmt.

Für die unzähligen Autoren, die an dem erfolgreichsten Klassiker der Chinesischen Medizin gearbeitet haben, ist es Voraussetzung, daß Menschen in engem Zusammenhang mit der Natur stehen. Für sie ist die Kennzeichnung bzw. Charakterisierung der Jahreszeiten durch die entsprechenden Töne selbstverständlich. Ebenso selbstverständlich ist ihnen die Tatsache der Beeinflussung der fünf Elemente durch die Musik der entsprechenden Tonarten. Auch betrachtet man innerhalb dieser Philosophie die Musik nach den fünf Elementen nicht isoliert von dem großen himmlischen Kreislauf der Natur und auch nicht von dem kleinen himmlischen Kreislauf im Menschen.

In dem natürlichen Zyklus der Jahreszeiten kennen wir Frühling, Sommer, Herbst und Winter. Dazu kommt als Zeit des Wandels und der Mitte der Spätsommer. Im Frühling ist der Wind sanft und die Witterung mild, Pflanzen keimen, Wurzeln und Äste strecken sich in die Höhe, Tiefe und Weite. Alles Leben erwacht; die Farbe dieser Jahreszeit ist selbstverständlich Grün. Dieses Bild entspricht den Eigenschaften des Entfaltens und Ausströmens, die durch das Element Holz dargestellt wird. Im menschlichen Körper bilden die fünf Yin-Organe und die fünf Yang-Organe die organische Grundlage des Lebens. Die fünf Yin- und die fünf Yang-Organe stehen in engem Zusammenhang mit den fünf Gemütszuständen. Dabei ist es wichtig zu sehen, daß die Bedeutung der Organe im Denken der Chinesischen Medizin nicht auf den anatomischen Bau der Organe selbst beschränkt ist.

Die Tonart jue löst Stauungen im Leber-Qi auf und stärkt die Funktionen des Herzens

In der Chinesischen Medizin wird in erster Linie die Funktion der entsprechenden Organe in Betracht gezogen, weswegen man auch von einem Funktionskreis spricht. Diese Organe bilden fünf große Funktionskreise (jeweils ein Yin- und ein Yang-Funktionskreis werden zu einem großen zusammengefaßt) und arbeiten, jeder mit seinen eigenen Schwingungen, in einem harmonischen Einklang miteinander. Der Leber-Funktionskreis bildet in dieser Harmonie den Klang des Erwachens und Ausströmens. Er sorgt für den harmonischen Fluß von Qi-Energie im Körper und speichert das Blut. Er ist durch die Augen mit der Außenwelt verbunden, sorgt für die Sehnen und manifestiert sich in Händen und Füßen. Zusammen mit dem Funktionskreis Gallenblase bildet er Außen und Innen des umfassenden Funktionskreises. Tonart jue entspricht in der Therapiemusik nach den fünf Elementen der Melodie des Frühlings und ist für das Gebären bzw. Keimen zuständig. Die Wirkung erfolgt über Leber und Gallenblase. Der Zorn und die Aggression, sei es ausgelassen oder zurückgehalten, ist therapeutisch zu berücksichtigen. Die Tonart jue fördert das Entfalten der Qi-Energie im ganzen Körper und reguliert die Zirkulation von Leber und Gallenblase, indem sie Stauungen im Leber-Qi auflöst, die Funktion des Herzens stärkt, Stauungen im Milz-Qi auflöst und die Magenfunktion harmonisiert. Folgende Symptome werden diesen Konstitutionen entsprechen: Druck im Brustkorb, Sodbrennen, Magenschmerzen und Durchfall, Impotenz, anomale Regelblutung, Appetitlosigkeit, Angst, Schreckhaftigkeit, Depressionen, Unruhe und leichte Reizbarkeit. Bei einer allgemeinen Leberschwäche soll diese Tonart intensiv eingesetzt werden, möglicherweise ergänzt durch die Tonarten zhi, shang und yu. Mit dieser Frühlingskombination kann man sich auch unabhängig von therapeutischen Zwecken ruhig in ein neues Jahr einstimmen lassen.

Der Sommer ist heiß; alles Leben befindet sich im Gedeihen und im Aufschwung. Die Eigenschaften von Wachstum und Aufstieg des Elements Feuer sowie der Farbe Rot gelten hier als die treffenden Symbole. Bei dem Menschen ist der Herzfunktionskreis dem Feuer zugeordnet. Er sorgt für den Antrieb der Blutzirkulation in den Gefäßen und bildet die substanzielle Basis für die Ausstrahlung des Menschen sowie für seine geistigen Tätigkeiten wie Bewußtsein und Denken. Er manifestiert sich im Gesicht und ist durch die Zunge mit der Außenwelt verbunden. Der Schweiß ist als Sekret dem Funktionskreis Herz zugeordnet. Zusammen mit dem Funktionskreis Dünndarm bildet er ein abgeschlossenes System von Außen und Innen.

Bei der Betrachtung sollen die Gemütszustände der Freude und der Lust bzw. Lustlosigkeit mitberücksichtigt werden. Tonart zhi ist die Melodie des Sommers und damit des Herzfunktionskreises. Die Resonanzen wirken in erster Linie auf die Funktionskreise Herz und Dünndarm und fördern das Aufsteigen der Qi-Energie im ganzen Körper. Tonart zhi reguliert die Herzfunktion, fördert die Milz- und Magenfunktionen und wirkt daher auch positiv auf die Lungenfunktion. Bei folgenden Symptomen kann man diese Tonart für therapeutische Zwecke in Betracht ziehen: Unterfunktion der Herz- und der Milzfunktionen, mangelnde Verdauungsfunktion, Senkung der inneren Organe, häufige Geistesabwesenheit, Lustlosigkeit, Palpitation, Druck im Brustkorb, Kurzatmigkeit und Kältegefühl an Händen und Füßen. Bei einer allgemeinen Herzschwäche soll diese Tonart intensiv eingesetzt werden, möglicherweise durch Ergänzung mit den Tonarten gong, yu und jue. Diese Kombination, Sommerkombination genannt, ist in der entsprechenden Jahreszeit auch ohne Krankheitssymptome angenehm in der Wirkung.

Der Spätsommer ist heiß und feucht. Er bietet die beste Bedingung, daß sich Blüten zu Samen wandeln und aus dünnen Wurzeln Knollen entstehen. Die Mitte des Tages ist auch die beste Zeit, die am Vormittag entstandenen Ideen in die Tat umzusetzen. Diese Mitte gilt als das stabilisierende Moment insofern, als das Ausströmen und der Aufschwung der Energien nicht ins Uferlose gerichtet werden sollen, sondern sich in eine andere Form umwandeln sollten. Die Eigenschaften von Wandel und Stabilisierung kommen hier zur vollsten Ausprägung. Es läßt sich gut erklären, warum China sich Reich der Mitte nennt, und warum die Philosophie der goldenen Mitte die Kontinuität der chinesischen Kultur als einzige in der Welt über einen so großen Zeitraum ermöglicht hat, ferner warum die kaiserliche Farbe in dieser Kultur die gleiche ist wie die dem Element Erde zugeordnete Farbe, nämlich Gelb. In der Mitte des kleinen himmlischen Kreislaufs befindet sich beim Menschen der Milzfunktionskreis, der dem Element Erde zugeschrieben wird. Dieser Funktionskreis gilt als Produzent von Qi-Energie und Blut. Er sorgt für Verwertung, Aufnahme und Transport der Nahrungsessenz und kontrolliert die Durchblutung im Körper. Kontrolle heißt Erhaltung des Blutes in den Gefäßen, d.h. Vermeidung von Verlust durch Extravasation.

Tonart gong ist die Melodie des Spät- sommers und wirkt über Milz und Magen

Der Funktionskreis der Milz ist für die Muskulatur und die Beweglichkeit der vier Glieder zuständig, ist durch den Mund mit der Außenwelt verbunden und manifestiert sich in den Lippen. Zusammen mit dem Magenfunktionskreis bildet er ein abgeschlossenes System von Innen und Außen. Dem Funktionskreis Magen werden Aufnahme und Verdauung von Nahrungsmitteln zugeschrieben. Der Kummer ist der psychologische Aspekt dieses Funktionskreises. Tonart gong, die den Eigenschaften des Elements Erde durch ihre speziellen Schwingungen entspricht, ist die Melodie des Spätsommers. Sie wirkt in erster Linie auf den mittleren Erwärmer des menschlichen Körpers über die Funktionskreise Milz und Magen. Sie stabilisiert den Qi-Energiefluß im ganzen Körper und reguliert die Steigung und Senkung des Milz-Qi sowie des Magen-Qi, wobei sie das Lungen-Qi tonisiert und den Fluß des Nieren-qi unterstützt. Sie ist angezeigt bei Leere bzw. Schwäche der Milz- und Magenfunktionen, sowie bei Dysfunktionen des Steigens und Sinkens von innerem Qi. Sie kann bei folgenden Symptomen empfohlen werden: Verdauungsschwäche, Übelkeit, Erbrechen und Durchfall; Völlegefühl, starkem Gewichtsverlust und Abgeschlagenheit; Nervenschwäche und Schlaflosigkeit; Schwäche der Lungen und Kurzatmigkeit sowie Schwierigkeiten beim Wasserlassen. Bei einer allgemeinen Schwäche des Milzfunktionskreises soll diese Tonart intensiv eingesetzt werden, möglicherweise ergänzt durch die Tonarten shang, jue und zhi. Diese Kombination kann auch dem Ablauf des Jahres entsprechend sehr gut im Spätsommer zur Geltung kommen.

Mit dem Herbst beginnt es kühl zu werden. Die Blumen verblühen, die Blätter werden gelb und braun und fallen von den Bäumen. Samen bilden sich voll und fest aus, die Ernte wird gefeiert. Nährstoffe ziehen sich nach innen und nach unten zurück und verdichten sich. Die Eigenschaften des Zurückziehens und des Verdichtens kennzeichnen sehr treffend das Element Metall. Bei uns Menschen ist der Lungenfunktionskreis dem Element Metall zugeordnet. Er gilt als der Herrscher der Qi-Energie im ganzen Körper. Er sorgt durch den Atem für den Austausch zwischen der körpereigenen Qi-

Energie und derjenigen der Außenwelt und organisiert die Verteilung von Qi-Energie, Blut und Körpersäften im ganzen Körper. Dabei wird substanzielle Qi-Energie der oberen Organe nach unten und innen und substanzielle Qi-Energie der unteren Organe nach oben und außen geführt. Gesunde Haut und glänzende kräftige Haare hängen hauptsächlich von einem gesunden Lungenfunktionskreis ab.

Es ist kein Zufall, daß viele Hautkrankheiten durch Umweltverschmutzung verursacht werden und durch Harmonisierung der Lungen- und Dickdarmfunktion wieder geheilt werden können. Der Lungenfunktionskreis ist durch die Nase mit der Außenwelt verbunden und bildet zusammen mit dem Dickdarmfunktionskreis einen abgeschlossenen Funktionskreis von Yin und Yang. Tonart shang steht für den Klang des Metalls und ist die Melodie des Herbstes. Die Wirkung erfolgt über die Funktionskreise Lunge und Dickdarm. Diese Tonart fördert den Rückzug der Energie im ganzen Körper und reguliert insbesondere das Ausströmen und den Rückzug des Lungen-Qi, wobei sie die Nierenfunktion schont und die Leberfunktion unterstützt. Sie ist angezeigt zur Vorbeugung und Behandlung von übermäßig hohem Energieverbrauch sowohl im physischen als auch im psychischen Sinne. Bei folgenden Symptomen ist die Tonart shang sehr empfohlen: spontane Schweißausbrüche und Nachtschweiß; Husten und Kurzatmigkeit sowie Schwindel; Unruhe, Reizbarkeit und übermäßige Melancholie. Bei einer allgemeinen Schwäche des Lungenfunktionskreises soll diese Tonart intensiv eingesetzt werden, möglicherweise ergänzt durch die Tonarten yu, zhi und gong. Diese Kombination ist allgemein im Herbst förderlich.

Tonart shang fördert den Rückzug der Energie im ganzen Körper und reguliert das Ausströmen des Lungen-Qi

Der Winter ist die kälteste Zeit des Jahres. Pflanzen sind verwelkt und Samen in der Tiefe verborgen. Alles Leben verschließt sich und ruht. Das Verhalten von Sinken und Ruhen dieser Jahreszeit entspricht dem Element Wasser. Bei der Farbe Schwarz kann man Entsprechendes assoziieren. Die zugeordneten Funktionskreise im menschlichen Körper sind die der Niere und der Blase. Der Nierenfunktionskreis, der Lebensessenz speichert, ist zugleich für die Sexualität und die Reproduktionsfähigkeit des Menschen, sowie für das Wachstum und die körperliche und geistige Entwicklung zuständig. Er reguliert den Austausch von Flüssigkeiten im Körper und nimmt das Atem-Qi, das die Lunge aus der Atemluft filtert, auf und speichert es. Knochen, Knochenmark und Gehirn hängen unmittelbar von ihm ab, und er ist durch Ohren, Geschlechtsorgane und After mit der Außenwelt verbunden. Das seelische Moment dieses Funktionskreises ist der Gemütszustand der Angst. Die dem Winter zugeordnete Tonart yu der Therapiemusik nach den fünf Elementen bringt uns Ruhe und Geborgenheit. Die Wirkung erfolgt über die Funktionskreise der Nieren und der Harnblase. Die Tonart yu fördert das Absinken der Qi-Energie im gesamten Körper und die Speicherung der Lebensessenz durch den Nierenfunktionskreis, wobei sie das Leber-Yin tonisiert und Herz-Hitze kühlt. Ein Ausschnitt aus der Indikationsliste für diese Tonart: Husten und Übelkeit, Infektionen aufgrund von Leere und Hitze, Unruhe und Schlafstörungen, Schwäche und Mattigkeit in Kreuz und in den Beinen, Impotenz, vorzeitiger Samenerguß aufgrund einer Nierenschwäche, sowie spärlicher und dunkel eingefärbter Urinfluß. Die Tonart yu läßt sich zur allgemeinen Harmonisierung der Nierenfunktion mit den Tonarten gong, shang und yu günstig kombinieren. Ferner kann man diese Kombination zur Lebenspflege im Winter regelmäßig einsetzen.

Begleitung bei Qigong-Übungen

Die hier vorgestellte Musik, die auf demselben Fundament aufbaut wie Qigong, beeinflußt genauso die Zirkulation der Qi-Energie im Körper und bewirkt damit mehr oder weniger den Effekt von Qigong-Übungen. Daraus versteht sich, daß sie auch bei Qigong-Übungen als Begleitung eingesetzt werden kann. Die Auswahl der Tonarten kann dem Übenden selbst überlassen werden. Im großen und ganzen kann man sich an folgende Richtlinien halten: Die Tonarten jue und zhi eignen sich von ihren Schwingungen her besonders gut für bewegtes Qigong. Sie fördern das Aufsteigen und Zirkulieren der Qi-Energie in den Meridianen. Die Tonart gong stabilisiert den Fluß des Blutes sowie der Qi-Energie und bereitet den Übergang in den Ruhezustand vor. Die Tonarten shang und yu sind qualifiziert für den Einsatz bei meditativem bzw. stillem

Qigong. Sie fördern nämlich die Ansammlung und Speicherung von Qi-Energie sowie die Entwicklung von Essenz-Qi und den Aufbau von dem unteren Zinnoberfeld dantian.

Das Beispiel der Begleitung zu Qigong-Übungen läßt sich auch sehr gut auf geistige Tätigkeiten wie Lernen und kreatives Arbeiten übertragen. Man kann sich in diesem Fall an den Eigenschaften der fünf Tonarten und am eigenen körperlichen und geistigen Zustand orientieren. Tonart jue erfrischt und motiviert; sie eignet sich zur Einstimmung in die Arbeit. Tonart zhi aktiviert und fördert die Leistungsfähigkeit; sie eignet sich zudem für den Einsatz bei Konzentrationsschwäche. Tonart gong wirkt stabilisierend und fördert die Vertiefung in ein bestimmtes Thema bzw. einen bestimmten Bereich. Tonart shang bildet ein Gegengewicht und kann zur Verhinderung einer Überaktivierung eingesetzt werden. Tonart yu entspannt und beruhigt. Sie ist geeignet für den Abbau von Streß und ermöglicht einen leichten und schnellen Übergang in den Ruhezustand und fördert einen festen Schlaf. Mithilfe der Therapiemusik nach den fünf Elementen kann man eine außerordentliche Steigerung der Leistung erreichen, indem der gesamte Organismus harmonisiert und die Funktionskreise, eingeschlossen die Organe, gepflegt werden.

Resumee

Es wäre nicht ganz unverständlich, wenn mancher bei den Worten „traditionell" und „chinesisch" Bedenken an eine mögliche kulturelle Gebundenheit bekommt. Kulturen haben uns Menschen Verständigungsmöglichkeiten geschaffen, die räumliche und zeitliche Entfernungen überbrücken. Sie haben uns gleichzeitig auch Grenzen gesetzt. Die Musik läßt sich aber nicht durch Grenzen einschränken, insbesondere nicht die von Shi Feng, die sich auf das Ursprüngliche und Natürliche bezieht. Ihr Erfolg in Europa und auch Amerika ist ein klarer Beweis hierfür.

Für einen Chinesen ist derjenige sein bester Freund, der seine Musik versteht. Diesen nennt man „zhiyin". "Zhi" bedeutet verstehen oder begreifen. „Yin" ist die Musik. Shi Feng hat so gesehen viele Freunde mit seiner Musik auch in der abendländischen Kultur gewonnen.

Die Traditionelle Chinesische Therapiemusik nach den fünf Elementen ist eine speziell für medizinische und gesundheitliche Zwecke konzipierte und komponierte Musik, wobei der musikalisch künstlerische Anspruch nicht hoch genug eingeschätzt werden kann. Zum einen möchte sie uns helfen, Krankheiten vorzubeugen und zu heilen, bevor wir zu starken chemischen Substanzen als Medikamente greifen, und zum anderen solche komplexe Befindlichkeitsstörungen beseitigen, bei denen diese Medikamente sowieso nicht greifen. Sie ist ein wunderbares Mittel, aber kein Wundermittel. Sie hat nicht den Anspruch, Medikamente und andere Therapieformen ganz und gar zu ersetzen oder abzuschaffen. Es ist ratsam, beides kennenzulernen und die Musiktherapie intensiv da einzusetzen, wo die Einnahme von Medikamenten und andere Eingriffe unerwünschte Nebeneffekte mit sich bringen. Auch chinesische Musiktherapeuten arbeiten bei Bedarf parallel oder in Kombination mit anderen Therapieformen. Die Musik-Elektro-Akupunktur ist ein gutes Beispiel für die Kombination von Musiktherapie mit anderen Therapieformen.

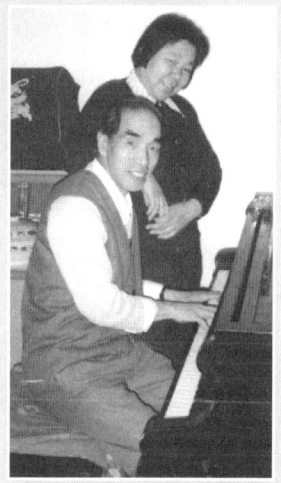

Shi Feng wurde 1931 in Pujiang, Provinz Zhejiang, geboren. Er studierte an der Musikhochschule Shanghai, wo er 1953 abschloß. Anschließend arbeitete er als Musiker, Dirigent und Komponist, zuerst für das Theater, später für Filmstudios. Seit den 70er Jahren führte er Untersuchungen der verschiedenen Notationssysteme für Musik durch, die zu der Entwicklung einer kombinierten Graphik-Notation mit audio-visuellem Effekt führten. Für diese Erfindung wurde er 1991 von der Internationalen Gesellschaft für Moderne Notation ausgezeichnet. Seit Anfang der 80er Jahre setzt er sich intensiv mit den therapeutischen Wirkungen von Musik auseinander und arbeitet in zwei Beijinger Krankenhäusern als musiktherapeutischer Berater. Diese Aufgabe erfüllt er sowohl im Bereich der Physiotherapie mithilfe der Musiktherapie als auch im Bereich der Psychotherapie mit Musiktherapie.

Die harmonisierenden Tonarten der Traditionellen Chinesischen Therapiemusik nach den fünf Elementen entstanden auf der Grundlage seiner Forschungen der klassischen medizinischen Werke, seiner Erfahrungen als Musiktherapeut und seiner musikwissenschaftlichen Forschungen. Seine Interpretation der Musik nach den fünf Elementen hat die Ambition, diese mit modernen musikwissenschaftlichen Errungenschaften und heutiger musiktherapeutischer Praxis in Verbindung zu bringen und sie dadurch der Mystik der Antike zu entreißen. Neben der o.g. Komposition hat er noch eine Reihe anderer Musikstücke, sowohl für die Musik-Elektro-Akupunktur als auch für die psychische Regulierung und zur Begleitung und Unterstützung von Akupressur, Gymnastik zur Lebenspflege u.a. geschrieben. Buchveröffentlichungen: „Musik und Gesundheit", „Die Welt der Musik", „Vögel und Musik" und diverse Artikel in chinesischen Fachzeitschriften.

Dieser Aufsatz wird in Vol. II mit einem Abriß über die Musik-Elektro-Akupunktur fortgesetzt.

Literatur:

Shi Feng: *Musik und Gesundheit* (Chines.). 2. Auflage 1992 (Chinesischer Verlag für Vermessung)

Zhang Guangyu: *Traditionelle Chinesische Therapiemusik nach den fünf Elementen, eine kurze Anleitung* (Chines.). Beijing 1996 (Chinesischer Verlag für Medizinische Tonträger und Videos)

Chinesische Akademie für Musiktherapie: *Konferenzreader der ersten chinesischen Konferenz für Musiktherapie* (Chines.). Beijing 1990

Pu Kaiyuan: *Musiktherapie* (Chines.). Beijing 1994 (Volksverlag für Musik)

He Huajun u. Lu Tingzhu: *Musiktherapie* (Chines.). Beijing 1995 (Verlag für populäre Wissenschaften)

Zhang Zhenyu: *Die theoretischen Grundlagen der Chinesischen Medizin* (Chines.). Shandong 1985 (Verlag für Wissenschaft und Technik)

Der Gelbe Kaiser und die Innere Medizin (Chines.). Hebei 1995 (Verlag für Wissenschaft und Technik)

Chines. Zeitschrift für „Chinas Physikotherapie"

Li Delin u. Zhao Yumin: *Chinese Musicoelectro-Acupuncture Therapy*. Vortrag auf dem 8. Weltkongreß für Musiktherapie in Hamburg, 14.-20.7.1996

Cheng Xinnong (Ch. Ed.): *Chinese Acupuncture and Moxibustion*. Beijing 1987 (Foreign Languages Press)

Stux u.a.: *Akupunktur*. Heidelberg 4. Aufl. 1993 (Springer)

Wang, *Gesund durch chinesische Medizin*. Heidelberg 1994 (Karl. F. Haug Verlag)

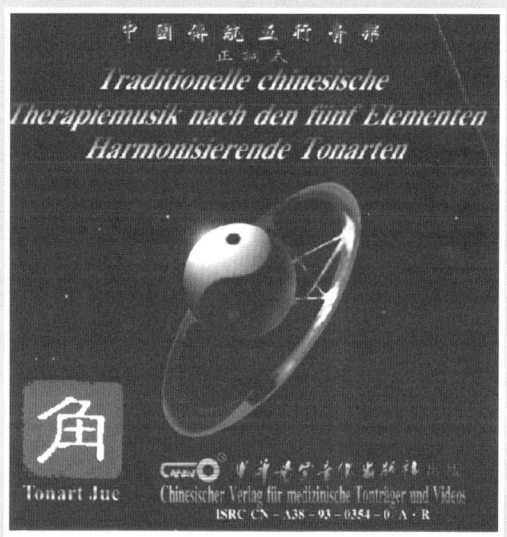

Teil II
Musiktherapie

Prof. Hans-Helmut Decker-Voigt

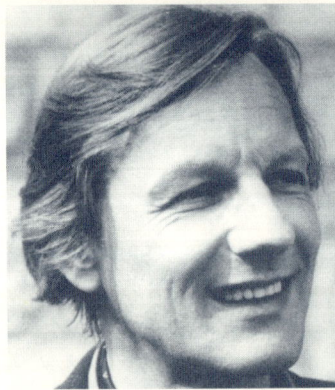

Zum Staffellauf in die „Hall Of Fame" beglückwünschen wir den dritten Gewinner: Hans-Helmut Decker-Voigt, Professor Ph. D. (Dr. phil.), M. A., Psychologe, Musiktherapeut und Ausdruckstherapeut, Inhaber des einzigen deutschen Lehrstuhles für Musiktherapie in Hamburg.

Der Sohn eines Celler Pfarrers absolvierte nach 13-jähriger Krankheit zuerst eine Verlagsausbildung und studierte anschließend Musik, Musikpädagogik und Psychotherapie in den USA. Inzwischen ist er Lehrstuhlinhaber für Musiktherapie und seit 1990 Direktor des von ihm mitgegründeten Instituts für Musiktherapie der Hochschule für Musik und Theater Hamburg sowie Fachbereichsleiter der Europäischen Hochschule für Berufstätige (EHB) in Leuk, Schweiz, und ehrenamtlicher Präsident der Herbert-von-Karajan-Akademie für die Weiterbildung in Musik und künstlerischer Psychotherapie, Ritter der Königlichen Gesellschaft vom Orden der Caballeros del Monasterio de Yuste in Spanien. 1993-1996 General Chairman der *World Federation of Music Therapy* (WMFT) und Präsident des VIII. Weltkongresses, Autor und Herausgeber zahlreicher Bücher zur Wechselwirkung zwischen Musik und Mensch und seinen Musiktherapien.

Die gegenwärtigen Praxis- und Forschungsschwerpunkte von Prof. Decker-Voigt sind Musik-psychotherapie und Musik in der Medizin (Tiefenentspannungsverfahren) in der Kurzzeittherapie von Akutkrankenhäusern bzw. als Prävention und Nachsorge.

Integrativ-ganzheitlich

Prof. Decker-Voigt geht seit Jahren den Weg des integrativen Wanderers zwischen den musiktherapeutischen Welten und engagiert sich für eine Annäherung der verschiedenen Parteien. Ganz im Sinne des übergeordneten Interesses am Menschen, seiner Heilung und dem Gesund-Sein.

In Vol. I des Buches „Musik, Magie & Medizin" finden Sie einige Zitate von Prof. Hans-Helmut Decker-Voigt – sein geplanter Beitrag mußte leider wegen einer Japan-Reise verschoben werden. Dafür mehr von ihm in Vol. II ! Ein weiterer Grund ...

Über den Stand der Musiktherapie

von Prof. Hans-Helmut Decker-Voigt

Musiktherapie stellt sich heute im deutschsprachigen und mitteleuropäischen Raum als eine psychologische Begleitungsform und als Psychotherapieform dar, für die sich zunehmend mehr Praxisfelder unseres Gesundheitswesens interessieren, die bisher als eher „untypische" Einsatzfelder der Musiktherapie galten: u.a. der Bereich der Vorsorge, Therapie, Rehabilitation und Nachsorge, z.B. von Herzpatienten und Patienten der „Normalstationen" wie einer Inneren Medizin, Gynäkologie usw.

Voraussetzung für diese Hinzuziehung der Musiktherapie in ein Gesamtbehandlungskonzept von PatientInnen war und ist überall gewesen: die neue Einigkeit von Kliniken, Kostenträgern, Ärzteschaft, Therapeuten/Psychologen, Pflegepersonal und Verwaltung. Sie besteht darin, daß wir den Patienten nicht „in Teilen", sondern nur als Ganzes in das Zentrum unserer Begleitung stellen, also auch jede Erkrankung im Zusammenhang mit Körper, Seele und Geist des Patienten sehen bzw. deren Entwicklung auf den Krankheitszeitpunkt und die Krankheitsart hin (ganzheitlicher = holistischer Aspekt, wie ihn auch die World Health Organisation [WHO] immer mehr anmahnt).

Äußerer Ausdruck dieses breiten Interesses an den inzwischen systematischer entwickelten Methoden der Musiktherapie ist u.a. die Tatsache, daß sie als einzige Psychotherapieform an inzwischen fünf staatlichen Hochschulen – weitere Studiengänge sind in Planung – als berufsqualifizierender Studiengang angeboten wird. Äußerer Ausdruck sind weiter einzelne Forschungsprojekte, die eben diese ganzheitlichen Wirkungen auf den psychisch-emotionalen und damit immer auch physischen „Haushalt" des Patienten bezogen untersuchen, z.B. Projekte wie „Musiktherapie in der Inneren Medizin" (am Oberwalliser Kreisspital in Brig/CH) und „Musiktherapie in der Rehabilitation von Herzpatienten" (an der Curschmann-Klinik Timmendorfer Strand/Schleswig-Holstein).

> ### MUSIK BEI KRANKENHAUSPERSONAL
>
> Der Musiktherapeut Mark Rider untersuchte die rotierenden Tages- und Nachtschichten bei Krankenschwestern und Klinikpersonal, die deswegen gesundheitliche Probleme hatten. Sie hörten ein Band mit zwanzig Minuten Entspannungsübungen, geführter Visualisierung und beruhigender Musik. Während der Tage mit der musikalischen Entspannung zwischendurch sanken die Streßhormone im Blut der Krankenschwestern, und die chronobiologischen Rhythmen waren deutlich synchronisierter. Interessanterweise berichteten zwei Personen, daß sie fühlten, sie würden krank, sich dieser Befund aber verbesserte, nachdem sie das Band gehört hatten.

Heute wird zum Beruf des Diplom-Musiktherapeuten als Gesundheitsberuf an fünf deutschen Hochschulen (und privat in verschiedenen privaten Ausbildungen und Weiterbildungen) ausgebildet. Der Schwerpunkt dieser Ausbildungen zielt auf die überwiegend psychische Hilfe für Patienten, von denen immer mehr ihre Störungen des Lebenskonzepts mit dem Einsatz von Musik in einem therapeutischen Prozeß zwischen sich und dem Therapeuten mildern oder heilen können. Außerdem wird Musiktherapie für den besseren Umgang mit einer schweren körperlichen Krankheit eingesetzt (psychische Verarbeitungshilfe). Entsprechend findet sich Musiktherapie über ihre klassischen Praxisfelder hinaus (Psychosomatik, Psychiatrie) längst in allen Kliniken, deren Behandlungskonzept ein „holistisches" ist, d.h. ein ganzheitliches Bild vom Menschen, bei dem nicht nur ein Organ, sondern immer die Seele-Geist-Körper-Einheit berücksichtigt wird.

Musiktherapie und Musiktherapeuten finden wir aus demselben Grund einer „ganzheitlichen Hilfe" auch im großen Bereich der Heil- und Sonderpädagogik. Hier werden auch die vielen „Spiele mit Musik" unter sog. übungszentrierten Aspekten eingesetzt (Förderung der Wahrnehmung, der Konzentration, Entwicklung von Aktions- und Reaktionsvermögen usw.). Dagegen finden sich im Teilbereich Musikpsychotherapie eher die „Problemzentrierungen/-lösungen" und „Erlebniszentrierungen", im Bereich „Funktionale Musik" eher Entspannungs- und angstmindernde Methoden.

MUSIK UND CHEMOTHERAPIE

Die Medikamente, die während einer Chemotherapie verabreicht werden, haben eine Reihe unangenehmer Nebenwirkungen. Oft basieren diese Nebenwirkungen auf Angst und Verspannungen, stellt Janice Frank, Koordinator der Sektion Gehirntumor am Montefiore Hospital, Pittsburgh, fest. Er stellte ein Band mit seditativer Musik und geführter Imagination zusammen, um zu sehen, ob damit die bei der Krebsmedikation häufig auftretende Übelkeit und entsprechende Schwindelgefühle vermindert werden können. In einer Studie mit 15 Erwachsenen, die an verschiedenen Krebsarten litten, reduzierte seine Mischung aus Musik und Visualisierung Häufigkeit und Dauer der Übelkeitsphasen; er bezeichnet die Ergebnisse als ermutigend.

Zusammenfassende „Philosophie"

Die meisten modernen Therapieauffassungen nähern sich in diesem Punkt den sehr alten Arztweisheiten: Wenn ein körperliches Symptom auftritt und die körperliche Beschwerde gefühlt werden kann, ist dies oft auch ein Signal für eine „Schräglage", für eine Änderungsnotwendigkeit im psychisch-emotionalen Leben des Patienten.

Eine Beschwernis zu fühlen, eine Krankheit durchzuleben ist von daher immer auch als Chance, als „gesunder Teil" im Menschen zu hinterfragen. Dies ist der Grund, weswegen im Klinikalltag wie in der niedergelassenen Praxis eines Allgemeinmediziners zur Schulmedizin immer mehr auch Psychologie – und mit ihr die verschiedenen Umgangsweisen mit Musik als Symbolfeld frühester Geborgenheit und Kommunikation – Einzug hält.

Musik für die Gesundheit bzw. in der Erkrankung ist eine Schnittstelle von Medizin und Psychologie. Deshalb finden wir Musiktherapie (hier: die Zusammenarbeit zwischen Patient und einem Musiktherapeuten) auch längst nicht mehr nur in ihren angestammten Feldern (Psychosomatik, Psychiatrie), sondern in zunehmend mehr Inneren Medizinabteilungen und fast allen Rehabilitationszentren.

Dieser Beitrag stammt aus dem Buch „Aus der Seele gespielt – Eine Einführung in die Musiktherapie" von Hans-Helmut Decker-Voigt, Goldmann, München 1991. Wir danken für die freundliche Genehmigung zum Abdruck.

Allgemeine Kontaktadressen

- Deutsche Gesellschaft für Musiktherapie (DGMT) e.V., Geschäftsstelle, Postfach 440550, 12005 Berlin
- Berufsverband Deutscher Musiktherapeuten (DBVMT) e.V.
  Prof. Susanne Metzner, Schulstraße 7a, 22926 Ahrensburg
- Berufsverband Klinischer Musiktherapeuten (BKM) e.V. Geschäftsstelle Silke Joachims, Claudiusring 41, 23566 Lübeck
- Deutsche Vereinigung der Musiktherapeuten im Osten (DMVO) e.V. Geschäftsstelle Axel Reinhardt, Nicodestraße 1/2-26, 01465 Langebrück

Staatliche Studiengänge für Musiktherapie

- Hochschule der Künste Berlin - Fachbereich Musik, Ergänzungsstudiengang Musiktherapie, Mierendorffstraße 30, 10589 Berlin
- Fachhochschule Frankfurt - Fachbereich Sozialpädagogik Limescorso 3, 60439 Frankfurt
- Hochschule für Musik und Theater Hamburg, Institut für Musiktherapie, Harvestehuder Weg 12, 20148 Hamburg
- Zusatzstudiengang Musiktherapie an der Westfälischen Wilhelms-Universität Münster Philippistraße 2, 48149 Münster
- Universität - GH Siegen Hölderlinstraße 3, 57068 Siegen

- Institut für Musiktherapie der Universität Witten / Herdecke Alfred-Herrhausen-Straße 50 58448 Witten

Musiktherapie-Zeitschriften

- Musiktherapeutische Umschau Herausgeber: Deutsche Gesellschaft für Musiktherapie e.V. Geschäftsstelle, Postfach 44 0550, 12005 Berlin
- Zeitschrift für Musik-, Kunst- und Tanztherapie Herausgeber: Prof. Dr. Dr. Karl Hörmann Von-Esmarch-Str. 111, 48149 Münster

Buchreihen zum Thema Musiktherapie

- Reihe „Praxis der Musiktherapie", hgg. von Volker Bolay und Volker Bernius im Gustav Fischer Verlag, Stuttgart
- Heidelberger Schriften zur Musiktherapie, hgg. von der Stiftung Rehabilitation, Heidelberg, Gustav Fischer Verlag, Stuttgart
- Buchreihe „Therapie und Erziehung durch Musiktherapie", hgg. von Hans-Helmut Decker-Voigt, Eres Edition, Lilienthal
- Buchreihe „Musik und Kommunikation", Hamburger Jahrbücher zur Musiktherapie und intermodalen Medientherapie, hgg. von Hans-Helmut Decker-Voigt, in Verbindung mit Johannes Th. Eschen und Wolfgang Mahns, Eres Edition, Lilienthal

Vergleichsadresse USA

Berklee College of Music
1140 Boylston Street
Boston, Massachussetts 02215-3693, USA
++1-617-266-1400, extension 222
FAX 617 - 536-2632

Internet adress: admissions@berklee.edu
WWW site: http://www.berklee.edu/

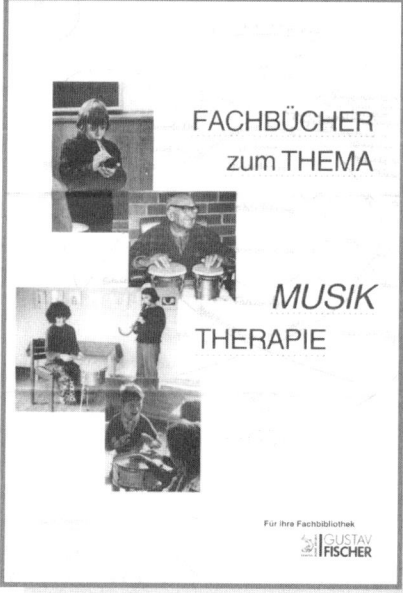

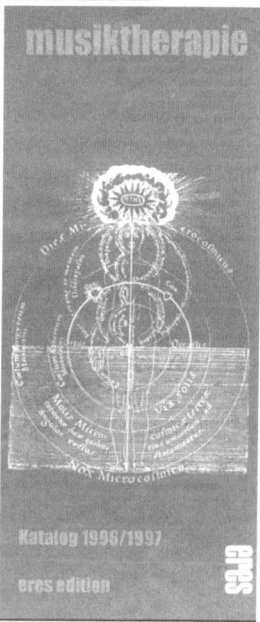

CHRONISCHE SCHMERZEN

Musik bewirkt mehr, als einfach nur die Leute von ihren Schmerzen abzulenken. Sie verursacht auch die Ausschüttung von Endorphinen, jenen körpereigenen morphinähnlichen Schmerzkillern. Lani Zimmerman, R.N., Ph.D, außerordentlicher Professor für Krankenpflege am medizinischen Zentrum der Universität von Nebraska in Omaha, offerierte vierzig an schweren chronischen Schmerzen leidenden Patienten eine Auswahl von zehn verschiedenen Musikcassetten mit beruhigender Musik und forderte sie auf, eine davon herauszusuchen, bei der sie sich am entspanntesten fühlten. Diejenigen unter ihnen, die keine besonderen Präferenzen zum Ausdruck brachten, bekamen eine Aufnahme von dem Heilmusik-Komponisten Steve Halpern. Während sie den Klängen lauschten, empfanden die Patienten bedeutend weniger Schmerzen.

Andere Studien zeigen, daß Musik den Schmerzmittelbedarf von Krankenhauspatienten um nicht weniger als 30 Prozent vermindert. Musik lindert auch Beklemmung und Schmerzen bei zahnärztlichen Operationen, so daß einige Zahnärzte bereits dazu übergegangen sind, ihren Patienten zusätzlich zum Novocain Kopfhörer und Musikcassetten zu verabreichen - eine Art „transzendentale Meditation".

Herzpatienten

Cathie Guzzetta, R.N., Ph.D., von der Catholic University School of Nursing in Washington, D.C., führte mit 80 neu eingewiesenen Herzpatienten an drei Krankenhäusern eine Studie durch. Die Patienten wurden in drei Gruppen unterteilt: Eine Gruppe bekam die normale Pflege, eine andere lernte die Entspannungsreaktion nach Benson, und eine andere Gruppe lauschte zwanzig Minuten lang beruhigender klassischer und populärer Musik.

Die Standard-Gruppe hatte einen hohen Blutdruck, ein hohes Level von Streßhormonen und eine zu schnelle Herzschlag-Reaktion, die das Immunsytem beeinträchtigen, die Heilung verlangsamen und auf Dauer sogar zu Herzfehlern führen können.

Die beiden anderen Gruppen zeigten signifikant niedrigeren Blutdruck, weniger Streßhormone und einen ruhigeren Herzschlag. Dabei war die dritte Gruppe, die nur Musik hörte, die am wenigsten gestreßte. Beruhigt Musik mehr als Meditation?

Nichts gegen Psychotherapeuten ...

Professor Kenneth J. Gergen (Das übersättigte Selbst, Carl Auer Verlag): *„Ich habe nichts gegen eine Vielzahl von Psychotherapieschulen, welche sehr abgegrenzte Terminologien entwickeln. Was mich an den Schulen stört, ist die Postulierung von Wahrheit, wenn sich die eine Schule als den anderen überlegen bezeichnet und sich einen Besitzstand sichern will.*

Was immer Psychotherapeuten tun, sie arbeiten mit Bedeutungen. Das heißt, daß dem historischen und sozialen Umfeld der Arbeit eine besondere Beachtung zukommen muß. Es kann demzufolge keine Schule der Psychotherapie geben, die in einem allgemeinen Sinn einer anderen überlegen ist, denn sie sind in verschiedene kulturelle und soziale Rahmenbedingungen eingebettet, welche sich ständig verändern.

Die bekannten Schulen wie Psychoanalyse, Behaviorismus, kognitive Therapie usw. wollen sich etablieren und ihre Position festigen. Ich denke, daß diese Bestrebungen verschwinden werden, die Leute wollen eklektizistischer (sich aus verschiedenen Modellen und Praktiken diejenigen Elemente herausnehmen, die einem sinnvoll erscheinen) werden, sie werden unzufrieden sein mit jeder bestimmten, festgelegten Form der Terminologie. Wohin das führen wird, kann ich nicht genau sagen. Es könnte sein, daß die einzelnen Organisationen ihre Bedeutung für die Menschen verlieren. Man ist zwar Mitglied von einer Therapieschule, macht aber einen Kurs dort und ein Wochenende da. Doch das Engagement für eine spezielle Organisation wird abnehmen."

Aus: INTRA Heft 29/1996

Schlaflosigkeit

Wissenschaftler führten in einem 32 Personen beherbergenden Altenpflegeheim vor dem Schlafengehen zwei Stunden leichter, beruhigender Musikberieselung ein. Nach drei Monaten hatte sich die Anzahl der Bewohner, die Schlafmittel benötigten, um mehr als zwei Drittel von 27 auf acht vermindert.

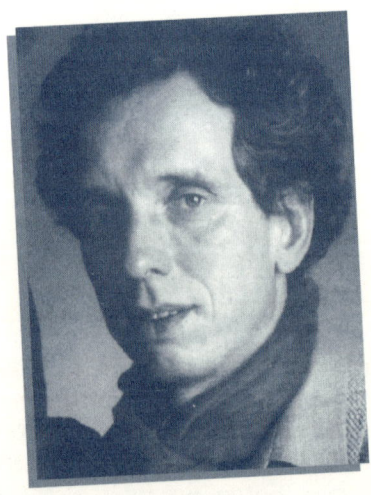

Christian Willnow
Jahrgang 1951, Arzt für Psychiatrie und Psychotherapeutische Medizin.
Arbeit im öffentlichen Gesundheitswesen und seit sieben Jahren in eigener Praxis. Weiterbildung bei Wolfgang Strobel.

Therapie mit monochromen Klängen – die klanggeleitete Trance nach Strobel

von Christian Willnow

Monochrome Klänge sind einfarbig: einfache, gleichförmige akustische Strukturen. Sie können aus einem Ton, einem Akkord oder einem Tongemisch bestehen. Auch einfache Rhythmen, monoton wiederholt, eignen sich für die klanggeleiteten Trancen.

Monochrome Klänge finden sich in der Natur. Sie hatten schon immer Einfluß auf unser Bewußtsein. Im intrauterinen Leben hören wir den Herzschlag der Mutter, die Geräusche von strömendem Blut und der Verdauung.

Unsere Umwelt ist erfüllt von monochromen Klängen. Vertraut ist uns das Meeresrauschen, das Gluckern eines Baches, der Wind, der Sturm, aber auch das Singen der Vögel, die Geräusche, die bei der Arbeit und in der Technik entstehen. Sie beeinflussen unser Erleben, wir fühlen uns zu ihnen hingezogen, sind fasziniert und suchen gerne Orte auf, wo wir sie finden.

Schon immer wurden monochrome Klänge von den Menschen genutzt

Schon immer wurden diese monochromen Klänge von den Menschen genutzt. Intuitiv summt eine Mutter ihr Kind in den Schlaf, das Wiegenlied ist dann schon die kulturelle „Verfeinerung". Im Kriegerischen spielt die Trommel eine große Rolle. Sie schaltet die Krieger und Soldaten gleich, steigert die Kampfesbereitschaft und verringert das individuelle kritische Bewußtsein. Klang ist Teil des sakralen Lebens. In vielen religiösen Traditionen wird monoton gesungen, Schamanen spielen auf Trommeln und Rasseln, zu der christlichen Tradition gehört das Glockengeläut. Das Zen kennt die Stille.

Wolfgang Strobel entwickelte in den letzten 10 Jahren eine Form der rezeptiven Musiktherapie, von ihm „klanggeleitete Trance" genannt, die solche monochromen Klänge nutzt. Er fand heraus, daß einzelnen Instrumenten bei spezifischer Spielweise umschriebene Erfahrungen zuzuordnen sind. Bestimmte Klänge haben die Tendenz, Themenbereiche herauszuheben, diese mehr anklingen zu lassen als andere. Sie haben archetypischen Charakter.

Die klanggeleiteten Trancen lassen sich sowohl einzeln als auch in der Gruppentherapie verwenden. Wolfgang Strobel bevorzugt „live" gespielte Musik, da so Rückkoppelungen zwischen Spielendem und Erfahrendem, Therapeuten und Patienten genutzt werden können. In der Einzelsituation ist es möglich, den Erfahrenden verbal zu begleiten. In der Gruppe können dies wechselseitig die Teilnehmer machen. Die Zeitdauer ist abhängig von der Intention und von der Leistungsfähigkeit des Spielenden und den Möglichkeiten des erfahrenden Patienten. Selten wird länger als eine Stunde gespielt. Die längere Zeitdauer ermöglicht tiefere Trancen mit profunderen Erfahrugenn. Dies kann für manchen Patienten zu belastend sein, bietet aber auch die Chance, schwierige seelische Situationen durchzustehen, nach dem bedrohlichen Affekt auch die Erfahrung der Lösung zu machen. Die Körperhaltung beeinflußt das Ergebnis. Sowohl Ruhe als auch Bewegung ist möglich. Zunächst wird eine allgemeine, die Aufmerksamkeit lenkende verbale Suggestion gegeben. Dadurch kann die Tönung der Erfahrung beeinflußt werden. Dann entstehen die Klänge durchs Spiel des Therapeuten. Der Hörende überläßt sich dem Klang. Er beobachtet seine Reaktionen, oft werden Bilder wie im Traum erlebt, der Körper reagiert, es tauchen Gedanken auf. Der Spieler bleibt mit seiner Aufmerksamkeit beim Erfahrenden und bei seinem Spiel, er läßt seine eigenen Wahrnehmungen ins Spiel mit einfließen. Die Trance wird durch Änderung der Spielweise oder auch mit einer verbalen Intervention beendet. Anschließend wird das Erlebte erzählt und verbal sowie mit musik-, körper- oder gestaltungstherapeutischen Mitteln bearbeitet.

Die Erlebnisse sind entweder angenehm oder unangenehm. Wenn es dem Hörer möglich ist, sich den Bildern und Erlebnissen hinzugeben, mit dem Archetypus mitzuschwingen, wenn dieses Thema gut integriert ist, dann werden die Erlebnisse als beglückend erlebt. Wo es Störungen gibt, wo Widerstände auftreten, kann es zu unangenehmen, bedrohlichen Erfahrungen kommen. Im Durchleben ist oft eine Heilung angelegt, wiederholte Erfahrungen mit dem gleichen Instrument können die Wandlung der inneren Situation deutlich werden lassen. Auch taucht häufig das lebensgeschichtliche Material auf, das die Störung verursacht hat, und wird dadurch bearbeitbar.

Die Instrumente und ihre Spielweise

Die Ocean-Drum ...

... ist ein neues Instrument. Sie ist eine Rahmentrommel, beidseitig mit einem Fell bespannt. Innen befinden sich kleine Metallkugeln, wie aus einem Fahrradkugellager. Mit langsamen kreisenden Bewegungen entsteht ein gleichförmiges Geräusch. Es ist ein metrumloses diffuses Frequenzgemisch, dem weißen Rauschen der Elektronischen Musik sehr ähnlich. Die Assoziation zu Wasser ist evident, dies gab ihr auch den Namen. Der Uroboros, der Urgrund, oder auch die Ursubstanz, aus der wir alle entstammen, wird lebendig, das Meer als Symbol dafür taucht auf. Oft wird auch die Qualität der „absichtslosen Absicht" beschrieben — es darf geschehen, was geschehen will, was an das TAO der Chinesen erinnert.

Die Trommel läßt uns spüren, daß und wie wir in der Welt sind

Das Monochord ...

... ist das Instrument, auf dem Pythagoras die Harmonielehre gefunden haben soll. Für die Arbeit mit der klanggeleiteten Trance wird, auch als Entwicklung der letzten 15 Jahre, ein Instrument mit einer Vielzahl gleichgestimmter Saiten gespielt. Die Finger gleiten kontinuierlich flach über die Saiten, so daß mit einer hohen Frequenz der Grundton mehr angestrichen als angeschlagen wird. Dabei kann man nach etwas Einhören die natürlichen Obertöne hören. Den Hörenden kommt es vor, als ob sie einen Gesang, Flötentöne und/oder gar die Engel singen hören. Diese Klänge des Monochords evozieren den Archetypus der Alleinheit, des kosmischen Ganzen, der Harmonie und der tiefen Ordnung. Es treten Gefühle von ozeanischer Selbstentgrenzung auf, himmlisch oder paradiesisch. Als ob man im Wasser schwimmt und getragen wird und alles seine Ordnung hat.

Die Trommel

Ein gleichmäßiger Schlag (60/Minute) wird auf einer warmklingenden und obertonreichen Trommel, z.B. einer Schamanenrahmentrommel für die klanggeleitete Trance gespielt. Die Assoziation zum Herzschlag ist häufig direkt nachvollziehbar und beabsichtigt. Das Metrum und damit auch die Zeit stehen für die Welt, die im irdischen Dasein vorhandene Zeitdimension. Die Trommel läßt uns spüren, daß und wie wir in der Welt sind. Der Archetypus ist das Akzeptiertsein auf dieser Welt, im Idealfall das bedingungslose Angenommensein. Eine Selbstwertproblematik kann sich hier zeigen.

Diese Trommel wird auch mit hoher Frequenz gespielt (200-330/Minute). Der Klang hat eine starke tranceinduzierende Wirkung, ist aber thematisch ungerichtet, eignet sich deshalb für Klangreisen, deren Ziele vom Spieler vorgegeben werden. Die Trommel ist mit dieser Spielweise das klassische „Fahrzeug" der Schamanen in nicht alltägliche Wirklichkeiten sowohl im Norden Amerikas als auch in Sibirien und im Himalaja-Gebiet.

Der große Gong Chao Lou ...

... ist eine Metallscheibe, die so bearbeitet ist, daß sie in der Mitte schwingt. Aus einem Grundton entstehen je nach Spielart eine Vielzahl von Obertönen, die in reicher Mischung verschiedenste, oft gewaltige Klangphänomene hervorbringen können. In der kultischen Tradition Asiens hat der Gong einen festen Platz. Er ist der Vermittler zwischen Diesseits und Jenseits. In der klanggeleiteten Trance wird er mit einer dichten Abfolge von Schlägen gespielt, die in Frequenz und Intensität unterschiedlich sein können, von leise und getragen bis zu heftig und mächtig. Der Chao Lou ist im therapeutischen Rahmen hilfreich, „den Kopf zu verlieren". Er fragmentiert, zerstört und läßt wieder auferstehen. Geburts- und Todessituationen können lebendig werden. Aus dem Sterben wird ein Neugeborenwerden. Er kann die „Krankheit" verstärken, die sich dann in der Krisis zuspitzt. Ängste können deutlicher werden und sich lösen. Der Gong ist voller Kraft, er braucht eine gut haltende tragfähige Beziehung, in der Einzeltherapie wie in der Gruppe, ein Gerüst von Klarheit, auch in der Intention des Therapeuten. Mit den Geistern, die man mit ihm ruft, muß man auch umgehen können.

Der balinesische Buckelgong ...

... hat einen in der Mitte ausgearbeiteten Buckel, der ihn mit einen weichen, wohldefinierten Ton klingen läß. Die Frequenz der Schläge kann variiert werden, der Klang ist aber festgelegt. Er zentriert damit — im Kontrast zum Chao-Lou, der fragmentiert. Er ist annehmend unterstützend und bringt die wärmende Qualität bedingungsloser Liebe.

Das Didjeridou ...

... ist ein Instrument der australischen Ureinwohner. Ein 1-2 m langes Rohr — die Aborigenes nehmen einen von Termiten ausgefressenen Eukalyptusast oder Bambus — wird mit ganz loser Lippenspannung geblasen, so daß ein tiefer warmer Ton entsteht, der unter Umständen einen fast körperlich berührenden Charakter hat. Mit zirkulärer Atmung (Einatmen durch die Nase, während mit dem Mund weiter geblasen wird) kann ein langanhaltender Dauerklang gespielt werden. Wie beim Obertonsingen kann der Ton noch moduliert werden. Das Spiel auf dem Didjeridou bringt den Archetyp der Erde hervor, der Kraft, die aus dem Verbundensein mit dem Irdischen erwächst. Es ist das, was erdet, was Sicherheit und Vitalität vermittelt. Körperlich werden die animalischen Kräfte des Becken- und Bauchraumes angesprochen, die genitalen Kräfte beiderlei Geschlechts. Die Blockierung dieser Qualität kann sich in sexuellen Mißempfindungen zeigen und schmerzlich die erfahrene Sexual- und Leibfeindlichkeit ins Bewußtsein bringen.

> **Mit den Geistern, die man ruft, muß man auch umgehen können**

Die hohe Klangschale ...

... stammt wahrscheinlich aus dem tibetischen Raum und ist über den Buddhismus bis nach Japan gekommen. Für die klanggeleitete Trance wird sie möglichst gleichmäßig am Rand mit einem Holz gerieben. Ein heller klarer Ton erklingt. Sie ermöglicht eine Zentrierung der Aufmerksamkeit zum Transzendenten. Die hohe Klangschale ist fast tranceerzwin-

> **"Es** ist auch bedeutend, daß die großen griechischen Philosophen den Melodien, die sich auf diesen unterschiedlichen Tonarten aufbauen, unterschiedliche gefühlsmäßige und ethische Wirkungen zuschrieben. Von der dorischen Tonart hieß es beispielsweise, sie würde Mut, Achtung vor sich selbst und vor dem Gesetz einflößen; die lydische Tonart sollte sinnliche Gefühle auslösen und die phrygische Ruhe, Würde und Selbstbeherrschung herbeiführen.
> Leider aber waren diese Denker, wozu auch Plato und Aristoteles gehörten, nicht alle der gleichen Meinung über die Tonarten und ihre Wirkungen, was daran lag, daß sie einige wichtige Faktoren, wie die verwendeten Instrumente, die Tempi-Bezeichnungen usw. übersahen. Wenn wir beispielsweise unsere vollständige Liste von Orchesterinstrumenten nehmen und in vier Kategorien unterteilen, dann kann man verallgemeinernd zu Recht sagen, daß die Trommeln und Blasinstrumente auf das Physische, Rohr und Zungeninstrumente auf das Emotionale, Saiteninstrumente auf das Mental-Emotionale und Harfen und Orgel auf das Spirituell-Emotionale einwirken."
>
> **Cyril Scott, „Musik", Hirthammer Verlag**

gend. Die Klangschale stellt das Thema Hingabe an eine höhere Macht in den Vordergrund. Sie fordert die absolute Hingabe an das Göttliche. Dies können sehr beglückende Zustände sein. Kopfschmerzen können auftreten, wenn der Konflikt zwischen „Kopf und Bauch" zu evident und nicht aushaltbar wird. Gewalt und Mißbrauch sind dann die Themen, die in Therapien zum Vorschein kommen. Schlimme Erinnerungen an Ausgeliefertsein können ins Bewußtsein kommen, um dann die Erfahrung der totalen Hingabe an die höhere transzendente Kraft zu ermöglichen. Die Klangschale hilft bei der Bearbeitung von Kontrolle und Hingabe.

Rasseln ...

... gibt es in unzähliger Form in allen Kulturen. Unsere Babys bekommen sie als Spielzeug. Für viele Schamanen ist sie ein heiliges Instrument. In der Rassel verbinden sich die weibliche Qualität des konturlosen weißen Rauschens mit der männlichen des Zeitmaßes. Sie konstelliert damit eine Mischung des Archetypus der Oceandrum und der Trommel. Diese Grenzposition gibt der Rassel und dem Erfahrenden eine Vielzahl von Richtungsmöglichkeiten. In der hohen Frequenz (240) gespielt ist sie neben der Trommel das andere Fahrzeug für die schamanistische Reise.

Die Anwendung

Klanggeleitete Trommeln lassen sich wunderbar in psychothera- peutische Prozesse integrieren

Klanggeleitete Trancen lassen sich wunderbar in psychotherapeutische Prozesse integrieren. Mit ihnen lassen sich Blockaden umschiffen. Durch die Monotonie des klanglich rhythmischen Sinnesreizes zentriert sich die Aufmerksamkeit, wie ein kleiner Zauber. Der festgefahrene Bezugsrahmen wird durch die Fremdartigkeit des außergewöhnlichen Klangs außer Kraft gesetzt, neue Perspektiven eröffnen sich. Die suggestive Wirkung des Klanges führt den Erlebenden zu neuen Erfahrungen. So entwickelt sich der unbewußte Prozeß schwerelos weiter, getragen von persönlichen Themen und der psychischen Wirkung der Klangfarbe.

Völlig neue Gedanken können auftauchen, ebenso wie ungeahnte Gefühlsqualitäten und faszinierende fesselnde Sinnesphänomene. Man begegnet Visionen und traumartigen Erlebnissen, dazu kommen erstaunliche Körperphänomene, die Innere Stimme kann laut genug gehört werden. Das Zeiterleben verändert sich zuweilen, und in allem können die spezifischen Antworten auf den energetischen Klangarchetypus enthalten sein. So werden schichtenweise Themen aus dem interaktionellen, dem inter- und intrapsychischen Bereich, aus der Welt der Archetypen und dem Transpersonalen lebendig.

Die Klanggeleitete Trance ist eine aufregende Möglichkeit, unter sanfter Leitung der Musik neue innere Welten zu erforschen. Die Autonomie des Reisenden bleibt erhalten, der Spieler kann mit der Spielweise steuern, der Prozeß ist jederzeit unterbrechbar und kann oft an derselben Stelle fortgesetzt werden. Damit können neue psychotherapeutische und Selbsterfahrungsprozesse angestoßen und laufende Prozesse bereichert und erleichtert werden.

Auswahlkriterien therapeutischer Musik

1. Die Musikstücke sollen immer kurz sein, nicht länger als 12 Minuten, jedoch auch nicht zu kurz. Die optimale Dauer liegt zwischen 3-12 Min.

2. Musik mit z.B. 70 Dezibel kann mit vielen niedrigen und weniger hohen Frequenzen zusammengesetzt sein oder auch mit vielen hohen und weniger niedrigen Frequenzen. Im ersten Fall kann diese Musik für eine tiefe physiologische Entspannung besser sein. Im zweiten Fall kann eine ätherhafte oder luftige Musik für eine leichte Entspannung gut sein.

3. Auch das Tempo ist wichtig. Wenn z.B. bei einem Musikstück wie dem Pilgermarsch aus dem Tannhäuser das Tempo zu langsam ist, kommt keine Entspannung zustande; wenn es zu schnell ist, wird Spannung erzeugt. Um eine Entspannung zu erzielen, d.h. hier eine Abfuhr von Spannungen, muß das Tempo 56 eingehalten werden, nicht 54 und auch nicht 58 (Metronom) …

4. Die Musik zur Entspannung hat noch einige musikalische Besonderheiten. Sie ist meistens einförmig (hohe Redundanz), häufig enthält sie jedoch Kontrasteffekte. Sie führt dann von Spannung zu Entspannung, von Aggressivität zu Entspannung, von Ängstlichkeit zu Entspannung. Dieser Kontrast wirkt auch in ein und demselben Stück, wenn eine kleine Spitze inmitten eines Entspannungseffektes erscheint. Dann bewirkt diese Spitze eine Vertiefung der Entspannung …

P. Raux hat in seiner zahnmedizinischen Dissertation ebenfalls eine therapeutische Musikzusammenstellung beschrieben, nachfolgend einige Kriterien:

1. „Die Solo-Konzerte wirken besser als die Symphonien.

2. Am eindrucksvollsten sind die langsamen Sätze: Andante, Adagio, Largo und die, die Improvisationen gleichen (Beethoven, 3. Klavierkonzert 2. Satz, 4. Klavierkonzert 1. Satz).

3. Die Instrumente sind ebenfalls wichtig. Für den Entspannungseffekt steht an der Spitze die Oboe, dann folgen das Klavier, das Cello und die Violine, die Klarinette und die Orgel.

4. Der Gesang ist manchmal dem Entspannungseffekt abträglich.

5. Das Instrument muß bei jedem Musikstück abwechseln.

6. Zwischen den Musikstücken muß eine kleine Pause von etwa 10 Sekunden eingelegt werden.

7. Folgende Tonarten sind am wirksamsten: C-Dur, D-Dur, B-Dur und F-Dur.

8. Klavier, Gitarre und Harfe können auch solo gespielt werden, für andere Instrumente ist das Orchester besser."

Aus:
Willem Harms „Musik und Entspannung"
Gustav Fischer Verlag

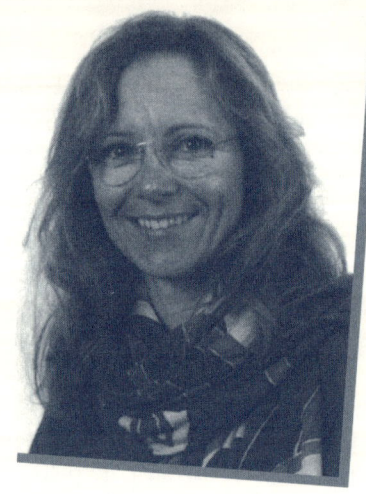

Sabine Rittner

Musikpsychotherapeutin, Atem-, Stimm- und Sprachtherapeutin, Musikpädagogin, Sonderschullehrerin, Mutter.
Weiterbildungen u.a. in Atem-, Tanz- und Gestalttherapie sowie in Ericksonscher Hypnotherapie.
Seit 1984 umfangreiche Dozententätigkeit mit den Arbeitsschwerpunkten: Stimme / Körper / Psyche / Trance.
Wissenschaftliche Mitarbeiterin / Musikpsychotherapeutin an der Abteilung für Medizinische Psychologie der Universitätsklinik Heidelberg
(Lehre, Psychotherapie, Forschung) sowie freie Seminar- und Supervisionstätigkeit.
Seit 1992 Mitarbeit im „Europäischen Collegium für Bewußtseinsstudien" (ECBS) zur Erforschung veränderter Bewußtseinszustände.
Freie künstlerische Arbeit mit Performance im Schnittfeld von Gesang, Musik und experimentellem Bewegungstheater.
Derzeit Aufbau eines interdisziplinären Forschungsschwerpunktes an der Universität Heidelberg zum Themenkomplex „Singen und Gesundheitsverhalten / Stimme in der Psychotherapie": Pilotstudie zur Effektivität einer musiktherapeutisch orientierten Gruppenpsychotherapie sowie zur Erforschung struktureller und prozessualer Aspekte vokaler Kommunikation in der Psychotherapie.

Kontaktadresse:

Sabine Rittner
Universitätsklinik Heidelberg
Abt. für Medizinische Psychologie
Bergheimer Str. 20, D-69115 Heidelberg
Tel.: 06221/56 81 40, Fax: 06221/565303
e-mail: sabine.rittner@krzmail.krz.uni-heidelberg.de

Die Arbeit mit dem Ganzkörper-Monochord in der Musikpsychotherapie

von Sabine Rittner

Beim Ganzkörper-Monochord handelt es sich um eine Weiterentwicklung des Monochords. Gebaut in Form von einer einfachen Bank, ist es an der Unterseite mit 26 gleichlangen, genau gleich gestimmten Saiten bespannt, so daß während des Spiels eine weitere Person oben darauf liegen kann.

In meinem psychotherapeutischen Setting beziehe ich dieses äußerlich so schlicht erscheinende Instrument dann ein, wenn mir der Klangarchetypus, d.h. der projektive Bedeutungshof des Klanges, situativ geeignet zu sein scheint und auch erst dann, wenn eine tragfähige Beziehung zum Patienten besteht. Auf das Stimmen des Instrumentes – die metaphorisch-klangliche Einstimmung – folgt, nachdem der Patient oder die Patientin sich auf das Instrument gelegt hat, eine verbale Einstimmung. Diese kann je nach therapeutischer Situation sehr unterschiedlich aussehen:

Nachdem sich der Patient auf das Instrument gelegt hat, folgt die Einstimmung

- eine kurze Entspannung, z.B. über den Atem,
- eine verdichtete Focussierung bezogen auf das aktuelle Thema,
- oder auch die Induktion eines tiefen Trance-Zustandes. Dabei fließen hypnotherapeutische und körperorientierte Verfahren ein.

Während ich spiele, halte ich in therapeutischen Situationen, in denen es mir sinnvoll erscheint, einen kontinuierlichen verbalen Kontakt zum Patienten und begleite ihn (oder sie) schützend, strukturierend oder lösungsorientiert anregend auf seiner Expedition in andere Wirklichkeiten. Manchmal singe ich auch improvisierend dazu, was meiner Erfahrung nach im Verbund mit dem unstrukturierten Monochordklang häufig eine nachnährend-matrizentrische Dimension des Erlebnisses fördert.

Hier einige schriftliche Spontanäußerungen von Seminarteilnehmerinnen – in diesem Fall waren es Krankenschwestern – nach einer derartigen Ganzkörper-Klang-Erfahrung:
– *„Frei fliegen, träumen, ruhig, unendlich, schwingen. Strom, Meer, Wellen."*
– *„Ein Wärmegefühl im ganzen Körper; man spürt sein eigenes Gewicht nicht mehr."*
– *„Sonne, rot, Unendlichkeit, Licht, Ruhe."*
– *„Kreisende Bewegungen, Mitte in einem Raum von Tönen, Unendlichkeit."*
– *„Schweben im Raum, schwerelos, Milchstraßennebel, Planeten kreisen langsam im Universum."*
– *„In einer grauen Höhle, in der Mitte Wasser und Lichterscheinungen, drängen mich heraus. Unwillkommen."*
– *„Es sind Wellen, die durch den ganzen Körper gehen. Mir war fast zum Weinen zumute."*

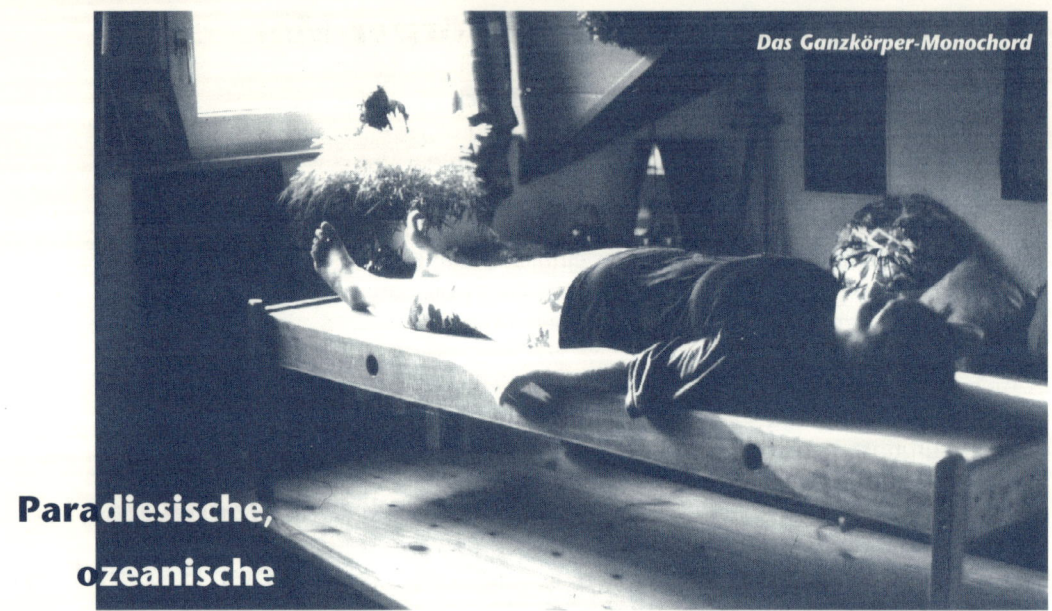

Das Ganzkörper-Monochord

Paradiesische, ozeanische oder kosmische Gefühle von Einssein ...

– „*Eintauchen in warmes, aber dunkles Wasser, umspült werden, ganz leicht werden, sich geborgen fühlen und wälzen darin. Dennoch das Bedürfnis, wieder raus zu wollen.*"
– „*Von Tönen eingehüllt wie in einem Kokon ...*"

Strobel schreibt dazu:

„*Bei den Antworten auf den Monochord-Klang handelt es sich um paradiesische, ozeanische oder kosmische Gefühle von entgrenzt-, bedürfnislos-, getragen-, aufgehoben- oder verschmolzen-sein – also letztlich um Einssein mit allem und das gleichzeitige Allessein. Die Wortverbindungen Einssein, Einigsein, Innesein, Innigkeit lassen verstehen, weshalb dieses Gefühl der Grenzenlosigkeit gleichzeitig auch Sichgetragenfühlen und Geborgenheit beinhaltet*" (Strobel 1988, S. 123). Die Widersprüchlichkeit zwischen Auflösung der Körperlichkeit in Form von sog. „ozeanischer Selbstentgrenzung" und gleichzeitigem Getragen- und Gehaltensein kann in dieser Erfahrung überwunden werden (ders. 1992, S. 102).

Phylogenetisch betrachtet, entspricht der Klangarchetyp des Monochords der archaischen Bewußtseinsstruktur des Menschen, in ontogenetischer Hinsicht ist er der intrauterinen Entwicklungsphase zuzuordnen. Wie Sie vielleicht wahrgenommen haben, war aus den oben erwähnten Spontanreaktionen auf den Klang davon einiges herauszuhören.

„*Stanislav Grof spricht in diesem Zusammenhang von der perinatalen Matrix I, die er als amniotisches Universum, als Ureinheit mit der Mutter charakterisiert. Da die Mutter in dieser Zeit noch kein abgegrenztes Gegenüber darstellt, sondern Umwelt schlechthin meint, bedeutet dies auch die Ureinheit mit der Welt bzw. mit dem Kosmos*" (in Strobel 1992, S. 103).

An dieser Stelle möchte ich Sie auf einen kurzen Ausflug in die Ethnologie mitnehmen: Die Kogi leben in der küstennahen, unzugänglichen Sierra Nevada Kolumbiens. Sie sind einer der letzten präkolumbianischen Stämme Südamerikas, die sich trotz härtester Verfolgung ein intaktes, hochgradig organisiertes Sozialsystem erhalten konnten. Ihr Überleben verdanken sie vornehmlich der geistigen und sozialen Führung durch die sog. Mamas, die Weise, Priester, Heiler, Erzieher und Schamanen in einem sind. Diese Mamas werden in einer für unseren westlich geprägten Verstand unfaßbaren Weise erzogen und ausgebildet. Ich zitiere den Originalbericht eines Mamas:

„Der zukünftige Mama (...) wird – im Idealfall von Geburt an – als Wesen anderer Art denn der Rest der Menschheit aufgezogen. Sein Geist muß auf die Geisterwelt, aluna, eingestimmt werden, und der Kontakt mit der stofflichen Welt bleibt auf jenes Minimum beschränkt, das absolut unerläßlich ist, um die Aufrechterhaltung der Lebensfunktionen zu sichern und das Verkümmern der sinnlichen Wahrnehmung zu verhindern."

Das Körpermonochord vermag vorsprachliche pränatale Erinnerungen zu aktivieren

Konkret bedeutet dies, daß der Säugling direkt nach seiner Geburt 9 Jahre lang (im Einzelfall sogar bis zu 20 Jahre lang!) in einer unbeheizten, fast dunklen Höhle oder einem abgedunkelten Zeremonialhaus lebt, vor der Tür behütet von einem cabo, der es beschützt und im permanenten geistigen Kontakt mit dem Kind steht. Die Mutter stillt das Kind nur während der Nacht, massiert es, reibt es, dann wird es zurück in die Höhle gebracht. Mit 4 Jahren wird es entwöhnt. Es erhält ein Minimum an Nahrung, ausschließlich weißer Nahrung. *„Es wird größer, und dann fängt es an zu singen. Von ganz allein fängt es an zu singen."* *„Wenn es älter geworden ist, gehen sie dazu über, es nachts ins Freie zu bringen, dabei hat es immer eine Schutzmatte aus Stroh über dem Kopf."* Im Freien lernt das Kind, Opfer darzubringen, *„und es redet in aluna mit den Vätern und mit den Herrschern der Welt."* *„Einzig die Welt, die vor sein inneres Auge tritt, steht seinem Sinn offen. Und dann beginnt dieses Kind, das in der Geisterwelt aufgezogen wurde, die innere Musik des Kosmos zu vernehmen und im Einklang mit dem Gehörten zu agieren. Es beginnt zu tanzen."* *„Er tanzt, tanzt, tanzt im Spiel (...) und seine Mutter singt ihm vor, und dann wird er wieder eingeschlossen."* Er *„lernt von selbst, die Mamas lehren ihn an und für sich nichts, er lernt durch seine eigene Aufmerksamkeit, durch Aufmerksamkeit im Geist. Das Wissen wächst ihm in aluna zu."* Einige dieser Kinder *„sind als Heranwachsende im Stand überweltlicher Einfalt, die späterhin dazu führt, daß sie zu echten Mamas reifen"* (Ereira 1993, S. 164-168).

Dieser um 9 Jahre verlängerte Aufenthalt im Uterus der Mutter Erde, diese Erziehung mit Hilfe einer extremen Form von sensorischer Deprivation führt nicht zu Debilität oder einem „Kaspar Hauser-Syndrom", wie man auf den ersten Blick vermuten könnte. Im Gegenteil werden auf diese Weise „Mamas" herangebildet, die fest mit der Erde verwurzelt über einen Zeitraum von nunmehr 1500 Jahren den Stamm der Kogi durch alle politischen, sozialen und ökologischen Katastrophen zu führen vermochten und die gleichzeitig im permanenten Kontakt mit den anderen Wirklichkeiten der geistdurchdrungenen Natur stehen (vgl. a. Reichel-Dolmatoff 1996).

Um mich nochmals auf Grof zu beziehen:
Für diese Mamas wird sozusagen – ethnopsychologisch betrachtet – die Trennung zwischen der Ureinheit mit der Mutter, der Natur, der Erde und dem Kosmos nie vollzogen. Diese Nicht-Trennung wird als Voraussetzung zum Erreichen der höchsten Entwicklungsstufe geistiger Entfaltung angesehen, was interessanterweise dem europäischen Konzept menschlicher Entwicklungsstufen, wie sie beispielsweise Piaget postulierte, diametral entgegensteht.

Dies ist für mich eines der eindrücklichsten Beispiele aus der Ethnologie, das veranschaulicht, wie eng Körper- und Bewußtseinsentwicklung miteinander verflochten sind.

Empfindungen aus dem ersten Klangraum des Menschen werden wiederbelebt

Aber lassen Sie uns zum Körpermonochord zurückkehren. Der ganz besonders obertonintensivierte, schwebende, richtungslos einhüllende Klang des Instrumentes vermag also verborgene, allerfrüheste vorsprachliche pränatale Erinnerungen zu aktivieren. Darüber hinaus intensivieren die körperliche Übertragung der Vibrationen über die Haut, von den Füßen bis zum Kopf, und die unmittelbare Aufnahme des Klanges über die Knochenleitung die Wiederbelebung der Empfindungen aus dem allerfrühesten Klangraum, der den Menschen umgibt. Physiologisch läßt sich vermuten, daß der Fötus nicht nur über das ab der 16. Schwangerschaftswoche entwickelte Hörorgan, sondern ebenfalls über die gesamte Körperoberfläche Schwingungen des Fruchtwassers empfängt, die durch die verschiedensten Körpergeräusche der Mutter, durch Körperresonanzen ihrer Stimme sowie durch Klang- und Geräuscheinflüsse von außen zustande kommen. Da der Fötus sich mit zunehmender Größe im Uterus an die Wirbelsäule der Mutter anschmiegt, werden vermutlich über diesen ersten direkten Körperkontakt zusätzlich tiefere Frequenzen über die Knochenleitung seines Rückgrats übertragen.

Nicht jeder erlebt das Körpermonochord jedoch als lustvoll-regressionsfördernd. Ein Blitzlicht aus einer Einzeltherapie mag dies verdeutlichen:
Ein frühgestörter, schwerst depressiver und akut sui-

„In den Jahren meiner klinischen Arbeit mit psychedelischen Drogen wurde immer offenkundiger, daß sich die Beschaffenheit des LSD-Erlebens und zahlreiche Beobachtungen im Rahmen der psychedelischen Therapie nicht angemessen mit dem kartesianisch-Newtonschen Bild vom Universum und speziell mit den vorherrschenden neurophysiologischen Modellen des Gehirns erklären ließen. Nach jahrelangen theoretischen Kämpfen und Verwirrungen kam ich zu dem Schluß, daß die Daten aus der LSD-Forschung eine drastische Revidierung der existierenden Paradigmen für die Psychologie, Psychiatrie, Medizin und möglicherweise für die Wissenschaft im allgemeinen dringend erforderlich machten. Gegenwärtig habe ich kaum Zweifel, daß unser heutiges Bild vom Universum, vom Wesen der Realität und insbesondere vom Menschen oberflächlich, unrichtig und unvollständig ist.“

Stanislav Grof

zidgefährdeter Patient liegt weinend auf dem Monochord, während meine Hände über die Saiten streichen und ich phasenweise dazu eine einfache, grundtonumspielende Melodie singe. Im Gespräch zuvor war es um das Thema „Wertlosigkeit" und das Gefühl des „Nicht-gewollt-Seins auf dieser Welt" gegangen. Nach etwa 20 Minuten des Spiels fordere ich ihn behutsam auf zu sprechen:
Er sieht sich als Säugling in einem Plexiglas-Kasten sitzend, sein Thorax ist weit aufgerissen und blutet. Seine frühere Freundin versucht vergeblich, den schweren Deckel des Kastens beiseite zu schieben. Als ich ihn anrege, etwas Heilsames durch den schließlich entstandenen Spalt im Deckel hereinzulassen, erinnert er sich an einen kleinen Stoffelefanten mit Namen „Tobias", den er vor kurzer Zeit von einem lieben Menschen geschenkt bekam: den legt er sich jetzt auf sein aufgerissenes Herz und deckt es damit schützend zu.
Der nachfolgende Prozeß des Malens im Übergang zwischen Trancezustand und Wachbewußtsein sowie die Bearbeitung im Gespräch festigen für den Patienten dieses nachnährende Erlebnis.

Die körperliche Sinnlichkeit des Monochords unterstützt auch die Reaktivierung früherer Traumata der Patienten

Die körperliche Sinnlichkeit des Monochords unterstützte in der Klangtrance eine spontane Altersregression des Patienten. Seine in einem geschützten Setting mit Hilfe von Klang und Vibration wiederbelebten frühesten Deprivationserfahrungen aus der Säuglingszeit konnte der Patient nun, unterstützt durch hypnotherapeutische Interventionen, in einem Zeitensprung mit einer wiedergefundenen tröstenden, heilsamen Ressource aus dem Heute in Form von imaginierter liebevoller Berührung verknüpfen. Die Metapher der „Wundheilung" scheint diese Erfahrung treffend zu umschreiben. Seine in ihm schlummernde Fähigkeit zu selbständiger, aktiver Selbstheilung wurde dem Patienten in dem nachfolgenden gemeinsamen Aufarbeitungsprozeß erstmals bewußt und gut verankert, mit dem Ziel, sie auch in weniger geschützten Alltagssituationen nutzen zu lernen.

Menschen, die nicht willkommen waren, die Abtreibungsversuche überlebten oder schwere Krankheiten ihrer Mutter, aber auch solche Menschen, die in der symbiotischen Phase des „sozialen Uterus" nach der Geburt vernachlässigt oder abgelehnt wurden, berichten häufig von alptraumhaften Bildern, die sie während der Monochord-Erfahrung heimsuchen. Sie erleben ein lebensbedrohliches Gefühl des Ausgeliefert-Seins, des Verschlungen- oder Verletzt-Werdens, des Bodenlos-Fallens, des Mangels an Kontrolle. Es findet eine Reaktivierung früher Traumata statt in Verbund mit einer sog. „angstvollen Ich-Auflösung" (vgl. Dittrich 1985), die gleichzeitig kennzeichnend sein kann für den Übergang in einen veränderten Bewußtseinszustand. Im geschützten psychotherapeutischen Setting können diese Gefühle nach der Reaktivierung nun der Bearbeitung zugänglich werden. Es handelt sich im erwähnten Beispiel um eine sehr nahe, klangliche und körperlich-sinnliche Berührung des Menschen vor mir, jedoch ohne unmittelbaren Körperkontakt. Dies kann für die achtsame Gestaltung von Nähe und Distanz bei der Arbeit mit früh traumatisierten oder besonders auch mit mißbrauchten Patienten und Patientinnen sehr hilfreich sein.

Die Einbettung in einen Prozeß der nonverbalen und verbalen Aufarbeitung, des Verstehens und der Integration halte ich für außerordentlich wichtig, da in meinen Augen nie ein „Klang an sich" – sozusagen als „musikalisches Medikament" – wirkt oder heilt. Dieser steht als Form der Intervention immer im untrennbaren Verbund mit dem situativen Kontext und der Beziehung. Vielleicht können Sie nachvollziehen, daß ich aus diesem Grunde einem mechanisierten Einsatz des Körpermonochordes, das neuerdings schon in manchen Arztpraxen den Patienten von der Sprechstundenhilfe im 10 Minuten-Takt verabreicht wird, äußerst skeptisch gegenüberstehe.

Manchmal nehme ich während des Spiels energetische Phänomene oberhalb des Körpers der Patientin oder des Patienten direkt vor mir wahr. Sie ermöglichen mir, Blockierungen zu erkennen, die ich über die gezielte Veränderung meines Spiels subtil zu beeinflussen vermag. Normalerweise spreche ich über diese Dinge nicht, sondern lasse diese Wahrnehmung lediglich in mein Handeln einfließen. Die intuitive Realisation dieses Phänomens vor vielen Jahren versetzte mich anfangs in Erstaunen, bis ich erkannte, daß es sich um nichts anderes als um meine Wahrnehmung der energetischen Felder der Chakren handelte. Erst daraufhin begann ich mich näher mit dem Konzept der Energiezentren auseinanderzusetzen, das sich außer in alten indischen Schriften des hinduistischen Kundalini-Yoga-Systems auch in anderen geistigen Traditionen auffinden läßt (z.B: Sufi, Hopi, esoterisches Christentum).

Der „Klang an sich" wirkt oder heilt nie allein

In einer musikpsychotherapeutischen Behandlung, die gezielt verschiedene Verfahren zur Induktion von veränderten Bewußtseinszuständen einbezieht (Klang und Vibration, Atem und Stimme, Bewegungstrancen, Hypnose etc.), werden über die rein biologische Schicht hinaus häufig Tore zu energetischen Wahrnehmungsebenen und auch zu kollektiv menschlichen und transpersonalen Bewußtseinsschichten geöffnet (vgl. hierzu Rittner 1994 und Rittner/Hess 1996). Die Tatsache, daß auch der Therapeut oder die Therapeutin in einen Trancezustand hineingehen muß, um den Patienten bei seiner „Expedition in andere Wirklichkeiten" angemessen begleiten zu können, macht ihn oder sie zu einem „Wanderer zwischen den Bewußtseinswelten". Dies setzt jedoch selbstverständlich langjährige Selbsterfahrung und eine gründliche Ausbildung im jeweiligen Induktionsverfahren voraus.

Anmerkung:
Der Erbauer und Patentinhaber des Ganzkörper-Monochords („Somachord") ist: **Hans Peter Klein, Beekweg 5, 37136 Seeburg.**

Literatur:

Ereira, Alan (1993). *Die großen Brüder*. Reinbek: Rowohlt.

Loos, Gertrud K. (1995). Der Dialog in der Musiktherapie zwischen diagnostischen und therapeutischen Dimensionen. In: *Musiktherapeutische Umschau. Forschung und Praxis der Musiktherapie*. 1/Bd. 16. (S. 5-15).

Reichel-Dolmatoff, Gerardo (1996). *Das schamanische Universum. Schamanismus, Bewußtsein und Ökologie in Südamerika*. Diederichs München.

Rittner, Sabine (1994). Die menschliche Stimme als Medium zur Induktion veränderter Wachbewußtseinszustände. In: Dittrich, Hofmann, Leuner (Hg.): *Welten des Bewußtseins*. Bd. 4. Verlag für Bildung und Wissenschaft Berlin.

Rittner, Sabine u. Hess, Peter (1996). Stichworte „Verändertes Wachbewußtsein", „Trance", „Klangtrance" u.a. in: Decker-Voigt, Knill, Weymann (Hg.): *Lexikon Musiktherapie*. Hogrefe Göttingen.

Strobel, Wolfgang (1988). Klang - Trance - Heilung. Die archetypische Welt der Klänge in der Psychotherapie. In: *Musiktherapeutische Umschau. Forschung und Praxis der Musiktherapie*. Bd. 9 (S. 119-139).

Strobel, Wolfgang (1992). Die klanggeleitete Trance. Eine analytisch orientierte Form der Hypnotherapie. In: *Hypnose und Kognition*. Band 9, Heft 1 und 2.

Timmermann, Tonius (1994). Das Monochord. Eine Wiederentdeckung. In: *Musiktherapeutische Umschau. Forschung und Praxis der Musiktherapie*. Bd. 10, 4 (S. 308-320).

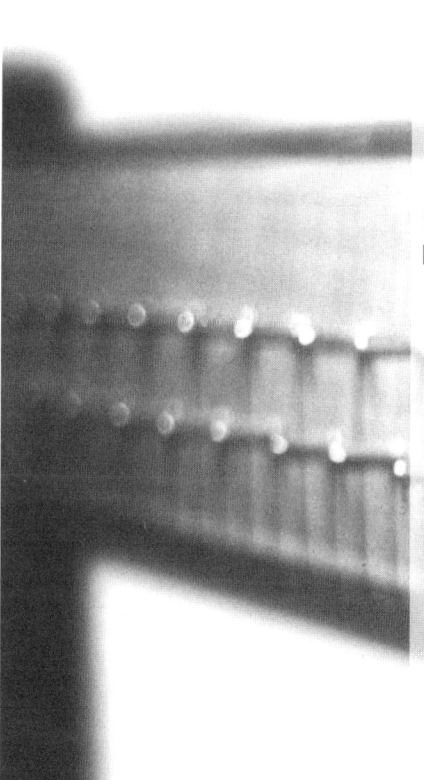

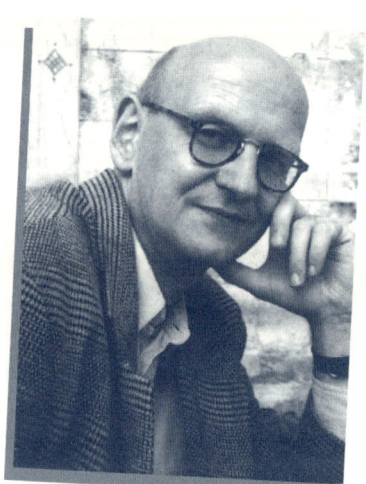

Prof. Dr. Heiner Gembris (geb. 1954)
Universität Münster
Musikwissenschaftliches Seminar
Schloßplatz 6
D - 48149 Münster

Schulmusikstudium an der Musikhochschule Detmold, Studium der Germanistik an der Freien Universität Berlin, Musikwissenschaft und Psychologie an der Technischen Universität Berlin, Promotion im Fach Musikwissenschaft.

Mehrjährige Tätigkeit als Musiklehrer an einem Gymnasium in Berlin-Kreuzberg, Wissenschaftlicher Mitarbeiter an der Technischen Universität Berlin, Lehrauftragter an der Hochschule der Künste Berlin und an der Musikhochschule Detmold, Akademischer Rat an der Universität Augsburg. Seit 1991 Professor für Systematische Musikwissenschaft an der Universität Münster.

Arbeitsschwerpunkte:
Rezeptionsforschung, musikalische Entwicklungspsychologie, Grundlagenforschung in der Musiktherapie.

Tel.: 0251 - 832 44 50
e-mail: Gembris@uni-münster.de

Zur Situation der rezeptiven Musiktherapie

von Heiner Gembris

I

Die Situation der rezeptiven Musiktherapie und ihr Stellenwert innerhalb der Musiktherapie haben in den vergangenen 50 Jahren einen krassen Wandel durchgemacht. Historische Darstellungen des therapeutischen Einsatzes von Musik zur Heilung von allerlei Beschwerden und Krankheiten schildern in der Regel, wie durch das Hören von Musik starke Wirkungen in den Patienten ausgelöst werden, die zu einer Genesung führen oder beitragen. Der therapeutische Einsatz von Musik beruhte also auf den Wirkungen des Musikhörens, vom aktiven Musizieren ist nicht die Rede. Theoretiker und Forscher von der Antike über die Barockzeit bis heute haben immer wieder versucht, diese Wirkungen von Musik und des Musikhörens in verschiedenen Theorien zu beschreiben und zu erklären.

Noch nach dem 2. Weltkrieg, als die Musiktherapie sich im deutschsprachigen Raum allmählich zu entwickeln begann, hatten die Musikrezeption und der Glaube an die Wirkungen von Musik noch einen hohen Stellenwert. Das läßt sich an den einschlägigen Publikationen ablesen. So enthält der von Teirich 1958 herausgegebene erste deutschsprachige Sammelband „Musik in der Medizin" insgesamt 18 Beiträge zu verschiedensten Aspekten und Bereichen der Musiktherapie; in zehn von diesen 18 Aufsätzen stehen rezeptive Formen der Musiktherapie mehr oder weniger im Vordergrund. Man könnte daraus den Schluß ziehen, daß rezeptive und aktive Formen der Musiktherapie gleichwertig nebeneinanderstehen. Zumindest „ist es strittig, ob aktive oder passive Musiktherapie sich besser bewährt", meint der Herausgeber im Vorwort (Teirich 1958).

Aktive Formen der Musiktherapie haben sich gegenüber rezeptiven durchgesetzt

Diese Frage ist heute längst entschieden: In der musiktherapeutischen Praxis haben sich aktive Formen der Musiktherapie gegenüber rezeptiven Formen eindeutig durchgesetzt. Diese Situation spiegelt sich auch in den Publikationen zur Musiktherapie wider. Beispielsweise sind in der „Musiktherapeutischen Umschau" seit ihrem ersten Erscheinen im Jahre 1980 bis einschließlich 1992 etwa 12 Beiträge erschienen, die sich mit rezeptiver Musiktherapie im weiteren Sinne befassen; also durchschnittlich ein Beitrag pro Jahr (wobei in den Jahren 1989 bis einschließlich 1991 kein einziger Artikel zur rezeptiven Musiktherapie im weitesten Sinne erschienen ist). Die rezeptive Musiktherapie hat offenbar erheblich an Bedeutung verloren, wenn sie denn überhaupt noch eine hat. Die Wirkungen des Musikhörens, die einst den therapeutischen Einsatz von Musik begründeten und Ausgangspunkt der Musiktherapie waren, sind heute im deutschsprachigen Raum kaum mehr ein Gegenstand musiktherapeutischer Theorie oder Praxis und schon lange nicht der Forschung.

II

Ein völlig anderes Bild ergibt sich, wenn man sich in der angloamerikanischen Fachliteratur umschaut. In den letzten 10 Jahren sind vor allem in der Zeitschrift „Journal of Music Therapy", aber auch in „Music Therapy", „Music Therapy Perspectives" und anderen relevanten Publikationsorganen eine Vielzahl von Artikeln erschienen, in denen es im engeren Sinn um Wirkungen des Musikhörens in klinisch-therapeutischen Zusammenhängen geht. Die Themen sind dabei weit gestreut und vielfältig: Ein Themenfeld bezieht sich auf entspannende, schmerz- und angstreduzierende Wirkungen des Musikhörens (z.B. Hanser et al. 1983; Logan & Roberts 1984; Scartelli 1984; Stratton & Zalanowski 1984 b; Bailey 1986; Curtis 1986; Pfaff et al. 1989; Hadsell 1989; Mayer 1989; Saperton 1989; Liebman & McLaren 1991; Davis 1992).

Eine Reihe von Arbeiten befaßt sich dabei auch mit der Messung physiologischer Veränderungen während des Musikhörens (z.B. Rider et al. 1985; Schuster 1985; Davis & Thaut 1989; Beckett 1990; Fried 1990a, 1990b).

Ein anderes Themengebiet sind die Einflüsse des Musikhörens auf Verhaltensänderungen und Lernen (z.B. Stratton & Zalanowski 1984 a; Cunningham 1986; Garwood 1988; Groeneweg et al. 1988; Burleston et al. 1989; Persall 1989; Caine 1991; Wentworth 1991; Harris et al. 1992; Hoelzley 1991).

Weiterhin finden wir Arbeiten über Einflüsse von Musik auf die emotionale Stimmung (z.B. Pignatiello et al. 1989; Stratton & Zalanowski 1989a) sowie über musikalische Präferenzen von Patienten (z.B. Darrow 1991; Jonas 1991; Moore et al. 1992).

Bei all diesen Arbeiten handelt es sich nicht um Praxisberichte oder Fallstudien, sondern um empirische Forschungs-arbeiten. In deutschsprachigen Zeitschriften zur Musiktherapie findet man entsprechende Forschung nur in Ausnahmefällen (Edwards et al. 1989; Spintge & Droh 1989).

Man mag sich um die Nützlichkeit oder die Methodik der einen oder anderen Arbeit streiten; Tatsache ist jedenfalls, daß andernorts a) rezeptive Musiktherapie im weitesten Sinne offenbar ein wichtiges Thema ist, daß b) über den therapeuti-schen Einsatz des Musikhörens geforscht wird und daß c) im angloamerikanischen Sprachraum der Einsatz von Musik in klinisch-therapeutischen Zusammenhängen wesentlich breiter gestreut und vielfältiger ist als im deutschsprachigen Raum.

In europäisch-amerikanischen Mediengesell-schaften ist Musik zu jeder Zeit verfügbar

III

Wir stellen also eine auffällige Diskrepanz fest zwischen der Situation der rezeptiven Musiktherapie in der deutschsprachigen Literatur einerseits (die zweifellos auch ein Indikator für die Bedeutung in der musiktherapeutischen Praxis ist) und in der angloamerikanischen Literatur andererseits. Ich möchte im folgenden versuchen, einige Ursachen und Gründe für diese Diskrepanz darzustellen und einige Vorschläge zur Veränderung dieser Situation unter-breiten.

Um den Bedeutungsverlust rezeptiver Formen der Musiktherapie im deutschsprachigen Raum und die relativ höhere Bedeutung der rezeptiven Musiktherapie in den angloamerikanischen Ländern zu verstehen, bedarf es eines Blicks auf die Wissenschaftsgeschichte sowie auf die kulturell-gesellschaftlichen Rahmenbedingungen, unter denen Musiktherapie stattfindet. Einige Grundgedanken möchte ich in groben Zügen skizzieren.

Ein ebenso offensichtliches wie charakteristisches Merkmal europäisch-amerikanischer Mediengesellschaften ist die ubi-quitäre Anwesenheit von Musik in fast allen Lebenssituationen. Durch die Entwicklung von Schallplatte, Rundfunk, Tonband, Fernsehen, Compact Disc, Walkman etc. ist Musik beliebig zu jeder Zeit verfügbar und stellt daher nichts beson-deres mehr dar. Ständige Musikberieselung ist der Normalfall, Stille die Ausnahme. Im Gegensatz zur Zeit vor Erfindung der technischen Medien ist nicht das Erklingen von Musik das Besondere, sondern die Abwesenheit von Musik.

Natürlich hat das auch Konsequenzen für musikalische Hör- und Wahrnehmungsweisen sowie für das Erleben von Musik: Beispielsweise hat sich die Lautstärke der Musik ständig erhöht, während gleichzeitig die Hörempfindlichkeit durch die Verlagerung der Hörschwellen ständig gesunken ist (Blaukopf 1982, 265f). Gleichzeitig haben wir uns an die ständige Anwesenheit von (Hintergrund-) Musik gewöhnt und die musikalischen Hörweisen in vielfacher Hinsicht angepaßt, vor allem in der Weise, daß aus dem Zuhören ein zerstreut-beiläufiges Hören geworden ist. Trotz der ständigen und beliebi-gen Verfügbarkeit von Musik, die zwangsläufig zu einer gewohnheitsmäßigen Oberflächlichkeit der Rezeption führt, wel-cher jene Erlebnistiefe fehlt, die auch als Voraussetzung und Grundlage für ihre therapeutische Wirksamkeit galt, hat Musik nichts an Bedeutung eingebüßt, im Gegenteil. Gerade durch ihre massenhafte Verbreitung in allen Lebensbereichen sind der Musik neue Qualitäten an Bedeutung zugewachsen, von denen nicht die unwichtigste ist, daß sie durch ihre bloße ständige Anwesenheit Sinn und kurzfristige Inhalte dort vermittelt, wo im Falle ihres Verstummens und der Stille die angsterzeugende Konfrontation mit der Leere stattfände.

Von diesen Entwicklungen sind die therapeutischen Einsatzmöglichkeiten von Musik nicht unberührt geblieben. Einerseits haben die technischen Medien heute mehr denn je die Voraussetzungen für eine von der musikalischen Live-Aufführung unabhängige, von technischen Problemen freie, breite und potentiell unbegrenzte Anwendung rezeptiver Musiktherapie geschaffen. Noch in den 50er Jahren hatte man in dieser Hinsicht mit Schwierigkeiten zu kämpfen, die man heute nicht mehr kennt: Teirich beschreibt, wie bei einer therapeutischen Anwendung des Musikhörens im Nebenzimmer eine Schallplatte aufgelegt wird und bemerkt in einer Fußnote: „Es ist wichtig, nicht im gleichen Raum Musik zu machen, da der Patient durch technische Fehler, etwa durch eine zu laute oder zu leise Einstellung des Apparates, durch Kratzen der Nadel usw., stärker als sonst gestört wird" (1958 b, 120). Allein durch seine Neuheit und relative Seltenheit der Apparate besaß auch das medial vermittelte Musikerlebnis noch eine Aura, die ihr heute gänzlich verlorengegangen ist.

Andererseits untergräbt gerade die Gewöhnung an die ständige Anwesenheit von Musik, ihre beliebige Verfügbarkeit in technisch perfekten Reproduktionen eine entscheidende Wirkungsmöglichkeit, die sie einst hatte: Allein durch ihre Eigenschaft als selten(er) zu hörendes und daher besonderes, ja singuläres Ereignis konnte sie die Zuhörer in ihren Bann ziehen und jene Wirksamkeit entfalten, die sie als therapeutisch nützlich legitimierte. Diese konzentrierte und ungeteilte Aufmerksamkeit, die ihr zuteil wurde und die eine wichtige Voraussetzung für die Entfaltung musikalischer Wirkungen darstellt, hat die Musik im Alltag heute weitgehend verloren.

Wir befinden uns damit in der paradoxen Situation, daß gerade die technischen Voraussetzungen für eine breite Anwendung der rezeptiven Musiktherapie kraft ihrer beliebigen Verfügbarkeit eine entscheidende psychologische Grundlage für die therapeutische Wirksamkeit der Musik aufgelöst haben.

Die ungeteilte Aufmerksamkeit für Musik im Alltag ist weitgehend verlorengegangen

IV

Diese Argumentation gilt jedoch nicht uneingeschränkt, sondern sie geht von bestimmten Voraussetzungen bezüglich der Denkweisen und Einstellungen gegenüber Musik aus. Sie bezieht sich in erster Linie auf eine Tradition der Musiktherapie, die Musik als Kunst und Sprache der Seele sieht und auf einer Kultur des Zuhörens gründet. Damit verbunden ist die Vorstellung, daß Musik - „gemeint ist hier immer nur »höchste« oder »tiefste« Musik" - sich „zwar in der Welt vollzieht, aber nicht von dieser Welt ist" und „Offenbarung eines Höheren" ist (Giltay 1958, 20).

Zugleich betrachtete man das Musikhören als „Urphänomen", das „vor allem die phylogenetisch uralten Schichten der Psyche mit ihren dynamisch verflochtenen Komplexen ungeahnter Symbole, Gefühle, Instikte und Träume anspricht" (Rock 1984, 190).

Die „Offenbarung eines Höheren" oder das Erlebnis von „Urphänomenen" vollzieht sich freilich nicht in der beiläufig zerstreuten Rezeption, sondern im kontemplativ aufmerksamen Hören, das erst den Zugang zu tieferen seelischen Schichten öffnet. Ein entscheidendes Kriterium für den Wert des Musikhörens oder der Musik selbst ist dann die Frage, ob das Musikhören eine Veränderung in den tiefen seelischen Schichten bewirkt oder nicht; und darauf zielte die rezeptive Musiktherapie letzten Endes ab. Das „Musikalische" sollte den Weg öffnen „zu einem ästhetischen Erlebnis, das erst dann seinen tiefsten Sinn erfüllt, wenn es zu einer fundamentalen Änderung des inneren Gefüges, zu einer ethischen Erfahrung der Seele beiträgt. Tut es das nicht (...), verliert es seine »raison d' être«" (Rock 1994, 192).

Wenn Musik als „Offenbarung eines Höheren" oder als „Urphänomen" gilt, dessen Wurzeln sich im Dunkel des Unbewußten und in archaischen Mysterien verlieren, entziehen sich auch ihre Wirkungen auf die Seele (und damit auch letztlich das Wesentliche der Musiktherapie) dem wissenschaftlich analytischen Zugriff. Statt das, was an den möglichen Wirkungen von Musik erforschbar ist, zu erforschen, wurden und werden Wirkungen der Musik mystifiziert. „Man sprach von der »Himmelsmacht Musik«", vermerkte Willms, als er vor fast 20 Jahren konstatierte, daß die rezeptive Musiktherapie, die „früher einmal als die Hauptform der Musiktherapie" galt (1975, 64), bereits damals erheblich an Bedeutung eingebüßt hatte.

Als „Hauptform der Musiktherapie" konnte die rezeptive Musiktherapie nur so lange gelten, wie sie den Patienten Musikerlebnisse vermitteln konnten, die sie in ihrem Lebensalltag nicht bekommen konnten. Sobald aber breite Schichten der Bevölkerung selbst über die technischen Mittel verfügten, sich die einst raren und darum wertvollen Musikerlebnisse ohne weiteres nach ihrem Belieben zu verschaffen, also in der Lage waren, das potentiell therapeutische Agens oder Medium Musik selbst einzusetzen, hat die rezeptive Musiktherapie eine entscheidende Voraussetzung ihrer Wirksamkeit verloren. Diesen Sachverhalt illustriert unbeabsichtigt ein Fallbericht, in welchem der Autor die erfolgreiche Behandlung eines depressiven Patienten schildert und sich hinsichtlich der von ihm eingesetzten Musik gegenüber dem Patienten beharrlich ausschweigt: „Ich bestand darauf, den Titel und den Namen des Komponisten weiterhin geheim zu halten" (Rock 1984, 195).

Musikhören ist längst zum profanen Massenphänomen geworden

Das Dilemma der rezeptiven Musiktherapie besteht letzten Endes darin, daß sie an der Vorstellung des tiefen, seelenergreifenden Musikerlebnisses als Mittel der Therapie und am Glauben an eine damit verbundene auratisch-mystische Wirksamkeit der Musik festhält (eine Vorstellung, die einst durchaus ihre Berechtigung hatte), während das Musikhören schon längst zum profanen Massenphänomen geworden ist, das Hör- und Erlebnisweisen grundlegend verändert hat. Jenes tiefgreifende, seelische Veränderungen bewirkende Musikhören, welches die rezeptive Musiktherapie im Auge hatte oder hat, ist eine Idealvorstellung, die in der Realität der Mediengesellschaft seltener und unwahrscheinlicher geworden ist denn je (und von daher sich tatsächlich nur als singuläres Ereignis in Form von Einzelfallstudien darstellen läßt).

Aktiv oder passiv?

Musik hören und/oder Musik machen? Ein nicht unwesentlicher Streit teilt die Musiktherapeuten in ein aktives und ein passives Lager: Viele schlaue Statements liegen dazu vor, klar ist, daß in Deutschland „... *das Hören von Musik als Therapie – früher nahezu ausschließlich eingesetzt – an Bedeutung (rezeptive Musiktherapie) verlor. Musiktherapie besteht heute in überwiegendem Ausmaß aus aktivem Musikmachen in Verbindung mit Bewegung, Tanzen, Malen, Zeichnen und anderen künstlerischen Tätigkeiten (aktive Musiktherapie).*
In nahezu allen westlichen Ländern haben sich Studiengänge zur Musiktherapie entwickelt, die entweder als Aufbaustudium zur Medizin, Pädagogik oder Psychologie oder als grundständiges Studium durchgeführt werden können. Die große Aktivität im Bereich der Musiktherapie täuscht jedoch darüber hinweg, daß keine kontinuierliche Entwicklung zu verzeichnen ist. Die Verknüpfung von Musik und Therapie wirkt immer noch eher zufällig. Eine einheitliche Theoriegrundlage für Musiktherapie ist gerade erst im Entstehen."
Herbert Bruhn, „Geschichte der Musiktherapie"

V

Deutlich anderen Einstellungen gegenüber Musik und Therapie begegnen wir in der amerikanischen Musiktherapie. An der bemerkenswerten Aktivität und an der Art der Forschungsarbeiten auf dem Sektor der rezeptiven Musiktherapie ist abzulesen, daß pragmatische Vorstellungen und Denkweisen das Verhältnis zur Musik, zur Musikrezeption und zur Therapie bestimmen. Während Background-Musik in der deutschsprachigen Musiktherapie im allgemeinen weder als Mittel der Therapie und schon gar nicht als Musiktherapie angesehen wird, weil sie zum einen nicht dem (oftmals an der Psychoanalyse orientierten) Begriff von (Psycho-)Therapie entspricht, und zum zweiten auch in Widerspruch steht zu der Vorstellung eines tiefen, die seelische Existenz berührenden Musikerlebnisses als Vermittler eines therapeutischen Prozesses, wird in der angloamerikanischen Forschung die Verwendbarkeit von Hintergrundmusik in Hinblick auf eine Vielzahl therapeutischer Ziele untersucht, sei es zur Entspannung und Schmerzlinderung oder zur Verstärkung erwünschter Verhaltensweisen. Man erwartet vom Einsatz der Hintergrundmusik keine tiefgreifenden seelischen Erlebnisse, Konfliktlösungen, kathartische Effekte oder dergleichen mehr. Vielmehr wird ihre Eigenschaft als angenehme, vertraute und daher von vielen Menschen erwünschte akustische Kulisse für therapeutische Zwecke funktionalisiert, wobei der Begriff von Therapie sich oftmals an verhaltenstherapeutischen und lerntheoretischen Ansätzen orientiert.

Man erwartet von Hintergrundmusik keine tiefgreifenden seelischen Erlebnisse

Das Verhältnis zur Musik und ihr Einsatz zu therapeutischen Zwecken wird von Pragmatismus bestimmt, dessen Kehrseite eine gewisse Oberflächlichkeit sein mag. Aber wer wollte den Einsatz von Musik als Hintergrund ernsthaft ablehnen, wenn davon möglicherweise eine Verbesserung im subjektiven Befinden, eine Reduktion von Schmerzen oder Verminderung von Ängsten zu erwarten ist, oder wenn Hintergrundmusik dazu dienen kann, die Dosierung von Beruhigungsmitteln bei Operationen zu reduzieren (s. Spintge & Droh 1987, 1992; Korunka et al. 1992; Mayer 1989)? Natürlich handelt es sich dabei nicht um (Psycho-)Therapie im engeren Sinne, der Anspruch wird aber auch gar nicht erhoben. Es macht keinen Sinn, den Einsatz von Hintergrundmusik in medizinisch-therapeutischen Kontexten mit dem Scheinargument abzulehnen, es handele sich dabei nicht um Musiktherapie.

Daß Hintergrundmusik zum selbstverständlichen Bestandteil des Lebensalltags sehr vieler Menschen geworden ist, ist eine kulturelle und gesellschaftliche Tatsache, die sich nicht ändern läßt, ob man das nun begrüßen mag oder nicht. Und daß sich unter dem Etikett „Musiktherapie" extrem heterogene Ansätze, Denkweisen und Praktiken versammelt haben, ist ebenfalls bekannt und läßt sich ebenfalls nicht ändern. (Deshalb wäre es wünschenswert, daß der Vorschlag Strobels [1990, 336], „die unterschiedlichen Musiktherapierichtungen zum Beispiel durch genauer kennzeichnende Adjektiva oder durch näher erläuternde Bezeichnungen voneinander abzugrenzen", sich durchsetzen könnte, um dadurch Toleranz und eine friedliche Koexistenz zu fördern.) Es käme also darauf an, von den gegebenen Bedingungen ausgehend den Versuch zu unternehmen, sie für musiktherapeutische Ziele nutzbar zu machen.

VI

Ein weiterer Umstand trägt bis auf den heutigen Tag dazu bei, daß die rezeptive Musiktherapie sich hierzulande (bis auf eine Ausnahme: Schwabes Regulative Musiktherapie, 1987) nicht mehr weiterentwickelt und rapide an Bedeutung verloren hat: die Tatsache nämlich, daß Entwicklungen, die anderswo stattfinden, überhaupt erst gar nicht zur Kenntnis genommen, geschweige denn aufgegriffen oder diskutiert werden. Das ist allerdings ein allgemeines Problem, das nicht allein die rezeptive Musiktherapie betrifft. Inzwischen hat sich in der Musiktherapie herumgesprochen, daß Forschung notwendig ist (und dazu gehört auch die Aufarbeitung des Diskussionsstandes in einer Scientific Community) – dennoch scheint kaum das Interesse und die Bereitschaft vorhanden zu sein, sich ernsthaft mit dem Diskussionsstand des eigenen Faches in anderen Ländern oder demjenigem der benachbarten relevanten Disziplinen auseinanderzusetzen.

123

Auf der anderen Seite ist festzustellen, daß im selben Zeitraum in der Zeitschrift „Musiktherapeutische Umschau" in keinem einzigen Beitrag auf das amerikanische „Journal of Music Therapy", das seit 1964 das wichtigste ausländische Publikationsforum für musiktherapeutische Forschung und Praxis ist, Bezug genommen wird, nicht zu reden von anderen Fachzeitschriften (etwa „Music Therapy", „Music Therapy Perspectives" oder anderen). Es ist hier nicht der Ort, die Gründe dafür zu erörtern; aber man könnte erwarten, daß zumindest einige Autoren, die in einer Fachzeitschrift Beiträge „aus Forschung und Praxis der Musiktherapie und ihrer Wechselbeziehungen zu Musikwissenschaft, Musikpädagogik, Medizin, Psychotherapie und Psychologie" veröffentlichen, es für notwendig halten, sich in der internationalen Fachliteratur des engsten Umfeldes über den aktuellen Diskussionsstand zu orientieren. Ich bin sicher, daß sich hier auch manche Anregungen für die rezeptive Musiktherapie finden ließen. (Wie gering der Stellenwert der zwar theoretisch eingeforderten, praktisch aber kaum durchgeführten musiktherapeutischen Forschung insgesamt ist, zeigt sich übrigens auch an den Vorstellungen von beruflichen und persönlichen Anforderungen an Musiktherapeuten, in denen die Befähigung zu musiktherapeutischer Forschung oder die Kenntnis einschlägiger Methoden nicht vorkommt [Hoffmann 1991, 235f] und an der Tatsache, daß die Vermittlung von empirischen Forschungsmethoden in den Ausbildungsplänen der verschiedenen Musiktherapiestudiengänge meines Wissens nicht vorgesehen ist.)

Hintergrundmusik stellt nicht nur den Zerfall musikalisch-kultureller Werte dar

VII

Weder das Einigeln in die Nestwärme vertrauter, aber obsoleter Denkweisen noch die weitverbreitete Wissenschaftsscheu — wenn nicht gar Wissenschaftsfeindlichkeit — tragen zu einer Weiterentwicklung der rezeptiven Musiktherapie bei (das gilt natürlich auch für die Musiktherapie im allgemeinen). Meines Erachtens gibt es zwei sich ergänzende Möglichkeiten, der rezeptiven Musiktherapie neue Impulse zu geben und sie weiterzuentwickeln:

Die erste Möglichkeit besteht darin, die positiven Wirkungen des gewohnten beiläufigen Musikhörens zu funktionalisieren und die subjektiven Gratifikationen zu nutzen, die Hintergrundmusik vermittelt.

Die zweite Möglichkeit besteht darin, in einem therapeutischen Setting das Musikhören zu ritualisieren und zu üben. Dazu ist eine Theorie notwendig, die das konzentrierte Musikhören in einen übergreifenden Zusammenhang einordnet. Ich möchte diese beiden komplementären Möglichkeiten kurz erläutern.

Daß Hintergrundmusik nicht nur den Zerfall musikalisch-kultureller Werte darstellt, sondern durchaus auch einige positive Effekte haben kann, darf mittlerweile als belegt gelten. (Im übrigen gab es auch in der Musikgeschichte Zeiten, in denen Musik als Hintergrund, z.B. als Tafelmusik, oder auch sonst ohne sonderliche Konzentration gehört wurde; die Vorstellung, daß Musik um ihrer selbst willen gehört werden müsse, ist eine Idee des späten 18. Jahrhunderts, die an die Entwicklung der autonomen Musik geknüpft ist.)

Wenn Hintergrundmusik etwa dazu beitragen kann, den Verbrauch von Medikamenten zu vermindern, Schmerzempfindungen, Angst und Streß zu reduzieren (Hanser et al. 1983; Rider et al. 1985; Spintge & Droh 1987; Davis & Thaut 1989; Pignatiello et al. 1989; Liebman & MacLaren 1991), wenn sie in verhaltenstherapeutischen Zusammenhängen als positive Verstärkung für erwünschte Verhaltensweisen oder für andere Lern- oder Arbeitsprozesse eingesetzt werden kann (z.B. Garwood 1988; Burleson et al. 1989; Harris et al. 1992), dann ist ihr Einsatz gerechtfertigt und wert, weiter erforscht zu werden. Voraussetzung dafür sind freilich

- ein Wandel gegenüber der Verwendung von Hintergrundmusik,
- eine Abkehr von der Auffassung, daß Musiktherapie sich allein mit dem Musikhören als Psychotherapie zu befassen habe sowie

- eine größere Aufgeschlossenheit und Abbau von irrationalen Vorurteilen gegenüber verhaltenstherapeutischen oder anderen Ansätzen in der Musiktherapie.

Von großer Wichtigkeit ist hier die Entwicklung eines theoretischen Bezugsrahmes, der die Anwendungen von Hintergrundmusik der Musikrezeption begründet und untermauert. Um Mißverständnissen vorzubeugen: Ich bin weit davon entfernt, Hintergrundmusik als Allheilmittel oder Rettung der rezeptiven Musiktherapie zu propagieren; nur meine ich, daß sie nachweislich in bestimmten medizinisch-therapeutischen Zusammenhängen nützlich ist und daß ihre prinzipielle Ablehnung darum irrational und unvernünftig ist.

Komplementär zum Einsatz von Hintergrundmusik verhält sich eine zweite Möglichkeit, die rezeptive Musiktherapie weiterzuentwickeln: Sie basiert auf einer Ritualisierung des Zuhörens, die in therapeutischen Settings und Zielsetzungen eingebunden ist.

Es ist klar, daß Hintergrundmusik wohl kaum tiefgreifende musikalische oder psychische Erlebnisse vermitteln kann, denn diese werden in der Regel nicht durch das bloße Hören von Musik, sondern nur durch Zuhören und Konzentration auf die Musik erreicht. Dieses konzentrierte musikalische Zuhören enthält ein Potential von therapeutisch relevanten Wirkungsmöglichkeiten, das nach wie vor zu den Grundlagen der Musiktherapie überhaupt zählt. Dabei muß betont werden, daß die dabei zu erzielenden Wirkungen nicht allein (und manchmal vielleicht auch nur zum geringeren Teil) auf den Eigenschaften oder emotionalen Inhalten der Musik beruhen, sondern auch (oder sogar zum großen Teil) auf der Veränderung der Aufmerksamkeitsinhalte durch ihr Ausrichten auf ein Aufmerksamkeitsobjekt oder Beziehungsobjekt, nämlich die Musik (s. Gembris 1985; Schwabe 1987).

Rezeptive Musiktherapie basiert auch auf einer Ritualisierung des Zuhörens

Leider hat es die Musiktherapie versäumt, die Kultur des Zuhörens, welche Voraussetzung ist für seelenbewegende Musikerlebnisse, weiterzuentwickeln in einer Zeit, die durch einen rapiden Wandel der Hörwelt und der Hörgewohnheiten gekennzeichnet ist. Sie ist im Großen und Ganzen schon vor Jahrzehnten dabei stehengeblieben, daß musikliebende Ärzte den Plattenspieler oder das Tonband in Betrieb setzten und damit noch die Seele ihrer Patienten in Bewegung setzen konnten; eine Form der Musiktherapie, die zwangsläufig und zu Recht ausgestorben ist. Ausnahmen wie die Entwicklung der Regulativen Musiktherapie (Schwabe 1987) oder der Guided Imagery (Geleitete Imagination und Musik; Bonny 1978) bestätigen die Regel.

Wenn Musiktherapie durch das Musikhören (im Sinne von Zuhören) nennenswerte Effekte erzielen möchte, muß die Form des Musikhörens, die sie praktiziert, und das Setting, in dem es stattfindet, sich vom gewohnheitsmäßigen und alltäglichen Musikhören in spezifischer Weise unterscheiden. Dies ist durch eine Ritualisierung des Musikhörens möglich, und zwar durch folgende Elemente:

- durch die Einbindung des Musikhörens in bestimmte Kontexte und Handlungsabläufe,
- durch Anleitungen, die das Zuhören befördern und die Aufmerksamkeitsinhalte verändern,
- durch spezifische Ziele, zu denen das Musikhören führen soll,
- durch das Einordnen der Musik und des Musikhörens in einen übergreifenden theoretischen Sinnzusammenhang.

Ich möchte an drei Beispielen aus unterschiedlichen Bereichen verdeutlichen, was mit Ritualisierung des Musikhörens gemeint ist.

Das erste Beispiel stammt aus der Musiktherapie selbst; es ist die Regulative Musiktherapie (Schwabe 1987). Das Musikhören ist hier Bestandteil eines Trainingsverfahrens, das aus einer festgelegten Abfolge von Schritten besteht, wobei die Technik der Durchführung und die auszuübenden Verhaltensweisen und die Ziele detailliert beschrieben werden. Typisch ist dabei u.a., daß die auszuübenden Verhaltensweisen zunächst durch Anleitung (des Therapeuten) erlernt werden müssen. Die Verhaltensweisen des Zuhörens, die anzuwendenden Techniken, Ziele und Indikationen sind ferner auf eine Theorie bezogen, die deren Sinn und Funktion begründet und erklärt.

Ein zweites Beispiel für die Ritualisierung des Musikhörens finden wir außerhalb der Musiktherapie in der New Age-Bewegung. In einer unübersichtlichen Vielzahl von Kursen und Selbsterfahrungswochenenden spielt das Musikhören als Mittel zur Entspannung, Versenkung und Meditation, Traumreisen und Trance eine sehr wichtige Rolle. „Selbst wenn die Musik eher Nebensache ist und als Mittel dient, schließt das intensive Erfahrungen nicht aus", schreibt Harries in einer Bestandsaufnahme einschlägiger Workshops, Tonträger und Veröffentlichungen und illustriert dies mit eigenen Erfahrungen: „So habe ich z.B. die tiefsten Musikerlebnisse, wenn ich nach zwei Stunden Hatha-Yoga völlig entspannt auf dem Rücken liege und die Musik mit dem ganzen Körper aufnehme, einswerde mit dem Klang" (Harries 1989, 31f).

Die schöpferischen Möglichkeiten des Musikhörens sollen erlernt werden ...

Dazu gibt es eine reiche Auswahl von Tonträgern mit Musik, „Urtönen" und speziellen elektronisch bearbeiteten Klängen, die meditative Stimmung, Entspannung, Ruhe und Gelassenheit vermitteln und den Hörer in die Sphärenklänge des Kosmos einschwingen sollen, wie den Beschreibungen dieser Produkte zu entnehmen ist. Vielfach sind die Klänge auch unterlegt mit Suggestionen, Entspannungsanleitungen und dergleichen mehr, die das Zuhören kanalisieren. Typisch ist ferner, daß die Musik sowie das Verhalten beim Musikhören und dessen Ziele eingebunden werden in Ideologien, die sich gern den Anschein von Wissenschaftlichkeit geben und bestrebt sind, die Musik und das Musikerleben in übergreifenden Zusammenhänge von Zahlenproportionen, kosmischen Gesetzmäßigkeiten oder dergleichen mehr zu bringen (Theorien, die durch die Musikpsychologie längst widerlegt wurden; s. zu diesem Thema auch Stroh 1994).

Ein drittes Beispiel sind Kurse, in denen die (klassische) Musik selbst im Vordergrund steht und die sich die „Förderung des bewußten Musikhörens" zum Ziel gesetzt haben. Darin sollen „die schöpferischen Möglichkeiten bewußten Musikhörens" erlernt werden, welche „Inhalt und Botschaft der großen Meisterwerke" offenbaren können (Verein Musicosophia e.V., Bad Boll, in einem Prospekt 1993). Typisch ist auch an solchen Kursen wiederum, daß sich das Setting des Musikhörens vom Alltag unterscheidet (man reist zu den Kursen an einen anderen Ort), daß ein Lernen unter Anleitung stattfindet, daß das Musikhören ein Ziel verfolgt und auch in einen übergreifenden Sinnzusammenhang eingeordnet ist („Sie werden erleben, wie die bewußte, verantwortungsvolle, beglückende Arbeit mit der Musik Ihre Kreativität wecken, dabei einen intensiven Kunstgenuß ermöglichen und die Erkenntnis der wesentlichen Fragen des Lebens fördern kann").

Vor allem die beiden letztgenannten Beispiele zeigen, daß es offenbar ein Bedürfnis gibt nach intensivem, konzentriertem Musikhören, welches sich vom gewohnt-alltäglichen Musikhören unterscheidet, ein Bedürfnis nach emotional-geistigen Erlebnissen, die durch Musik vermittelt werden. Diese Beispiele verdeutlichen auch, daß trotz und gerade wegen der Profanisierung der massenmedial verbreiteten Musik und der damit einhergehenden erlebnismäßigen Verflachung ein starkes Bedürfnis nach tiefgreifenden musikalischen Erlebnissen, nach Orientierung, Sinn- und Selbsterfahrung durch Musikhören wächst, das auch therapeutisch relevante Aspekte besitzt. Allerdings erfordern derartige Erlebnisse meist ein vom Medienalltag verschiedenes Setting, einen übergreifenden Kontext, Zielvorstellungen und eine Anleitung. Ein Versäumnis der rezeptiven Musiktherapie besteht darin, daß sie es weitgehend verpaßt hat, diese Entwicklung zu erkennen und Rahmenbedingungen zu entwickeln, in denen jene tiefgreifenden Musikerlebnisse entstehen könnten, die auch von psychotherapeutischem Nutzen sein können. Die Möglichkeit, sich hier zu profilieren, hat sich die Wissenschaftlichkeit beanspruchende Musiktherapie, während sie mit Berufs- und Verbandsproblemen beschäftigt war, zu einem nicht geringen Teil durch die New Age-Bewegung, durch zwielichtige Wochenendkurse und die Esoterik-Ecke der Schallplattenläden aus den Händen nehmen lassen.

Ob sich daran etwas ändert, scheint mehr als fraglich. Die meisten Anzeichen deuten eher darauf hin, daß die deutsch-sprachige Musiktherapie im Augenblick aus verschiedenen Gründen kaum in der Lage ist, neue Perspektiven für die rezeptive Musiktherapie aufzugreifen oder zu entwickeln. Es wäre aber höchst erfreulich, wenn ich mich in diesem Punkt täuschte.

Dieser leicht überarbeitete Beitrag erschien zuerst in der Musiktherapeutischen Umschau, Band 14, 1993. An der geschilderten Situation der Rezeptiven Musiktherapie hat sich bis heute (November 1996) nichts Wesentliches geändert.

Literatur

Bailey, L.M. (1986): Music Therapy in Pain Management. *Journal of Pain & Symptom Management*, Vol. 1 (1), 25-28

Beckett, A. (1990): The Effects of Music on Exercise as Determined by Physiological Recovery Heart Rates and Distance. *Journal of Music Therapy*, XXVI, (3), 126-136

Blaukopf, K. (1982): *Musik im Wandel der Gesellschaft*. München/Kassel: Bärenreiter/dtv

Bonny, H. (1978): *Faciliating Guided Imagery and Music Session*. Baltimore: ICM Books

Burleson, S.J. et al. (1989): The Effect of Background Music on Task Performance in Psychotic Children. *Journal of Music Therapy*, XXVI, (4), 198-205

Caine, J. (1991): The Effects of Music on the Selected Stress Behaviors, Weight, Caloric and Formula Intake, and Length of Hospital Stay of Premature and Low Birth Weight Neonates in an Newborn Intense Care Unit. *Journal of Music Therapy*, XXVIII, (3), 180-192

Cunningham, T.D. (1986): The Effect of Music Volume on the Frequency and Vocalizations of Institutionalized Mentally Retarded Persons. *Journal of Music Therapy*, XXIII, (4), 206-218

Curtis, S.L. (1986): The Effect of Music on Pain Relief and Relaxation of the Terminally Ill. *Journal of Music Therapy*, XXIII, (1), 10-24

Darrow, A.-A. (1991): An Assessment and Comparison of Hearing Impaired Children's Preference for Timbre and Musical Instruments. *Journal of Music Therapy*, XXVIII, (1), 48-59

Davis, C.A. (1992): The Effects of Music and Basic Relaxation Instruction on Pain and Anxiety of Women undergoing In-Office Gynecological Procedures. *Journal of Music Therapy*, XXIX, (4), 202-216

Davis, W.B. & Thaut, M.H. (1989): The Influence of Preferred Relaxing Music on Measures of State Anxiety, Relaxation, and Physiological Responses. *Journal of Music Therapy*, XXVI, (4), 168-187

Edwards, M.C. et al. (1989): Relationships among elements of music and physiological responses of listeners. *Int. Zeitschrift für Musik-, Tanz- und Kunsttherapie*, 2/3, 139-146

Fried R. (1990 a): Integrating music in breathing training and relaxation: I. Background, rationale, and relevant elements. *Biofeedback & Self Regulation*, Jun Vol 15 (2) 161-169

Fried R. (1990 b): Integrating music in breathing training and relaxation: II. Applications. *Biofeedback & Self Regulation*, Jun, Vol 15 (2) 171-177

Garwood, E.C. (1988): The Effect of Contingent Music in Combination With a Bell Pad On Enuresis of a Mentally Retarded Adult. *Journal of Music Therapy*, XXV, (2), 103-109

Gembris, H. (1985): *Musikhören und Entspannung*. Hamburg: Wagner

Giltay, H. (1958): *Musik und geistige Selbstwerdung*. In: Teirich (Hg.), 17-25

Groeneweg, G. et al. (1988): The Effect of Background Music on the Vocational Behavior of Mentally Handicapped Adults. *Journal of Music Therapy*, XX,V (3), 118-134

Hadsell, N.A. (1989): Multivariate Analyses of Musicians' and Non-Musicians' Ratings of Pre-Categorized Stimulative and Sedative Music. *Journal of Music Therapy*, XXVI, (3), 106-114

Hanser, S.B. et al. (1983): The Effect of Music on Relaxation of Expectant Mothers During Labor. *Journal of Music Therapy*, XX, (2), 50-58

Harries, J. (1989): *Klang als Trend. Erscheinungsformen und Hintergründe eines neuen Bewußtseins für Geräusch, Klang, Musik. Eine kommentierte Bestandsaufnahme von „Aktuellen Trends" im Bereich von Veröffentlichungen, Workshops, Tonträgern*. Bergisch Gladbach: Selbstverlag (Staatsexamensarbeit an der Erziehungswissenschaftlichen Fakultät der Universität zu Köln, Seminar für Musik und ihre Didaktik)

Harris, C.S. et al. (1992): A Comparison of the Effects of Hard Rock and Easy Listening on the Frequency of Observed Inappropriate Behaviors: Control of Environmental Antecedents in a Large Public Area. *Journal of Music Therapy*, XXIX, (1), 6-17

Hoelzley, P. D. (1991): Reciprocal inhibition in music therapy: A case study involving wind instrument usage to attenuate fear, anxiety, and avoidance reactivity in a child with pervasive developmental disorder. *Music Therapy*, Vol. 10 (1), 58-76

Hoffmann, E. (1991): „Wer ist der Beste?" Das Zulassungsverfahren im Ergänzungsstudiengang Musiktherapie an der Hochschule der Künste in Berlin. *Musiktherapeutische Umschau*, 12, 234-241

Jonas, J.L. (1991): Preferences of Elderly Music Listeners Residing in Nursing Homes for Art Music, Traditional Jazz, Popular Music of Today, and Country Music. *Journal of Music Therapy*, XXVIII, (3), 149-160

Korunka, C. et al.: Die Auswirkung von Suggestionen und Musik während Vollnarkose auf postoperative Befindlichkeit. *Zeitschrift für Klinische Psychologie*, 21, (3), 272-285

Liebman, A.S. & MacLaren, A. (1991): The Effects of Music and Relaxation on Third Trimester Anxiety in Adolescent Pregnancy. *Journal of Music Therapy*, XXVIII, (2), 89-100

Logan, Th.G. & Roberts, A.R. (1984): The Effects of Different Types of Relaxation Music on Tension Level. *Journal of Music Therapy*, XXI, (4), 177-183

Mayer, R. (1989): Die Audio-Analgesie - eine besondere Form des Angstabbaus. In: Sergl, H.G. & Müller-Fahlbusch, H. (Hg.) *Angst und Angstabbau in der Zahnmedizin*. 1. Jahrestagung des Arbeitskreises Psychologie und Psychosomatik in der Zahn-, Mund- und Kieferheilkunde der DGZMK. Berlin: Quintessenz, 117-123

Moore, R.S. et al. (1992): Music Preferences of the Elderly: Repertoire, Vocal Ranges, Tempos, and Accompaniments for Singing. *Journal of Music Therapy*, XXIX, (4), 236-252

Pfaff, V.K. et al. (1989): The effects of music-assisted relaxation on the distress of pediatric cancer patients undergoing bone marrow aspirations. *Children's Health Care*, Fall, Vol 18, (4), 232-236

Pignatiello, M. et al. (1989): A Psychophysiological Comparison of the Velten and Music Mood Induction Techniques. *Journal of Music Therapy*, XXVI, (3), 140-154

Rider, M.S. et al. (1985): The Effect of Music, Imagery, and Relaxation on Adrenal Corticosteroids and the Re-entrainment of Circadian Rhythms. *Journal of Music Therapy*, XXII, (1), 46-58

Rock, O.T.R. (1984): Das musikalische Erlebnis als Psychotherapie. Zur Psychologie der Musiktherapie. *Musiktherapeutische Umschau* 5, 189-195

Saperton, B.M. (1989): Music-Based Individualized Relaxation Training (MBIRT): A stress-reduction approach for the behaviorally disturbed mentally retarded. National Association for Music Therapy California Symposion on Clinical Practices (1987, Costa Mesa, California). *Music Therapy Perspectives*, Vol. 6, 26-33

Scartelli, J.P. (1984): The Effect of EMG Biofeedback and Sedative Music, EMG Biofeedback Only, and Sedative Music Only on Frontalis Muscle Relaxation. *Journal of Music Therapy*, XXI, (2), 67-78

Schuster, B.I. (1985): The Effect of Music Listening on Blood Pressure Fluctuations in Adult Hemodialysis Patients. *Journal of Music Therapy*, XXII, (3), 146-153

Schwabe, Chr. (1987): *Regulative Musiktherapie*. 2. überarb. Auflage, Stuttgart: Fischer

Spintge, R. & Droh. R. (Hg.) (1987): *Musik in der Medizin / Music in Medicine*. Berlin: Springer

Spintge, R. & Droh, R. (1989): Neurophysiologische Emotionsforschung in der Anwendung auf künstlerische Therapien am Beispiel der Musiktherapie. *Int. Zeitschrift für Musik-, Tanz- und Kunsttherapie*, 2/3, 160-167

Spintge, R. & Droh, R. (1992): *Musik-Medizin. Physiologische Grundlagen und praktische Anwendungen*. Stuttgart: Fischer 1992

Stratton, V. N. & Zalanowski (1984 a): The Effect of Background Music on Verbal Interaction in Groups. *Journal of Music Therapy*, XXI, (1), 26-26

Stratton, V. N. & Zalanowski (1984 b): The Relationship between Music, Degree of Liking, and Self-Reported Relaxation. *Journal of Music Therapy*, XXI, (4), 184-192

Stratton, V. N. & Zalanowski, A.H. (1989): The Effects of Music and Paintings on Mood. *Journal of Music Therapy*, XXVI (1), 30-41

Strobel, W. (1990): Von der Musiktherapie zur Musikpsychotherapie. Kann aus der Musiktherapie eine anerkannte Form von Psychotherapie werden? *Musiktherapeutische Umschau* 11, 313-338

Stroh, W.M. (1994): *Handbuch New Age Musik*. Regensburg: Con Brio

Teirich, H.R., (Hg.) (1958): *Musik in der Medizin*. Stuttgart: Fischer

Teirich, H.R. (1958 b): *Musik im Rahmen einer nervenärztlichen Praxis*. In: Teirich, H.R. (Hg.), 119-137

Willms, H. (1975): *Musiktherapie bei psychotischen Erkrankungen*. Stuttgart: Fischer

Wissenschaft ist ein Prozeß ...

„Die Art und Weise, in der wir Wissenschaft betreiben und die Methoden, die wir dabei verwenden, stehen in einem unmittelbaren Zusammenhang mit der Philosophie, die wir von Wissenschaft haben. Meine Anschauung ist es, daß Wissenschaft ein Prozeß ist. Eine Aktivität, und kein Regelwerk, das für alle Zeit als Dogma in Stein gemeißelt ist. In der postmodernen Welt, in der alle Haupt-lebensbereiche hinterfragt und umgebaut werden, liegt unsere Verantwortung darin, Themen zu finden, die dem Wissen entsprechen, das gebraucht wird. Eine derartige Debatte wird häufig als eine Debatte mit unterschiedlichen Wahrheitsbegriffen geführt. Z.B.: »Ist Wahrheit relativ?« oder: »Gibt es eine Wahrheit?«. Ich bin hingegen der Auffassung, daß solche Positionen zu Diskus-sionen einer vergangenen Ära gehören. Die Wahrheitsfrage ist schon ausführlich in anderen Wissenschaftsdisziplinen geführt worden. Worum es eigentlich geht, sind die Ansprüche von Objektivität und Subjektivität. Diese gleiche Debatte kann man derzeit auch in der Literatur zur Krankenpflege, der Psychologie, den Sozialwissenschaften und besonders innerhalb der letzten 10 Jahre innerhalb der komplementären medizinischen Richtungen finden.“

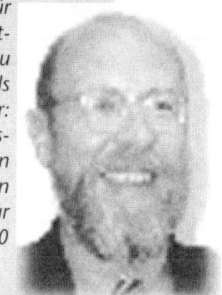

(Professor David Aldridge)

Musiktherapie-Info, Teil 1

„Die Idee zu dieser CD entstand in unserem Institut. Sie entstand aus der Notwendigkeit heraus, an Forschungsmaterialien heranzukom-men. Um Forschungsarbeit sinnvoll zu leisten, müssen wir zuerst wis-sen, was bereits geforscht und veröffentlicht wurde. Dann müssen wir an die Quellen herankommen und eine Kopie, einen Nachdruck der Arbeiten bekommen. Um dies übersehen und bewerkstelligen zu kön-nen, entwickelten wir eine Datenbank mit musiktherapeutischer Referenzliteratur. Aus den angeforderten Artikeln erstellten wir ein Archiv mit eingegangenen Veröffentlichungen zum Forschungsfeld der Musiktherapie und den angrenzenden Gebieten der klinischen Praxis, Forschungsmethodologie und theoretischen Fragestellungen.

Was Sie auf dieser CD finden werden:

- eine Musiktherapiedatenbank
- das europäische Forschungsregister
- einige Bilder von Musikinstrumenten, welche
  Sie in Ihren Musiktherapiedokumenten verwenden können
- Musiktherapiereferenzmaterial
- Informationen über Ausbildungskurse

Das Datenbankmaterial war ein gemeinsamer Kraftakt, welcher ohne den immensen Einsatz von Lars-Øle Bonde von der Universität Aalborg und Gro Trolldalen von der Universität Oslo nicht möglich gewesen wäre. Es ist ihr Engagement über die letzten zwei Jahre, das dieses Projekt beständig gemacht hat. Die europäischen Forschungsregister sind das Ergebnis der gründlichen Arbeit des Eu-ropäischen Musiktherapie-Komitees, und mein Dank geht an Penny Rogers und Henk Smeijsters und ihre Kollegen für die Arbeit, welche sie in dieses Register gesteckt haben.
Letztendlich ist dies nicht intendiert als ein großes, aufwendiges Projekt. Diejenigen, die Ideen haben, wie sich ein solches Vorhaben noch besser verwirklichen oder weiterentwickeln läßt, möchte ich ermutigen dieses zu tun. Denjenigen, die sich ausgeschlossen fühlen, kann ich nur sagen, daß es nicht beabsichtigt war, es war lediglich ein gemeinsames Projekt, von einigen Kollegen. Wenn Sie selbst etwas tun möchten, dann kann Ihnen diese CD möglicherweise Beispiele liefern oder als Anregung dienen. Falls Sie Interesse haben, wenden Sie sich an mich, ich bin gerne bereit, Ihnen etwas von unseren Erfahrungen mitzuteilen.“

Prof. David Aldridge

Institut für Musiktherapie / Universität Witten/Herdecke
Alfred-Herrhausen-Str. 50, 58 448 Witten, Tel.: 02302 - 926 782,
Fax: 02302 - 926 783

Prof. David Aldridge und Witten/Herdecke

Das Institut für Musiktherapie an der Universität Witten/Herdecke zählt zu den ersten Adressen seiner Art in Deutschland – und weit darüber hinaus. Zahlreiche klinische Musiktherapeuten kommen aus der populären Privatuniversität – sicher mit ein Ver-dienst von Professor David Aldridge, Dr. Lutz Neu-gebauer und den Kollegen vom Institut.

„Auf dem Weg zur Entwicklung einer europäi-schen Wissenschafts- und Forschungskultur für Musiktherapie" lautet der Titel eines Beitrags, den Sie in Vol. II von ihm finden – hier ein Beispiel für den innovativen Umgang mit Neuen Medien in Witten/Herdecke: die erste musiktherapeutische Datenbank auf CD-ROM. O-Ton (links):

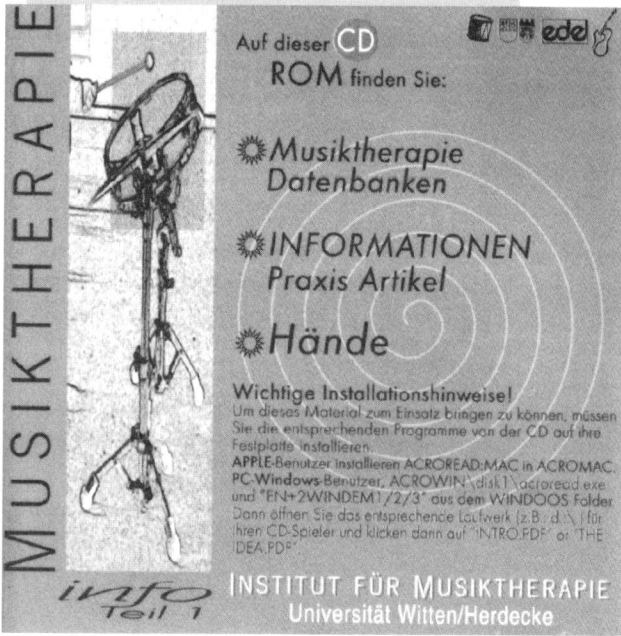

Auf dieser CD ROM finden Sie:

✸ Musiktherapie Datenbanken

✸ INFORMATIONEN Praxis Artikel

✸ Hände

Wichtige Installationshinweise!
Um dieses Material zum Einsatz bringen zu können, müssen Sie die entsprechenden Programme von der CD auf ihre Festplatte installieren:
APPLE-Benutzer installieren ACROREAD.MAC in ACROMAC.
PC-Windows-Benutzer: ACROWIN\disk1\acroread.exe und "EN+2WINDEM1/2/3" aus dem WINDOOS Folder
Dann öffnen Sie das entsprechende Laufwerk (z.B. d:\ ) für ihren CD-Spieler und klicken dann auf "INTRO.PDF" or "THE IDEA.PDF".

INSTITUT FÜR MUSIKTHERAPIE
Universität Witten/Herdecke

129

Jürgen W. Weckel

Musikstudium an der Hochschule für Musik und Theater, Hannover/Osnabrück mit Diplom in Klavier und Schlag-
zeug 1988. Gasthörerstudium der Medizin in Florenz, Italien, 1990-1992 Studium der Musiktherapie mit
Universitätsdiplom an der Universität Witten/Herdecke.

Seit 1992 Weiterentwicklung der Musiktherapie in der Neurologischen Rehabilitation, Klinik Holthausen, Hattingen.
Verantwortlich für den Aufbau und die Leitung einer neuen Abteilung für Musiktherapie mit zuletzt sechs
Vollzeitstellen. Seit 1994 Dozententätigkeit an der Universität Witten/Herdecke.

Im Rahmen eines internationalen Kooperationsprojektes zwischen der Universität Witten/Herdecke und der
Neurologischen Rehabilitationsklinik IRCCS Santa Lucia, Rom/Italien von 1995-1996 in Rom an einem musiktherapeutischen Forschungsprojekt mit post-komatösen Patienten tätig. Seit 1996 fest in Rom angestellt und mit dem Aufbau
einer neuen Abteilung für Musiktherapie beauftragt.

Forschungskooperationen mit der Colorado State University/USA und der Universität von Ancona/Italien. Regelmäßige
Dozenten- und Referententätigkeit sowie Präsentationen seiner Arbeit auf allen größeren internationalen Kongressen.

Ospedale di Riabilitazione Santa Lucia, IRCCS, Musicoterapia Creativa
Dott. J.W. Weckel
Via Ardeatina, 306, I-00179 ROMA
Tel.: ++39 - 651 - 50 13 21, Fax - 50 32 097
e-mail: slrhrome@ats.it

Aktive Musiktherapie in der Rehabilitation post-komatöser Patienten

von Jürgen W. Weckel

Koma vigile, apallisches Syndrom, vegetativer Status – verschiedene Begriffe für ein Phänomen: die Patienten haben das tiefe Koma überwunden (zum Beispiel nach einem Schädel-Hirn-Trauma oder nach einer Hirnblutung) und sind jetzt unabhängig von Beatmungsmaschinen. Die Augen geöffnet, manchmal motorisch unruhig, scheinen sie wach zu sein, aber der Blick geht ins Leere. Wir bekommen keine direkten Reaktionen oder Antworten. Eine verbale Kommunikation ist nicht möglich, und wir bleiben über den Bewußtseinzustand unserer Patienten im Unklaren (Gerstenbrand 1967). Als Musiktherapeuten versuchen wir, mit ihnen über die Musik in Kontakt zu kommen. Solche ersten Kontaktaufnahmen können wir auf verschiedene Art und Weise erleben.

Seit über einem halben Jahr ist Massimo[1] (Weckel 1996b) im apallischen Syndrom. Massimo ist 29 Jahre alt. Seine Augen hat er geöffnet, aber er fixiert nicht – mit seinem starren Blick scheint er seine Umwelt nicht wahrzunehmen. Während der Musiktherapie stehe ich am Bett von Massimo. Meine Hand liegt auf seinem Brustkorb, der sich rhythmisch mit dem Atem hebt und senkt. Ich konzentriere mich auf Tempo, Rhythmus und Dynamik seines Atmens und beginne, leise eine improvisierte Melodie zu summen (vgl. Gustorff 1990). Massimos Atem wird tiefer und langsamer. Einige Minuten später schließt er für einen kurzen Augenblick seine Augen. Als er sie wieder öffnet, schaut er mir tief in die Augen. Zum ersten Mal nach dem Trauma nimmt Massimo Blickkontakt mit seiner Umwelt auf.

Klaus ist 9 Jahre alt. Bei einem Verkehrsunfall erlitt Klaus ein schweres Schädel-Hirn-Trauma. Nach 14 Tagen künstlicher Beatmung überwindet er sein Koma. Seitdem ist er im apallischen Syndrom. Bereits 23 Tage nach dem Trauma wird er in unsere Klinik[2] zur frühen Rehabilitation aufgenommen. Vom ersten Tag an begleite ich Klaus musiktherapeutisch. Seine erste Reaktion ist vokal – Klaus antwortet auf mein Singen mit seiner Stimme.

> **Wo sich andere kognitive Funktionen verschlechtert haben, sind musikalische Aktivitäten noch bewahrt**

Petra, 11 Jahre, erlitt ein schweres Schädel-Hirn-Trauma nach einem Sturz vom Pferd. Sie ist im apallischen Syndrom motorisch sehr unruhig, sie weint häufig. Es scheint unmöglich, in Kommunikation mit ihr zu kommen. In meiner Improvisation greife ich das Weinen und ihre Bewegungen auf. Nach einer Weile wird Petra ruhiger und dreht sich auf ihre linke Seite zu mir und greift nach meiner Hand. Die Bedeutung ihrer Kontaktaufnahme steigt noch, wenn man bedenkt, daß Petra einen Neglect ihrer linken Körperhälfte zur Diagnose hat.

Warum arbeiten wir mit Musik als Medium, um einen ersten Kontakt aufbauen zu können? Neben den bekannten anatomischen und physiologischen Besonderheiten des Gehörs können wir der Literatur entnehmen, daß musikalische Aktivitäten noch bewahrt sein können, wo sich andere kognitive Funktionen bereits verschlechtert haben (Crystal et al. 1989; Dalessio 1984; Swartz et al. 1989). Diese Beobachtung konnten auch Aldridge et al. (1990) auf der Intensivstation bei der musiktherapeutischen Behandlung von Patienten im Koma machen. Zu Beginn der Musiktherapie zeigte sich eine Verlangsamung der Herzfrequenz, gefolgt von einem raschen Anstieg, wo sie auf einem erhöhten Niveau bis zum Ende des Kontaktes blieb. Diese Reaktion kann ein Hinweis auf den Versuch der Orientierung und auf kognitive Prozesse während dieses kommunikativen Kontaktes sein (Sandman 1984 a+b). Die Auswertung des EEG zeigte eine Desynchronisation vom Theta- zum Alpha- oder Betarhythmus in vorher synchronisierten Arealen. Dieser Effekt, der eine Erregung und eine perzeptive Aktivität anzeige, hielt nicht an, nachdem die Musiktherapie beendet war. Neuronen, die mit dem Herzrhythmus verbunden sind, wurden in der Medulla identifiziert, mit einer synchronen Beziehung zwischen der Kontraktion des Herzens und den „aufsteigenden" Wellen des Alpharhythmus im EEG (Sandman 1986). Es scheint, daß die Koordination des Rhythmus im kardiovaskulären System mit der Aktivität des kortikalen Rhythmus von hoher Bedeutung für die kognitiven Funktionen sei (Aldridge 1991a).

Wir können die Beobachtung machen, daß verschiedene Körperrhythmen bei Patienten im Koma oder apallischem Syndrom durcheinandergeraten sind, wie zum Beispiel der Schlaf-Wach-Rhythmus (Wilson 1972; Ulrich 1984) oder metabolische Zyklen (Johnson und Woodland-Hastings 1986; Moore-Ede et al. 1983; Reinberg und Halberg 1971). Eine Kommunikation ist aber nur auf der Basis einer rhythmischen Struktur möglich (Aldridge 1989a, 1991b). Wir können also vermuten, daß eine Kommunikation mit komatösen Patienten deswegen so schwierig ist, weil die Koordination und Synchronisation der körpereigenen Rhythmen wegen des Traumas gestört ist. Eine Therapieform zu wählen, die Rhythmen integrieren kann, liegt also nahe.

Das post-komatöse Syndrom

Verschiedene Körperrhythmen sind bei Koma-Patienten durcheinandergeraten

Hat der Patient das apallische Syndrom überwunden, finden wir uns in den meisten Fällen einer Vielzahl von Problemen gegenüber. Zum Beispiel fehlende Initiative und Intentionalität, Einschränkungen in der Aufmerksamkeit und der Gedächtnisfunktionen, ein Verlust oder eine Einschränkung in der Sprach- und/oder Sprechfähigkeit sowie Probleme in der Kontrolle und der Koordination von Bewegungen, um nur die wichtigsten zu nennen. Dementsprechend vielfältig sind die therapeutischen Ziele in der Rehabilitation (Weckel und Ischbeck 1994).

Intentionalität

Bei Francesca[3] finden wir ein typisches Phänomen eines frühen Remissionsstadiums nach dem Koma. In kurzen, isolierten Augenblicken ist Francesca in der Lage, mit ihrer Umwelt zu kommunizieren, noch nicht verbal, aber zum Beispiel, indem sie nach Gegenständen greift oder indem sie ihre Augen nach einem vereinbarten Code schließt, um auf Fragen mit „Ja" oder „Nein" zu antworten. Dann fällt sie zurück in scheinbare Bewußtlosigkeit. Zur Musiktherapie wird Francesca im Rollstuhl gebracht. Sie hat eine Zymbel vor sich und einen Schlegel in der rechten Hand. Ich sitze am Klavier und improvisiere eine einstimmige Melodie, ihre vereinzelten Schläge auf dem Becken begleitend. Die Musik ist rhythmisch und klar strukturiert. Während der Phasen scheinbarer Bewußtlosigkeit gibt die Musik vom Klavier Kontinuität. Die Melodie wirkt jetzt zeitlos, ohne Puls, musikalisch wartend, Francesca freilassend und einladend, die Phasen ihrer Aktivität integrierend.

Das therapeutische Ziel in dieser Phase kann man mit dem „Fördern von proto-Intentionalität" (Trevarthen 1979) umschreiben. Intentionalität wird dabei als eine Fähigkeit verstanden, die entwickelt werden kann bzw. muß. Der Entwicklungspsychologe Trevarthen (1977) geht davon aus, daß viele motorische Muster und Verhaltensweisen bereits von Geburt an vorhanden sind, jedoch noch nicht von der Umwelt wahrgenommen werden. Was eine intentionale Handlung von einem beliebigen Verhalten unterscheidet, ist, wie gut diese Handlung von der Umwelt integriert und als intentional gedeutet wird. Für die Musiktherapie heißt das, daß wir jede Aktivität und jeden Ausdruck als intentional, oder proto-intentional aufgreifen und in den musikalischen Kontext integrieren sollten (Weckel 1996). Das ist der erste Schritt, eine noch rudimentäre Intentionalität zu entwickeln. Vedeler (1994) hat in seinen Untersuchungen zeigen können, daß außerdem für die Entwicklung von Intentionalität entscheidend die Fähigkeit zur Organisation von Verhaltensweisen eine Rolle spielt. Je besser verschiedene Aktivitäten organisiert werden, desto höher ist die Wahrscheinlichkeit, daß die Aktivität als intentional wahrgenommen wird. Zum Beispiel wird einfaches Vokalisieren vielleicht noch nicht als Intention zur Kommunikation gedeutet, wird es aber, sobald das Vokalisieren mit einem Blickkontakt kombiniert ist. Hier liegt eine der Stärken von Musiktherapie: die Möglichkeit, Intentionalität direkt zu fördern, indem jede Aktivität als musikalisch intendiert gedeutet und in die Musik integriert werden kann und darüber hinaus gleichzeitig innerhalb der musikalischen Strukturen die Organisation und Koordination der Aktivitäten unterstützt wird.

Aufmerksamkeit und Gedächtnis

Eng verbunden mit den Problemen der Intentionalität sind die verminderte Aufmerksamkeits- und Konzentrationsfähigkeit sowie Störungen in der Gedächtnisleistung. Für die neuropsychologische Behandlung spielt die genaue Diagnose dieser Defizite aber eine entscheidende Rolle. Tests, wie zum Beispiel die Mini-Mental State Examination, sind häufig für die Erfassung kognitiver Leistungen nicht sensibel genug. Milde Defizite werden nicht erfaßt. Die interaktive Musiktherapie, die darauf basiert, daß der Patient aktiv ein Instrument in der gemeinsamen Improvisation spielt, kann hier ein ergänzendes Werkzeug zur Bewertung von Intentionalität, Aufmerksamkeitsspanne, Kontinuität in der Konzentration oder einiger Gedächtnisfunktionen sein.

Kommunikation

In den meisten Fällen haben wir es bei post-komatösen Patienten auch mit Störungen der verbalen Kommunikation, wie z.B. beim post-komatösen Mutismus oder der Aphasie zu tun. Auch die non-verbalen Elemente der Kommunikation können gestört sein.

In diesem Zusammenhang sind einige Beobachtungen von Stern (1975) bezüglich der non-verbalen Kommunikation interessant. Stern et al. (1975) haben das non-verbale Verhalten von Mutter und Kind untersucht und zwei parallele Modalitäten der Kommunikation gefunden: die „Ko-aktion", in der Mutter und Kind gleichzeitig vokalisierten und das sich im Erwachsenenalter in Situationen zwischenmenschlicher Erregung, so bei intensivem Zorn, Traurigkeit oder bei intensivem Gefühl von Glücklichkeit manifestiert. Auf der anderen Seite steht die „Alternation", die sich in der Konversation wiederfindet, mit der Modalität des Dialoges. Die Ko-aktion unterstreicht mehr das Geschehen von Kommunikation an sich als den Inhalt der Kommunikation, die Alternation hingegen basiert auf dem Austausch von symbolischen Informationen. Diese beiden strukturell unterschiedlichen Formen von Kommunikation sind in der improvisierten Musiktherapie präsent: die Ko-aktion im gleichzeitigem Miteinander-Musizieren und die Alternation im alternierenden musikalischen Dialog.

Musiktherapie hat einen positiven Einfluß auf die Entwicklung von Sprache

Morley (1981) hebt hervor, daß die Musik eine Form der Kommunikation analog zur Sprache ist, da auch diese Tonfall und Punktion hat. Aldridge (1989b) macht auf die Gemeinsamkeiten musikalischer und biologischer Formen aufmerksam: Zeit, Phrasierung, Tonhöhe, Rhythmus und melodische Konturen spielen in beiden Systemen eine essentielle Rolle. Ähnliche Zusammenhänge werden in Studien über Kommunikation gesehen. Die grundlegenden Elemente präverbaler Kommunikation werden „suprasegmentals" genannt, die mit Zeit, Phrasierung, Tonhöhe, Rhythmus und Stimmklang beschrieben werden.

Neben der sprach- oder logotherapeutischen Behandlung scheint die Musiktherapie also eine geeignete Form der Behandlung präverbaler bzw. nonverbaler Störungen zu sein (Weckel, Formisano et al. 1996). Darüber hinaus läßt sich vermuten, daß die Musiktherapie einen positiven Einfluß auf die Entwicklung von Sprache hat. Viele Autoren sind mit den unterschiedlichen Funktionen der Hemisphären bezüglich der Musik und der Sprache beschäftigt. Während die Sprachverarbeitung in einer Hemisphäre dominant sein mag, umfaßt die Musikverarbeitung die Interaktion beider Hemisphären (Altenmüller 1986; Brust 1980; Gates und Bradshow 1977). Morgan und Tilduckdharry (1986) haben zwei Fälle von Aphasie beschrieben, die mittels Gesang rehabilitiert wurden, bei denen die „jüngeren Anteile" der Sprache verloren, während die „älteren Anteile" des musikalischen Ausdruckes erhalten waren, wahrscheinlich weil die Musik eine Funktion ist, die über beide Hemisphären verteilt ist. Wenn die Musik eine frühere Kommunikationsform als die Sprache

Jürgen W. Weckel

ist und die „Verarbeitungstrategie" der musikalischen Wahrnehmung auf beide Hemisphären verteilt ist, ist es möglich, anzunehmen, daß diese ganzheitliche Strategie entwicklungsgeschichtlich näher an den physiologischen und den autonomen vegetativen Funktionen als die Sprache ist.

Motorik

Ein anderer, großer Bereich in der Rehabilitation post-komatöser Patienten ist die Therapie motorischer Probleme. Thaut et al. (1992, 1993, 1996) haben zeigen können, daß die rhythmisch-akustische Stimulation in Form von Musik die motorische Rehabilitation neurologisch geschädigter Patienten unterstützen kann. Koordination, Geschicklichkeit und der Bewegungsfluß verbessern sich unter dem Einfluß von Musik (Thaut et al. 1992). In Untersuchungen des Effektes von Musik auf das Gangbild bei halbseitig gelähmten Schlaganfallpatienten (Thaut et al. 1993) sowie bei Patienten mit Parkinson (Thaut et. al 1996) zeigte sich eine deutliche Verbesserung von Schrittsymmetrie, -geschwindigkeit und -länge. Der Effekt von Musik läßt sich auch auf neuronaler Ebene beobachten, wo sich synchrone rhythmische Prozesse nachweisen lassen (Kempton 1980; Linden 1987; Miller et al. 1996). Man kann spekulieren, daß diese durch die Musik stimulierten Neuronenaktivitäten eine Neubahnung motorischer Nervenleitungen begünstigen.

Auch die motorische Rehabilitation wird durch Musiktherapie unterstützt

Frau Schmidt ist an allen vier Gliedmaßen gelähmt. Obwohl sie in der Lage ist, ihre Umwelt mit intensiven Blickkontakten zu beobachten, ist weder eine verbale noch eine nonverbale Kommunikation mit ihr möglich. Sie ist eine Patientin mit dem sogenannten „Locked-in-Syndrom". Über ihren Bewußtseinszustand oder ihre Gefühle wissen wir nichts, wir können nur vermuten. In der Musiktherapie sitzt sie neben mir im Rollstuhl am Klavier. Zu ihrem Atemrhythmus spiele ich einstimmige Melodien. In ihre linke Hand habe ich Handschellen gelegt, weil ich weiß, daß sie zeitweise einen Tremor in der Hand hat. Bei vielen musiktherapeutischen Sitzungen nimmt Frau Schmidt nicht aktiv an der musikalischen Improvisation teil, zumindest nicht auf sichtbare oder hörbare Weise. Während einer anderen Sitzung bemerke ich, wie Frau Schmidt abwechselnd mit mir Blickkontakt hat, auf ihre Hand mit den Handbells und dann auf meine Finger, auf der Tastatur des Klaviers, blickt. Als ihre linke Hand mit den Handschellen langsam zu vibrieren beginnt, wird die Musik rhythmischer strukturiert, einladender, auffordernder. Frau Schmidt spielt die Handbells jetzt kräftig, mit einem relativ großen Bewegungsambitus. Ein lebhafter Walzer erklingt. Sie beobachtet ihre aktive Hand. Als die Musik abschließt, beendet auch sie das Spielen der Handbells.

Zusammenfassung

Die Musiktherapie kann in der neurologischen Rehabilitation nach Schädel-Hirn-Trauma eine wesentliche Rolle spielen. Besonders im frühen Stadium nach dem Koma bietet die Musiktherapie die oft einzige Möglichkeit, einen Zugang, einen Kontakt zum Patienten zu finden. Aber auch in späteren Remissionsphasen scheint die Musiktherapie eine geeignete Therapieform zu sein, Intentionalität und psychomotorische Initiative der Patienten zu fördern, die Kommunikation auf präverbaler Ebene zu entwickeln und damit die Zurückgewinnung der Sprache indirekt zu unterstützen. Als diagnostisches Instrument kann die Musiktherapie in der neuropsychologischen Behandlung ergänzend eingesetzt werden, und der Einfluß von Musik auf Bewegungsabläufe unterstreicht den Wert der Musiktherapie auch für die neuromotorische Rehabilitation.

[1] Alle Namen wurden geändert.
[2] Massimo, Klaus und Petra wurden während meiner Anstellung in der Klinik Holthausen/Hattingen (Ärztlicher Direktor: Prof. Dr. Ischebeck) von mir musiktherapeutisch behandelt.
[3] Francesca und Frau Schmidt wurden in der italienischen Rehabilitationsklinik IRCCS Santa Lucia/Rom musiktherapeutisch behandelt.

Jugend im Informationssee

„Sie denken, daß die Jugend in einem riesigen Informationssee schwimmt ...“

„Ja, und daß sie darin ganz glücklich ist. Sie bewegt sich von einem Ort zum anderen in einer amorphen, chamäleonartigen Weise und hat überhaupt keine Schwierigkeiten damit.“

„Sie sagten in Ihrem Vortrag, daß die Technologien sehr wichtig sind. Welche Technologien ändern unser Leben zur Zeit am unmittelbarsten?“

„Die dramatischste Veränderung ist das Internet, das WorldWideWeb. Die jungen Menschen an den Universitäten werden schnell mit dem Internet sozialisiert und verbringen sehr viel Zeit damit. Es wird ein neuer Teil des »Way of Life«. Es entstehen neue, virtuelle Gemeinschaften im Internet.
Ich mache zur Zeit Studien über Gruppen, die sich mit Suizid befassen. Es gibt mehrere solcher Foren im Netz, auf denen zu jeder beliebigen Tages- und Nachtzeit Menschen über Suizid sprechen können. Es ist wie eine Selbsthilfegruppe: keine Therapeuten, dafür rund um die Uhr Zugang und erst noch völlig anonym. Das ist ein neues Phänomen, und es ist sehr faszinierend ...
Ich denke, daß im Internet eine große Chance oder zumindest eine große Herausforderung für die Psychotherapie liegt. Zumindest sollte darüber nachgedacht werden, wie das Internet Psychologie beeinflußt. Die Möglichkeiten sind unglaublich vielgestaltig: Man bringt Menschen, die weit auseinander wohnen, für eine Zeit zusammen. Und zwar dann, wenn sie es brauchen. Sie können reden, Nachrichten hinterlassen. Das Internet eröffnet viele Möglichkeiten, Menschen zu helfen. Sie können sich auch in Gemeinschaften helfen, so daß sie keine Experten, die die Kunst des Dialogs beherrschen, brauchen. Auf jeden Fall gibt es neue Möglichkeiten, die es zu ergründen gilt.“

Prof. Kenneth J. Gergen

Literatur

Aldridge D. (1989a) A phenomenological comparison of the organization of music and the self. *The Arts in Psychotherapy,* 16, 91-97.

Aldridge D. (1989b) Music communication and medicine. *Royal Society of Medicine,* 82, 743-746.

Aldridge D., Gustorff G., Hannich H. (1990) "Where am I?" Music therapy applied to coma patients. *Royal Society of Medicine,* 83, 345-346.

Aldridge D. (1991a) Music Therapy and Intensive Care. *Intensive and Critical Care Digest,* 10 (1), 10-11.

Aldridge D. (1991b) Physiological change, communication, and the playing of improvised music: some proposals for research. *The Arts in Psychotherapy,* 18, 59-64

Aldridge D. (1994) Alzheimer's Disease: rhythm, timing and music as therapy. *Biomed & Pharmacother,* 48, 275-281.

Altenmüller E. (1986) Brain correlates of cerebral music processing in the human. *European Archieves of Psychiatry,* 235, 342-354.

Brust J.C. (1980) Music and language: Musical alexia and agraphia. *Brain,* 103, 367-392.

Crystal H., Grober E., Masur D. (1989) Preservation of musical memory in Alzheimer's disease. *Journal of Neurology, Neurosurgery and Psychiatry*, 52 (12), 1415-1416.

Dalessio D. (1984) Maurice Ravel and Alzheimer's disease. *Journal of the American Medical association*, 252 (24), 3412-3413.

Gates A., Bradshaw J. (1977) The role of the cerebral hemispheres in music. *Brain and Language*, 4, 403-431.

Gerstenbrand F. (1967) *Das traumatische apallische Syndrom.* Wien, New York: Springer Verlag.

Gustorff D. (1990) Lieder ohne Worte. *Musiktherapeutische Umschau*, 11, 120-126.

Kempton W. (1980) The rhythmic basis of interactional microsynchrony. In: M. Key (ed) *The relationship of verbal and non-verbal communication*. The Hagü: Mouton.

Linden W. (1987) A microanalysis of autonomic activity during human speech. *Psychosomatic Medicine*, 49, 562-578.

Miller R.A., Thaut M.H. et al. (1996) Event realated brain wave potentials in an auditory-motor synchronization task. In: R.R. Pratt & R. Spintge (eds.) *MusicMedicine Vol. 2*, MMB Music, Saint Louis, S. 76-84.

Moore-Ede M.C., Czeisler C.A., Richardson G.S. (1983) Circadian timekeeping in health and disease. *New England Journal of Medicine*, 309, 469-479.

Morgan O.S., Tilduckdharry R. (1986) Presentation of singing function in severe aphasia. *West Indian Medical Journal*, 31, 159-161.

Morley J.B. (1981) Music and neurology. *Clinical and Experimental Neurology*, 17, 15-25.

Nordoff P., Robbins C. (1973) *Therapy in music for handicapped children*. London.

Nordoff P., Robbins C. (1977) *Creative music therapy*. New York: John Day.

Reinberg A., Halberg F. (1971) Circadian chronopharmacology. *Annual review of Pharmacology*, 11, 455-492.

Sandman C. (1984a) Afferent influences on the cortical evoked response. In: Coles M., Jennigs J.R., Stern J.A. (eds.) *Psychological perspectives* (Festschrift for Beatrice and John Lacey), PA: Hutchinson and Ross.

Sandman C. (1984b) Augmentation of the auditory event related to potentials of the brain during diastole. *Int J Physiology*, 2, 111-119.

Sandman C. (1986) Circulation as consciousness. T*he Behavior and Brain Sciences*, 9, 303-304.

Stern D.N., Jaffe J. et al. (1975) Vocalizing in unison and in alteration: two modes of communication within the mother infant dyad. *Ann NY Acad Sci*, 263, 89-100.

Swartz K., Hantz E. et al. (1989) Does the melody linger on? Music cognition in Alzheimer's disease. *Seminars in Neurology*, 9 (2), 152-158.

Thaut M.H., Schleiffers S., Davis W. (1992) Changes in EMG Patterns under the influence of auditory rhythm. In: R. Spintge & M.D. Droh (eds.) *MusicMedicine*, MMB Music, St. Louis, USA, S. 80-101.

Thaut M.H., McIntosh G.C. et al. (1993) Effect of Rhythmic Auditory Cuing on. Temporal Stride Parameters and EMG Patterns in Hemiparetic Gait of Stroke Patients. *J Neuro Rehab*, 7, 9-16.

Thaut M.H., McIntosh G.C. et al. (1996) Rhythmic Auditory Stimulation in Gait Training for Parkinson's Disease Patients. *Movement Disorders*, 11, (2) 193-200.

Trevarthen C. (1977) Descriptive analyses of infant communicative behavior. In: H.R. Schaffer (ed.): *Studies in mother-infant interaction*. London: Academic Press.

Trevarthen C. (1979) Communication and cooperation in early infancy: a description of primary intersubjectivity. In: Bullowa (ed.): *Before Speech. The beginnig of interpersonal communication*. Cambridge University Press.

Ulrich R. (1984) View through a window may influence recovery from surgery. *Science*, 224, 420-421.

Vedeler D. (1994) Infant intentionality as object diectedness: A method for observation. *Scandinavian Journal of Psychology*, 35, 343-366.

Weckel J.W. und W. Ischebeck (1994). The music therapy as an important part in treatment or patients with severe head trauma. *Book of Abstracts*, III. European Arts Therapies conference, Ferrara/Italy, ECARTE, S. 57.

Weckel J.W. und W. Ischebeck (1995). The importance of music therapy as a modality in the treatment of patients with cerebral lesions. *Book of Abstracts*, III. European Music Therapy conference, Aalborg/Denmark, S. 81.

Weckel J.W. (1995b). Musicoterapia Creativa nella riabilitazione dei pazienti con sindrome post-comatosa. *Erre come Riabilitazione*. 23: 16.

Weckel J.W. (1996a). Rehabilitation following brain-injury: A creative music therapy approach. *Conference Reader*, The 8th World Congress of Music Therapy, Hamburg, Germany. Trialog, Bremen. In press.

Weckel J.W. (1996b). Active Music Therapy in the Rehabilitation of Post-Comatose Syndrome. *Conference Reader*, VI. International MusicMedicine Symposium, San Antonio, Texas/USA. MMB Music, Inc., Saint Louis. In press.

Wilson L. (1972) Intensive care delirium. *Arch Intern Med*, 130, 225-226.

MUSIKTHERAPIE IM INTERNET

Musiktherapeuten sind überraschend im Netz gut vertreten – zahlreiche Server, Aktivitäten und überraschende Infos erwarten den geduldigen Surfer – Musik ist eine Zeitkunst! Erster Einstieg, kleine Übersicht:

http://www.music.fsu.edu/research.html
Musikwissenschaftliche Server weltweit

http://www.music.fsu.edu/research.html
Music Researcher E-Mail Directory
Name, Infos & Internet-Adressen der im Internet vertretenen Musiktherapie-Forscher und Praktiker: Zitat: *„Provided as a service to the Music Research Community by Edward P. Asmus, Ph.D. at the University of Utah Department of Music. To be placed in the Directory, e-mail your name, institutional affiliation, e-mail address, and indicate whether you would like to receive messages to ed.asmus@music.utah.edu"*

http://www.mmbmusic.com/mused_links.html
MMB Music: Music Education Internet Links and Ressources

http://www.music.org/pubs/interdir/listing.html
International Directory of Music Organisations

http://falcon.cc.ukans.edu/~memt/mt.html
Music Therapy

http://www.siba.fi/Kulttuuripalvelut/theory.html
Music Research and Music Theory
Sibeluis Gesellschaft

http://www.einet.net/hytelnet/FUL064.html
CAIRSS for Music database of music research literature

http://www.music.fsu.edu/research.html
Music Researcher Directory

http://www.ifi.unizh.ch/groups/mml/musicmedia/ifm/ifm.html
IMF Forum
Institute for Fundamental Research in Music

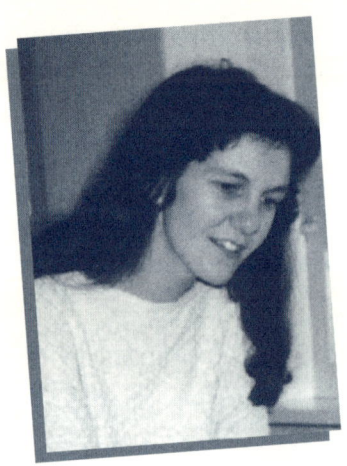

Carola Maack
Drosselweg 8
21279 Hollenstedt
Tel.: 04165-21 12 91
Fax: 04165-21 12 93

Geboren am 27.5.1967 in Buxtehude.
1986 Abitur
1988-1993 Studium am Brabants Conservatorium, Tilburg, Niederlande.
Hauptfach: Blockflöte.
1993 Abschluß als Dipl. Blockflötistin und Dipl. Musiklehrerin.
1993-1995 Studium an der Allegheny University for Health Sciences, Philadelphia,
USA. Hauptfach: Musiktherapie. Arbeit als Musiktherapeutin in psychiatrischen und
psychosomatischen Einrichtungen.
1995 Abschluß als Master of Creative Arts in Therapy - Music Therapy.
1994-1997 Zusatzausbildung in Guided Imagery and Music nach Dr. Helen Bonny
am Mid-Atlantic GIM Training Institute, Virginia Beach, USA.
1995 Reiki-Meisterin.
Seit Jan. 1996 Privatpraxis in Hamburg, Fortbildungsseminare in GIM,
GIM-Gruppen in Beratungsstellen.
Nov. 1996 Präsentation auf dem Nordamerikanischen Musiktherapiekongreß,
Nashville, USA.

GIM – Guided Imagery and Music nach Dr. Helen Bonny

von Carola Maack, M.A.

Ich entdeckte GIM, als ich das erste Mal an einer Musiktherapiekonferenz teilnahm. Ich war gerade im 1. Semester meines Aufbaustudiums Musiktherapie. Bisher hatte ich es geschafft, mein Interesse an Musik und an Psychologie zu kombinieren. GIM brachte für mich dazu, was noch fehlte: das Spirituelle, Meditative oder Transpersonale. Als ich die Vorträge auf der Konferenz hörte, wußte ich sofort, das ist für mich. Ich beschloß, noch während meines Studiums mit der Zusatzausbildung zu beginnen.

GIM ist eine Art der rezeptiven Musiktherapie, bei der meist klassische Musik im entspannten Zustand gehört wird. Die Kombination von Entspannung und Musik kann Imaginationen (Gefühle, Gedanken, Tagträume, Bilder, Erinnerungen, körperliche Empfindungen usw.) ins Bewußtsein rufen, die die Grundlage dieser Therapieform bilden. Eine GIM-Sitzung besteht aus vier Teilen: Einem anfänglichen Gespräch, einer Entspannungsübung mit Fokus, dem Musikhören und einem Nachgespräch. Auf den Inhalt der einzelnen Teile werde ich später eingehen. Ursprünglich wurde GIM als Einzelpsychotherapie entwickelt, es kann aber auch in Gruppen benutzt werden.

GIM ist eine Art der rezeptiven Musiktherapie, bei der im entspannten Zustand – meist klassische – Musik gehört wird

Als GIM-Therapeuten gehen wir davon aus, daß jeder Mensch nach Heilung und Ganzheit strebt und auch weiß, wie er das erreichen kann. Dieses Wissen ist leider nicht immer im direkten Bewußtsein. GIM ist ein Weg, wieder Zugang zu diesem inneren Wissen zu bekommen. Es ist deshalb wichtig, hier anzumerken, daß die Imaginationen des Klienten nicht durch den Therapeuten geleitet werden, sondern nur durch die Musik und den Klienten selbst. Aufgabe des Therapeuten ist es, diese Imaginationen zu unterstützen und zu vertiefen.

Die Anwendungsmöglichkeiten von GIM sind sehr vielfältig. Im klinischen Bereich kann man GIM als Psychotherapie für die Behandlung von Suchtkrankheiten, Depression, Angst- und Zwangsstörungen, nach traumatischen Erlebnissen, Anpassungsstörungen, dissoziativen Störungen, Eßstörungen, Somatisation und einigen Persönlichkeitsstörungen nutzen. Darüber hinaus ist GIM sehr gut geeignet für Selbsterfahrung, in der Sterbebegleitung und als Begleitung in der spirituellen Entwicklung. In Australien wurde GIM sogar in der Ausbildung katholischer Priester angewandt (Holligan 1994). Nicht geeignet ist GIM für Schizophrene und Menschen mit wahnhaften Störungen, da die Methode das psychotische Denken fördern kann. Außerdem eignet es sich nicht für geistig behinderte Menschen, Suchtkranke vor der Entgiftung und Menschen mit schweren organischen Störungen. Für Kinder unter 12 Jahren muß die Methode gewöhnlich modifiziert werden.

Die Geschichte der GIM

Ein halbes Jahr nach der Musiktherapiekonferenz, auf der ich GIM kennengelernt hatte, fuhr ich nach Chicago, um mit meiner eigenen Ausbildung als GIM-Therapeutin zu beginnen. Die erste Ausbildungsphase der dreiteiligen Ausbildung bildet ein 30stündiges Intensivtraining mit Schwerpunkt Selbsterfahrung. Dort lernte ich Helen Bonny kennen, sie war eine der Trainerinnen. Helen Bonny ist einerseits eine sehr ernsthafte Wissenschaftlerin, andererseits eine äußerst fürsorgliche Therapeutin. Diese Kombination alleine fand ich schon sehr ansprechend. Aber eine Wissenschaftlerin, die offen über ihre spirituellen Erlebnisse berichtet, hatte ich bis dahin noch nicht kennengelernt. An der Universität, an der ich studierte, konnte ich über meine spirituellen Erlebnisse jedenfalls nur hinter vorgehaltener Hand sprechen. Hier also Helen Bonnys Geschichte:

„Mein Geigenspiel bekam ein Eigenleben und antwortete auf musikalische Kräfte von unbeschreiblicher Schönheit."

Musik spielte in Helen Bonnys Leben schon von früher Kindheit an eine wichtige Rolle. Ihre Eltern liebten klassische Musik. Ihre Mutter spielte Chopin-Nocturnes, um die kleine Helen in den Schlaf zu wiegen. Später lernte sie Geige. Nach dem frühen Tod ihres Bruders (Helen war noch ein Kind) wurde Musik für sie ein Mittel, Gefühle auszudrücken, die sie nicht aussprechen konnte, oder die jenseits gesprochener Worte lagen.

Helen Bonnys Leben war außerdem sehr von der Religion geprägt: Ihr Vater war Missionar bei den Indianern, ihr Mann ein lutherischer Pastor. Was sie in der traditionellen christlichen Religion jedoch vermißte, war die Mystik, eine persönliche Erfahrung des Göttlichen durch Gebet, Kontemplation oder Meditation. Als sie in einem Kirchenkonzert Geige spielte, machte sie schließlich spontan diese Erfahrung: „Mein Geigenspiel wurde erfüllt mit einer Qualität und einem Klang, der über alles, was ich jemals gehört hatte, und was ich selber fähig war zu spielen, hinaus ging. Zuerst spielte ich wie immer. Dann plötzlich, ganz ohne Absicht, bekam die Geige ein Eigenleben und antwortete auf musikalische Kräfte von unbeschreiblicher Schönheit. Diesen Abend passierte es nicht nur einmal, sondern zweimal. Es war, als wollte etwas mich von der Wirklichkeit derartiger musikalischer Phänomene überzeugen" (Bonny 1992).

Durch diese Erfahrung wurde Helen Bonnys Interesse an Musik und veränderten Bewußtseinszuständen erweckt. Zwanzig Jahre später, nach einer Ausbildung als Musiktherapeutin, hatte sie die Möglichkeit, diesen Zusammenhang wissenschaftlich zu erforschen. Sie hatte die Stelle einer musikalischen Beraterin und Co-Therapeutin am Maryland Psychiatric Research Center bekommen. Dort wurde die psychotherapeutische Wirkung psychedelischer Drogen (LSD) erforscht. Patientengruppen dort waren Alkoholiker, Drogenabhängige und Krebspatienten. Eine Therapiesitzung dauerte 12 Stunden und wurde von 2 Therapeuten, einem Mann und einer Frau, begleitet. Musik spielte eine wichtige Rolle in diesen Sitzungen: 1. Sie half den Patienten loszulassen und sich ganz dem Erleben der inneren Welt hinzugeben; 2.

sie half beim Ausleben intensiver Emotionen; 3. sie führte den Patienten in ekstatische Erlebnisse oder tiefen inneren Frieden; 4. sie gab dem Patienten ein Gefühl von Zeit, während sein eigenes Erleben von Zeit verändert war (im veränderten Bewußtseinszustand kann sich ein kurzer Augenblick wie Stunden und Stunden wie Sekunden anfühlen); 5. sie leitete und ordnete das Erleben (Bonny & Pahnke 1972). Bonny lernte, die Musik so auszuwählen, daß sie der Dynamik des LSD-Erlebnisses entsprach. Die ersten Kassetten für die GIM-Arbeit sind später auch auf dieser Grundlage entstanden.

In den 70er Jahren wurden WissenschaftlerInnen an Instituten nicht nur für die Forschung eingesetzt, sondern auch zum Kaffeekochen und um wartenden Angehörigen von Patienten Gesellschaft zu leisten. Als sie wieder einmal die Ehefrau eines Patienten mehrere Stunden betreute, bekam Bonny die Idee, diese Frau einen Teil dessen erleben zu lassen, was ihr Mann in der Sitzung erlebte. Bonny suchte entsprechende Musik heraus und versetzte die Frau mit Hilfe einer Entspannungsübung anstatt mit LSD in einen veränderten Bewußtseinszustand. Beide waren überrascht, wie sehr die Erlebnisse dieser Frau denen ihres Mannes in der LSD-Therapie ähnelten. Als diese Frau ihrem Mann von ihren Erlebnissen berichtete, war er ziemlich enttäuscht: Er konnte sich an seine Erlebnisse während der LSD-Sitzung nicht erinnern. Zwar wurden am Maryland Psychiatric Research Center beachtliche therapeutische Erfolge erzielt, trotzdem wurde in den 70ern die LSD-Forschung dort eingestellt, und zwar aus zwei Gründen: 1. Ab 1972 wurden in den USA Kampagnen gegen Drogen gestartet. Der Forschung mit Drogen wurde deshalb Mißtrauen entgegengebracht und sie wurde nicht mehr unterstützt. 2. Meist konnten sich die Patienten nicht mehr an die Erlebnisse während der Sitzung erinnern. Dadurch wurde eine therapeutische Nachbesprechung und Verarbeitung des Materials erheblich erschwert.

Die Wissenschaftler brauchten Musik für die LSD-Therapie. Helen Bonny benutzte nur Musik

Die Wissenschaftler am Maryland Psychiatric Research Center stimmten darin überein, daß Musik notwendig war für die LSD/Musik-Therapie, Helen Bonny war unter denen, die erkannten, daß LSD nicht notwendig war.

Bonny begann nun, GIM aus ihren bisherigen Erfahrungen zu entwickeln. Die ersten Einzelsitzungen waren 4-6 Stunden lang. Schnell erkannte sie, daß das zu lang war. Heute dauert eine komplette Sitzung 1-2 Stunden. Die ersten Musikprogramme wurden entwickelt, und Bonny begann, die Methode zu erforschen. Nachdem gute Ergebnisse erzielt wurden, richtete sie ein Ausbildungsprogramm für Therapeuten ein. Inzwischen gibt es in den USA und anderen Ländern mehrere Ausbildungsinstitute und seit ca. 10 Jahren gibt es die *Association for Music and Imagery* (AMI), die Berufsorganisation der GIM-Therapeuten.

Die Ausbildung zum GIM-Therapeuten besteht aus 3 Phasen. Voraussetzung für die Aufnahme in ein Ausbildungsprogramm ist eine abgeschlossene bzw. andauernde Ausbildung zum Psychotherapeuten oder Arzt. Außerdem wird die Teilnahme an einem GIM-Einführungsworkshop bzw. eine eigene GIM-Sitzung gefordert. Die 1. Phase ist ein 30stündiges Intensivseminar, das hauptsächlich der Selbsterfahrung dient. Die 2. Phase besteht aus einem 50stündigen Intensivseminar. Im Zentrum stehen hier das Erlernen der Grundtechniken, die Rolle der Musik und Gruppen-GIM. Als Teil dieser Phase leitet der Auszubildende außerdem 10 Einzelsitzungen unter Supervision und erhält eine Anzahl eigener Sitzungen. Nach Abschluß dieser Ausbildungsphase kann der Therapeut Gruppensitzungen leiten. Die 3. Phase dauert mindestens 2 Jahre. Der Auszubildende nimmt in der Zeit an mehreren Intensivseminaren teil, erhält mindestens 15 eigene Sitzungen, leitet mindestens 75 Sitzungen, davon mindestens 15 mit einem Supervisor in der Sitzung. Außerdem müssen Bücher gelesen, die Musikprogramme analysiert und eine Falldarstellung geschrieben werden. In den letzten Jahren wurden Teile anderer Therapieformen mit einbezogen, z.B. Mandala-Malen, Körperarbeit aus der Bioenergetik, Holotropes Atmen nach Grof usw.

Eine Art Traum: Dinge, die sonst nicht möglich sind, erscheinen als normal und real

Die GIM-Sitzung

1. Das Vorgespräch

Im Vorgespräch erzählt der Klient, wie es ihm geht und was seit der letzten Sitzung passiert ist. Es können Themen aus der letzten Sitzung aufgegriffen und/oder weiter erläutert und geklärt werden. Außerdem legt der Klient ein Thema für die Sitzung fest. Während des Vorgespräches achtet der Therapeut darauf, wie belastbar der Klient ist. Der Therapeut sucht entsprechend dem Thema der Sitzung und dem Zustand des Klienten die Entspannungsübung und die Musik für die Sitzung aus.

2. Entspannungsübung und Fokus

Der Klient legt sich gewöhnlich jetzt hin. In der GIM-Therapie werden keine vorgefertigten Entspannungsübungen benutzt. Vielmehr verwendet der Therapeut das Material, das er im Vorgespräch vom Klienten bekommen hat, und wandelt es in Symbole und Metaphern um. Diese Umwandlung kann der Therapeut alleine oder zusammen mit dem Klienten vornehmen. Der Fokus ist der Ausgangspunkt für die Sitzung. Das kann ein Symbol oder die Wiederholung des Themas der Sitzung sein, z.B. Sitzungsthema: Arbeit am inneren Kind. In der Entspannungsübung wird der Klient aufgefordert, sich ein Kind vorzustellen (Aussehen, Alter, Umgebung, Gefühl, Energie des Kindes). Wo hat das Kind seinen Platz im Körper des Klienten? Der Klient wird gebeten, seine Hand auf diese Stelle zu legen. Der Klient wird nun gebeten sich vorzustellen, daß sich von dort die Energie des Kindes in die verschiedenen Körperteile des Klienten ausbreitet, sie füllt und dabei entspannt. Fokus: „Geh zurück an die Stelle, wo das Kind lebt. Mach noch einmal Kontakt mit diesem Kind. Und wenn die Musik gleich anfängt, laß sie dich und das Kind begleiten."

3. Das Musikhören

Das Musikhören dauert ungefähr 30-45 Minuten. Der Klient ist jetzt in einem entspannten, also veränderten Bewußtseinszustand. Während des Musikhörens erzählt der Klient dem Therapeuten alle Imaginationen, die in ihm aufkommen. Es entwickelt sich ein Gespräch zwischen dem Klienten und dem Therapeuten. Wie schon oben erwähnt, werden die Imaginationen nicht durch den Therapeuten, sondern durch die Musik und das Unbewußte des Klienten geleitet. Viele meiner Klienten sehen diese Phase als eine Art Traum. Dinge, die sonst nicht möglich sind, erscheinen als ganz normal und real. Die wichtigsten Aufgaben des Therapeuten sind 1. vollkommen anwesend zu sein, 2. die Imaginationen des Klienten zu unterstützen und zu vertiefen. Wenn also ein Klient z.B. erzählt: „Ich sehe dort drüben ein Haus mit einer Tür", wäre eine mögliche Antwort des Therapeuten: „Eine Tür?", „Wie sieht das Haus aus?", „Wie sieht die Tür aus?" o.ä. Eine Frage wie: „Möchtest du nicht hinübergehen und dir das Haus von innen anschauen?" wäre nicht angebracht. Sie leitet die Imaginationen des Klienten in eine Richtung, die wahrscheinlich nicht der Richtung des Klienten entspricht. Es ist außerdem wichtig, den veränderten Bewußtseinszustand nicht zu brechen. Eine Frage wie: „Was bedeutet das Haus für dich?" oder „Warum siehst du ein Haus?" würde den Klient zum Denken veranlassen, und ihn damit von den Bildern wegbringen. Der Therapeut schreibt außerdem diesen Teil der Sitzung mit. Der Klient erhält eine Abschrift.

Die Aufgabe des Therapeuten ist, die Imagination des Klienten zu unterstützen und zu vertiefen

Hier ein Beispiel aus einer Sitzung:

(Wagner: Götterdämmerung, Siegfrieds Trauermarsch)
Therapeutin: *Was erlebst du gerade?*
Klientin: *Ich bin auf einer Wiese. In der Ferne sehe ich eine Person.*
Th.: *Eine Person?*
Kl.: *Ja. Meine Hände sind auf den Rücken gebunden. Jemand führt mich zu dieser Person. Es war nicht meine Idee, hierher zu kommen. Es ist schwierig zu gehen mit gefesselten Händen, aber ich habe keine Angst.*
Th.: *Nein.*
Kl.: *Beide Personen sind Männer. Um mich rum schweben Menschen. Sie sagen „Nein!". Der Mann meint, daß ich etwas falsch gemacht habe. Er bringt mich zu einem Richter.*
Th.: *Wie fühlst du dich?*
Kl.: *Ich fühle mich stark, denn ich habe nichts falsch gemacht. Wir sind beim Richter angekommen. Der Mann schneidet meine Fesseln los.*
Th.: *Er schneidet sie los?*
Kl.: *Ja, mit einem Messer. Ich bin ärgerlich.*
Th.: *Du bist ärgerlich?*
Kl.: *Ja, schon die ganze Zeit.*
(Rachmaninow: Die Toteninsel)
Da schweben immer noch Menschen in der Luft.
Th.: *Was für Menschen sind das?*
Kl.: *Die Menschen kennen mich. Sie sagen: „Nein!" Ich schaue beide Männer an.*
Th.: *Was siehst du?*
Kl.: *Sie werden schwächer.*
Th.: *Schwächer?*
Kl.: *Ja. Sie schämen sich.*

143

Th.: *Sie schämen sich?*
Kl.: *Sie schämen sich, weil sie kein Gesicht haben. Sie versuchen, mir weh zu tun, aber sie können es nicht. Ich gehe weg ...*

Am Ende des Musikhörens bringt der Therapeut den Klienten wieder in den normalen Bewußtseinszustand zurück. Manchmal geht das sehr schnell, manchmal, besonders wenn der Klient sehr tief gegangen ist, kann es sehr lange dauern. Oftmals ist es dann nötig, den Klienten gut zu erden.

4. Nachgespräch

Im Nachgespräch soll eine Verbindung zwischen den Imaginationen und dem Leben des Klienten hergestellt werden. Die Symbole sollten vom Klienten, nicht vom Therapeuten interpretiert werden. (Helen Bonny antwortete auf die Frage, warum der Therapeut nicht interpretiert, mit einem Zwinkern im Auge: „Ich finde es schrecklich, wenn jemand mir erzählt, was meine Imaginationen zu bedeuten haben. Darum machen wir das nicht.") Es ist wichtig, daß der Klient im Nachgespräch einerseits Parallelen zu seinem Leben ziehen kann, andererseits Einsichten, die während der Sitzung gekommen sind, nochmals ausspricht. Dinge, die aus dem Unbewußten hochgekommen sind, haben die Tendenz, wieder dorthin zu verschwinden. Das Aussprechen dieser Dinge im normalen Bewußtseinszustand vor dem Therapeuten kann helfen, sie im Bewußtsein zu halten. Forschungen zu Langzeitwirkungen von GIM haben ergeben, daß sich zwar auch nach Abschluß der Therapie noch positive Veränderungen einstellen, aber nur dann, wenn die ehemaligen Klienten die Einsichten aus der Therapie in ihr Leben integrieren (Maack 1995).

Am Ende der Sitzung sollte sich der Therapeut vergewissern, daß der Klient wieder völlig im normalen Bewußtseinszustand ist. Einem Kollegen ist es passiert, daß sein Klient nach der Sitzung mit offenen Augen an die nächste Wand gelaufen ist. Der Klient hatte gerade vorher noch gesagt, er wäre wieder voll da...

> **Dinge aus dem Unbewußten haben die Tendenz, wieder dorthin zu verschwinden**

Helen Bonnys GIM

Dr. Helen Bonny, Musikerin, Psychologin und Musiktherapeutin, gilt als international anerkannte Kapazität für Musik in der Medizin. Sie entwickelte „GIM" (Guided Imagery and Music), leitet die *Bonny Foundation Trainings* und betrachtet ihre Forschungen als Teil der Psychotherapie. Helen Bonny gilt als Pionier der ganzheitlichen Medizin. Ihre Geschichte: Nach einer Krankheit erprobte sie an sich selbst die heilende Wirkung von Musik, bevor sie sie wissenschaftlich untersuchte.

Stimulierende und sedierende Musik

Laut Bonny hat stimulierende Musik einen Rhythmus, der direkt in die Beine geht: Wir schnippen, wippen mit dem Fuß, singen und tanzen. Der zugrundeliegende Urbeat ist immer der mütterliche Herzschlag. Und auch die sedierende und entspannende Musik orientiert sich am menschlichen Herzen, am ruhigen, relaxten Puls. Sedierende Musik ist insgesamt deutlich ruhiger und harmonischer, mit leichten, fließenden Melodien. Man muß nicht gleich einschlafen dabei, aber diese Musik fördert gezielt Gefühle wie innere Ruhe, Entspannung und Zufriedenheit. Helen Bonny: *„Patienten, die ernsthaft krank sind, brauchen eindeutig seditative Musik, Stücke wie zum Beispiel*

- *Bach »Air on the G String«*
- *Pachelbel »Canon in D«*
- *Haydn »Cello Concerto in C«*
- *Debussy »Claire du Lune«*
- *oder beruhigende Musik nicht-klassischer Stilrichtungen."*

Heute, im Alter von fast 75 Jahren, ist Bonny *„enthusiastischer als je zuvor, was die Heilkraft der Musik angeht".* Sie tritt in einem Orchester und einem Streichquartett auf und promotet ihr GIM-Programm in den USA, in England, Schweden, Dänemark, in der Schweiz, Litauen, Australien und in Neuseeland.

Helen Bonny: *„Die moderne HighTech-Medizin mag Leben retten, aber die Erfahrung der Patienten in Krankenhäusern ist eine Quelle des Unbehagens. Sie fühlen sich allein gelassen, abgeschnitten von den Selbstheilungskräften ihres Körpers. Musik aber stärkt die Selbstheilungskraft. Denn trotz der besten Technologie müssen wir uns selbst heilen. Und Musik kann dabei helfen."*

5. Unterschiede zwischen Einzel- und Gruppen-GIM

EINZELSITZUNG	GRUPPE
Vorgespräch	
Erzählen der persönlichen Geschichte Erklärung der Methode	Jeder Teilnehmer setzt eigene Ziele für die Sitzung und teilt sie mit
Thema der Sitzung wird festgelegt	Erklärung der Methode Regeln für Teilnahme an der Gruppe werden erläutert Die ganze Gruppe legt ein Thema für die Sitzung fest
Entspannung und Fokus	
Der Klient legt sich hin Der Therapeut setzt sich daneben	Die Gruppe sitzt auf Stühlen oder liegt auf Matten
Entspannung und Fokus leiten in das Musikhören	Die Entspannungsübung ist kurz und sehr strukturiert. Sie *kann,* während die Musik anfängt, noch fortdauern.
Musikhören	
Ein GIM-Programm oder Teil davon wird gehört	Einzelnes Musikstück, 3-15 Minuten Neben klassischer Musik kann auch andere Musik benutzt werden
Therapeut und Klient sprechen während des Musikhörens Die Musik dauert 30-45 Minuten Es wird meist klassische Musik benutzt	Während des Musikhörens wird nicht gesprochen
Der Therapeut schreibt mit	Der Therapeut beachtet genau die Reaktionen der Teilnehmer
Nachgespräch	
Rückkehr zum normalen Bewußtseinszustand	Rückkehr zum normalen Bewußtseinszustand
Imaginationen werden mitgeteilt und integriert, evtl. Mandala-Malen	Während die Teilnehmer ihre Imaginationen mitteilen, vertieft und unterstützt derTherapeut sie
Imaginationen werden mit dem Thema der Sitzung in Verbindung gebracht Imaginationen werden mit den persönlichen Zielen in Verbindung gebracht	Imaginationen werden mit dem Thema der Sitzung und den Zielen in Verbindung gebracht

(Bonny 1994)

Die Musik

In der GIM-Arbeit wird Musik als Co-Therapeutin angesehen. Sie hat sehr verschiedene Funktionen in der Sitzung. Musik gibt ihr einen Rahmen. Wenn Menschen veränderte Bewußtseinszustände erleben, verlieren sie meistens das Zeitgefühl. Eine Minute kann sich wie Stunden anfühlen, oder die gesamte Sitzung (30-45 Minuten) wie 5 Minuten. Weil Musik an Zeit gebunden ist, verliert der Klient nicht jede Struktur. Die Musik ist ständig anwesend und kann dadurch Sicherheit, Geborgenheit und Unterstützung geben. Oft höre ich von Klienten etwas wie: „Die Musik umhüllt mich wie eine Decke."

Musik wirkt direkt auf das autonome Nervensystem und wird im Gehirn u.a. in dem Teil verarbeitet, der auch für Gefühle und Erinnerungen zuständig ist. Goldberg (1992) sieht das Aufkommen von Imaginationen während der Sitzung als direkte Folge der emotionalen Reaktion auf die Musik an. Die Imaginationen vermitteln quasi die Bedeutung der Emotionen. Diese Imaginationen erzeugen wieder neue Imaginationen, und so entsteht eine „Geschichte". Musik kann Konzentration und Aufmerksamkeit erhöhen, die Stimmung halten, innere Spannung auf- und wieder abbauen und Selbstausdruck hervorrufen.

In GIM wird Musik nicht als Mittel zur Entspannung benutzt, sondern um Imaginationen zu stimulieren und zu unterstützen. Klassische Musik ist dafür besonders geeignet. Sie bietet einen breiten Rahmen; sie baut nicht nur Spannungen ab oder auf, sondern bietet beides; und sie kann Emotionen widerspiegeln und unterstützen. Bonny und Tansill (1977) schreiben: „Pop, Rock und Jazz führen die Aufmerksamkeit des Zuhörers meistens zur Musik selbst. Sie leiten meist nicht zu einem Erleben der eigenen Person."

Die Musik für die GIM-Sitzung wird nach Belastbarkeit und Thema der Sitzung ausgewählt

Die Musik für die GIM-Sitzung wird nach Belastbarkeit und Thema der Sitzung ausgewählt. Es ist nicht das Ziel, daß die Musik bestimmte Gefühle im Klienten erzeugt, die vorher nicht da waren. Die Musik soll vielmehr das widerspiegeln, was im Klienten zum Zeitpunkt der Sitzung vorhanden ist, und das entweder vertiefen oder transformieren.

Ich möchte hier ein Beispiel einfügen: Ein Klient erzählt, daß eine wichtige Person in seinem Leben vor kurzem gestorben ist. Als Therapeutin würde ich also erst einmal sehen, ob der Klient im Moment stark genug ist, sich seiner Trauer zu stellen. Ist das der Fall, und hat der Klient auch den Wunsch danach, dann suche ich Musik aus, die eine traurige Qualität hat (z.B. das Adagio aus Marcellos Oboenkonzert in C-Moll). Die Musik erzeugt also nicht die Trauer, sondern spiegelt sie wider und regt den Klienten an, sich damit auseinanderzusetzen. Würde ich dieselbe Musik für jemanden auswählen, der sich gerade frisch verliebt hat, dann würde er sich sicher nicht mit Trauer auseinandersetzen. In dem Fall würde er vielleicht die Schönheit in der Musik sehen oder eine tiefe Ruhe empfinden. Es kann aber auch passieren, daß er die Musik ausblendet, weil sie nicht paßt.

Veränderte Bewußtseinszustände

Veränderte Bewußtseinszustände unterscheiden sich von dem normalen Wachbewußtsein, in dem das Denken vorherrscht. Sie beinhalten Tagträume oder andere
Entspannungszustände, Hypnose oder hypnogene Zustände, Meditation, tiefer
Friede oder Ekstase, Träume, die Inspiration in der Kreativität, Dissoziation, Fugue
und Wahnerleben. Die beiden letzteren sind pathologisch. Eine Veränderung des
Bewußtseinszustandes bringt einen veränderten Seinszustand mit sich. Das wiederum bringt Möglichkeiten für ein neues Erleben, neue Beziehungen, Integration
und Wiederherstellung der Ganzheit. Wird das Bewußtsein eines Menschen abge-
lenkt, manipuliert oder verletzt, wird sich das im Leben dieser Person zeigen. Wird
das Bewußtsein jedoch geheilt, integriert und ein gesundes Arbeiten des Bewußtseins wiederhergestellt, dann sieht man die Resultate auch im Alltagsleben.

Für die Arbeit mit Hypnose ist die Kenntnis des Problembereiches
Voraussetzung. Andere Bereiche des Unbewußten werden durch
Hypnose nur selten angesprochen. Mit Hilfe von psychedelischen
Drogen können bisher verschlossene Teile des gesamten Unbewußten gewaltsam geöffnet werden. Das kann zwar ein sehr
komplettes Bild der Person geben, jedoch können die Inhalte der
Erfahrung sehr bedrohlich und verwirrend für den Betreffenden
sein. Die meisten Menschen halten eine solche gewaltsame Öff-
nung des Unbewußten nicht aus. Durch die Kombination von
entspanntem Zustand und Musik kann das Unbewußte genauso
tief und komplett, aber auf eine sanftere Art als mit Drogen,
erforscht werden.

**Klienten berich-
ten von einer
neuen Ebene des
Musikhörens –
sie fühlen sie in
Teilen ihres
Körpers**

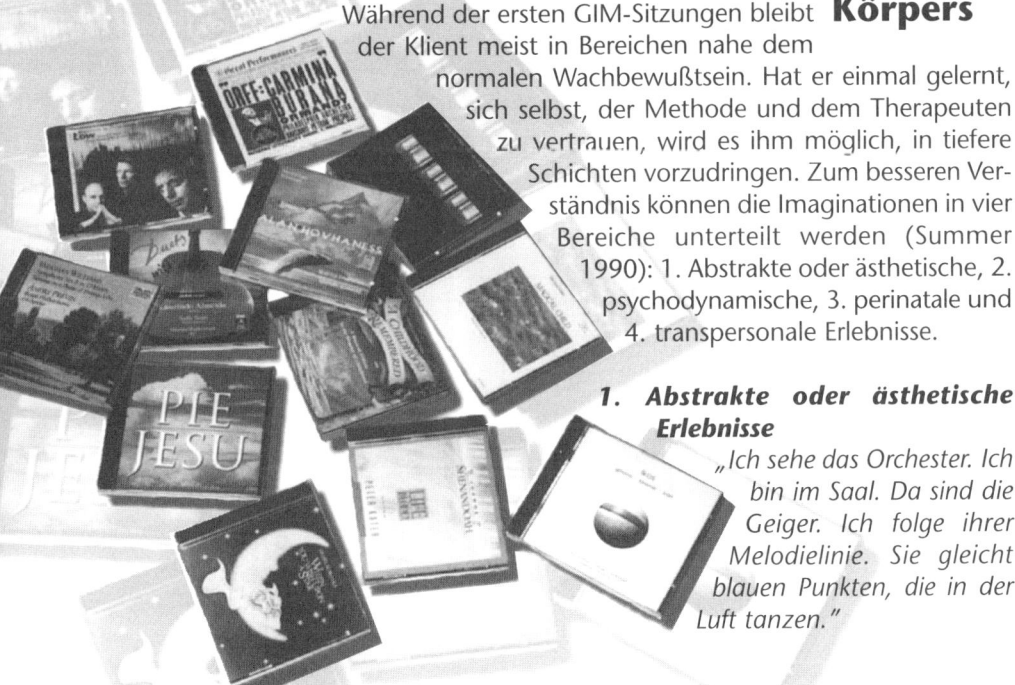

Während der ersten GIM-Sitzungen bleibt
der Klient meist in Bereichen nahe dem
normalen Wachbewußtsein. Hat er einmal gelernt,
sich selbst, der Methode und dem Therapeuten
zu vertrauen, wird es ihm möglich, in tiefere
Schichten vorzudringen. Zum besseren Verständnis können die Imaginationen in vier
Bereiche unterteilt werden (Summer
1990): 1. Abstrakte oder ästhetische, 2.
psychodynamische, 3. perinatale und
4. transpersonale Erlebnisse.

1. Abstrakte oder ästhetische Erlebnisse

„Ich sehe das Orchester. Ich
bin im Saal. Da sind die
Geiger. Ich folge ihrer
Melodielinie. Sie gleicht
blauen Punkten, die in der
Luft tanzen."

147

Die abstrakte/ästhetische Ebene ist dem normalen Wachbewußtsein am nächsten. Das real Anwesende wird wahrgenommen, jedoch mit mehr Emotionen, größerer Schönheit, Sinnlichkeit, Witz oder surrealen Aspekten. Viele Klienten berichten, eine neue Ebene des Musikhörens entdeckt zu haben. Manchmal fühlen sie die Musik in Teilen ihres Körpers.

2. Psychodynamische Erlebnisse

„Ich sehe die Terrasse hinter dem Haus, in dem ich geboren bin. Meine Mutter ist da. Ich bin klein, vielleicht 4 Jahre alt. Ich möchte, daß sie mit mir spielt, aber sie hat keine Zeit. Sie hatte nie Zeit für mich." Auf dieser Ebene können wirkliche und verdrängte Erinnerungen wiedererlebt werden und Konflikte real oder in symbolischer Form auftauchen. Oftmals können diese Erinnerungen oder Konflikte durchgearbeitet werden, oder der Klient bekommt Einsichten in die Konflikte. Häufig haben diese Erlebnisse mit der frühen Kindheit und den Eltern zu tun.

Die Ebene des Mystischen ist die tiefste Ebene, in die ein Klient vordringen kann

3. Perinatale Erlebnisse

„Ich komme nicht weiter. Ich fühle nichts mehr. Ich muß hier weg. Etwas bewegt sich. Ich bin geschlagen worden. Alles tut weh. Ich sehe ein Loch in der Dunkelheit - Licht kommt herein. Es bringt etwas Wärme. Alleine das Dasein tut so weh." Die perinatale Ebene beinhaltet Imaginationen von Geburt, Tod und Wiedergeburt. Dabei kann die eigene Geburt oder vorgeburtliche Erinnerungen wiedererlebt werden. Dies ist auch die Ebene der Körpererinnerungen. Es ist möglich, daß ein Klient z.B. ein verdrängtes Trauma so wieder spürt, wie es ursprünglich war. Manchmal erinnert sich der Klient dabei auch an das Trauma, das ist aber nicht immer der Fall. Hierhin gehören auch existentielle Probleme, und Probleme, die die Menschheit als Ganzes angehen.

4. Transpersonale Erlebnisse

„Ich sehe ein strahlendes Licht. Ich bewege mich dorthin. Es umgibt mich, ist überall, in meinem Herzen, in meiner Seele. Ich weiß nicht mehr, wo mein Körper ist. Ich erlebe nur das Licht." Dies ist die Ebene des Mystischen, der religiösen Erfahrungen. Es ist die tiefste Ebene, in die der Klient vorstoßen kann. Klienten, die diese Ebene erreichen, fühlen eine tiefe Verbundenheit mit allem, gekoppelt entweder mit tiefem Frieden oder religiöser Ekstase. Das Erleben dieser Ebene kann eine sehr profunde Heilung nach sich ziehen. Spirituelle Erlebnisse werden vom Therapeuten nicht in eine bestimmte konfessionelle Richtung gelenkt. Wichtig ist, daß der Klient mit seiner eigenen Spiritualität arbeitet und sie näher kennenlernt. Die spirituellen Erlebnisse einer katholischen Nonne werden sicher vom Inhalt her anders sein als die eines Sannyasins. In der GIM-Arbeit wird nicht gezielt zu einer Ebene hingesteuert. Wir gehen davon aus, daß der Klient tief innen weiß, wo er zu einem bestimmten Zeitpunkt hingehen muß und was er braucht. Es ist wichtig, daß wir als Therapeuten das wissen und akzeptieren, und daß wir alles, was kommt, unterstützen können. Therapeuten, die mit dieser Methode arbeiten wollen, brauchen nicht nur eine gute Ausbildung in der GIM-Technik. Es ist wichtig, daß sie, wenn sie die Büchse der Pandora öffnen, den Inhalten selber psychisch, physisch und spirituell gewachsen sind.

Literatur

Bonny, H.L. & Pahnke, W.: *The Use of Music in Psychedelic (LSD) Psychotherapy*, in: Journal of Music Therapy, Vol. 9, 1972.

Bonny, H.L. & Tansill, R.B.: *Music Therapy: A Legal High*, in: Waldorf (Ed.), Counseling Therapies and the Addictive Client. Baltimore 1977.

Bonny, H.L.: *Introduction*, in: Journal of the Association for Music and Imagery, Vol. 1, 1992.

Bonny, H.L.: *Twenty-One Years Later: A GIM Update*, in: Music Therapy Perspectives, Vol. 12, 1994.

Goldberg, F.S.: *Images of Emotions: The Role of Emotion in Guided Imagery and Music*, in: Journal of the Association for Music and Imagery, Vol. 1, 1992.

Holligan, F.: *Guided Imagery and Music in Spiritual Retreat*, in: Journal of the Association for Music and Imagery, Vol. 3, 1994.

Maack, C.: *The Effects of GIM Therapy on Reported Change in Normal Adults.* Master's Thesis. Philadelphia: Allegheny University of the Health Sciences, 1995.

Summer, L.: *Guided Imagery and Music in the Institutional Setting*, 2. Auflage. St. Louis: MMB Music, 1990.

Musikwissenschaftliche Server weltweit – O-Ton Homepage:

Shortcut:
Weltweite WWW-Server zum Thema Musik, Musikwissenschaft, Kommunikationswissenschaft, Multimedia und ähnlichem
Diese Seite ist erst im Aufbau begriffen!

Umfassende Listen
- University of Indiana: http://www.music.indiana.edu/misc/music_resources.html
- Sibelius Academy: http://www.siba.fi/Kulttuuripalvelut/music.html

In Deutschland
- Deutsche Gesellschaft für Elektroakustische Musik e. V.
- Internationale Dokumentation Elektroakustischer Musik.
- TU Berlin, Fachgebiet Kommunikationswissenschaft.
- Universität Hamburg, Musikwissenschaftliches Institut.
- Universität Karlsruhe, Fakultät für Informatik Forschungsprojekt.
- „Informationsstrukturen in der Musik".

In Europa
- Bologna Dipartimento di Musica e Spettacolo.
- IPEM (Institute for Psychoacustics and Electronic Music in Ghent, Belgium).
- IRCAM.
- The Sibelius Academy.
- University of Helsinki, Department of Musicology.
- University of Jyväskylä, Department of Musicology.
- TONO (Norwegian PRS).

In Asien
- The Chinese University of Hong Kong Music Department.

In Australien
- Canberra School of Music.
- The Australian Institute of Eastern Music

In Südamerika
- LSI at Sao Paulo.

In Nordamerika
- The American Music Centre.
- BMI.
- University of California - Santa Barbara Library (Music).
- University of California, Berkeley Music Department and Performing Arts Department, and the Society for Music Theory.
- Carnegie Mellon University Music section of the English Server.
- Florida State University School of Music.
- Society for Music Theory - Harvard University. Society for Music Theory Archives.
- The International Alliance for Women in Music (IAWM)
- University of Illinois CERL Sound Group.
- Indiana University Music Library WWW Home Page
- McGill University of Faculty of Music.
- Michigan State University (Vincent Voice Library).
- Music Library Association (MLA) Clearinghouse.
- Ohio State Advanced Computing Center for the Arts and Design Acoustic Music Server.
- University of Oregon School of Music.
- Princeton University Band.
- RISM(Repertoire International des Sources Musicales).
- University of Texas at San Antonio Institute for Music Research.
- University of Utah Music Gopher.
- Virginia Tech Music Department.
- University of Wisconsin - Parkside (Music).
- University of Wisconsin Music Archive.

Alexander Leschinsky (17.5.1995)
Rückmeldungen per eMail an
alm09@rrz.uni-koeln.de
sind immer willkommen!"
http://www.uni-koeln.de/phil-fak/muwi/world.html

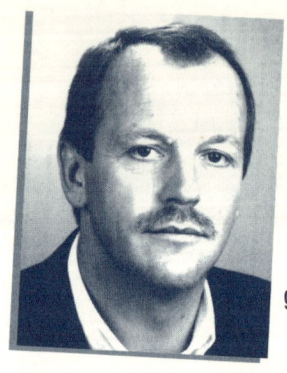

Dr. Manfred Materne,
geboren 24.10.1950 in Eichholz,
verheiratet, zwei Kinder.

1971-75 Studium der Sozialpsychologie in Jena, Abschluß als Diplompsychologe, 1980-84 außerordentlicher Aspirant in Erfurt, Abschluß mit Promotion (Dr. paed.), 1981-86 postgraduale Fachausbildung in Berlin, Abschluß als Fachpsychologe der Medizin, 1990 Anerkennung Klinischer Psychologie des BDP, 1996 Anerkennung Supervisor BDP. 14 Jahre psychotherapeutische Tätigkeit im Klinik- und Kurbereich; Teilnahme an Selbsterfahrungsseminaren, Ausbildung in Gruppendynamik und Führung von Problemfallseminaren; seit 1976 Trainer für psychologische Seminare in verschiedenen Branchen der Industrie; umfangreiche theoretische Kenntnisse und praktische Erfahrungen in Persönlichkeitsdiagnostik, Lernpsychologie und in der Entwicklung von integrativen Trainingskonzepten; Durchführung von Kommunikations-, Verhandlungs- und Teamtrainings mit Führungskräften und Mitarbeitern verschiedener Strukturebenen; Kenntnisse der Moderationsmethode und in der Planung und Durchführung von Persönlichkeitsentwicklungs-Seminaren.
Im Osten Deutschlands geboren, aufgewachsen, studiert und gearbeitet – für mich bedeutet das: Ein Mensch verhält sich immer sinnvoll im Rahmen seiner Möglichkeiten; Erfolg und Mißerfolg gehören zum Leben; Schwierigkeiten sind lösbar, bedeuten Erfahrungsgewinn; eine Norm, eine Begrenzung (z.B. ein Team) kann Entwicklung sowohl fördern als auch behindern; bewerten ist immer leichter als verstehen, zuhören und verstehen sind häufig wichtiger als reden und argumentieren.

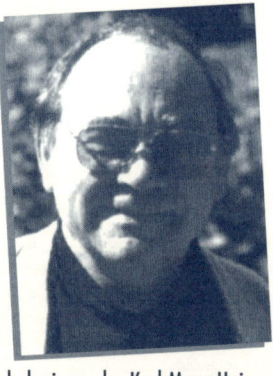

Christoph Schwabe,
Dr. phil. habil., geboren 1934

Studium der Schulmusik, Musikwissenschaft und Psychologie an der Karl-Marx-Universität Leipzig 1954 bis 1958. Als Musiktherapeut tätig seit 1960 bis 1980 an der Universität Leipzig. Promotion 1967 an der Martin-Luther-Universität Halle/Wittenberg, an gleicher Stelle 1976 Habilitation über das Thema „Methodik der Musiktherapie und deren theoretische Grundlagen". Seit 1972 Aufbau und Durchführung eines Aus- und Weiterbildungssystems für Musiktherapie, das 1992 in der Gründung der „Akademie für angewandte Musiktherapie Crossen" mündete. Erste Buchveröffentlichung 1969. Seitdem zahlreiche Veröffentlichungen über eigene musiktherapeutische Konzepte. Begründer der Regulativen Musiktherapie. Neben musiktherapeutischer Tätigkeit ausübender Musiker als Organist, Cembalist und Klavichordspieler sowie Maler.

Interview mit Dr. Christoph Schwabe

von Dr. Manfred Materne

Ein Gespräch mit Doz. Dr. habil. Christoph Schwabe, Wissenschaftlicher Leiter der Akademie für angewandte Musiktherapie Crossen, Vorsitzender der Deutschen Musiktherapeutischen Vereinigung Ost e.V. und Mitglied des Nationalen Komitees zum 8. Weltkongreß für Musiktherapie, 14. bis 20. Juli 1996, in Hamburg.

Dr. Manfred Materne: *Wie ist die Vorgeschichte, wie kam der Weltkongreß für Musiktherapie nach Hamburg?*

Dr. Christoph Schwabe: Der Kongreß sollte eigentlich nach Australien vergeben werden und wurde dann, vor etwa drei bis vier Jahren, als sich Hamburg dafür interessierte, hierher vergeben und zwar mit der Argumentation, daß diese Ost-West-Problematik sich anbietet, diesem Land, das geteilt war, die Möglichkeit zu schaffen, auf diesem Gebiet eine erste offizielle Ost-West-Begegnung zu ermöglichen. Das war die Ausgangssituation.

Ein anderer Aspekt ist sicher auch, daß das Sommerloch des CCH gefüllt werden sollte. Wer sich ein bißchen mit der Musikgeschichte Hamburgs befaßt, der weiß, daß es hier immer eine sehr lebendige und sinnige Verbindung zwischen Geschäft, Kultur, Kunst und Wissenschaft gab.

Welche inhaltliche Ausrichtung/Einordnung gibt es?

Prof. Decker-Voigt lud vor zwei Jahren zur Konzeptionierung ein. Es wurde das Nationale Komitee gegründet. Es ist noch zum Hintergrund zu sagen, daß die Musiktherapieszene im Westen ja einen ungeheuren Pluralismus, einen sich streitenden Pluralismus darstellt, in der Regel gekoppelt an X Therapieschulen und mit einer geradezu babylonischen Sprachverwirrung versehen. Dem stand unser methodologisches System, das sich im Osten entwickelt hatte, gegenüber, und wir konnten uns bei der Grundkonzeptionierung zunächst einmal scheinbar durchsetzen. Wir sagten, wir möchten den Kongreß strukturieren, wir möchten ihn thematisieren.

> „Die Musik-
> therapieszene
> im Westen ist
> ein sich
> streitender
> Pluralismus"

Mein Vorschlag war dann, er sollte eine Quadratur bilden: Praxis, Wissenschaft, Forschung und soziokultureller Hintergrund. Leider sehe ich von diesem Konzept jetzt so gut wie nichts mehr. Es war also auch geplant, daß wir diese Plenarsitzungen thematisch strukturieren, auf Anliegen hin spezifizieren. Davon ist auch nichts übriggeblieben. Die Westdeutschen hatten damals den Vorschlag, der aus dem Osten kam bzw. im wesentlichen von mir gekommen ist, freundlichst aufgenommen und dann so verarbeitet, wie es nun erscheint. Ich sehe in dem jetzt vorliegenden Kongreßprogramm eine Fülle unterschiedlichster mehr oder weniger wichtiger Themen, die im Grunde genommen überhaupt keinen Zusammenhang in irgendeiner Richtung zeigen. Ich denke, er entspricht eigentlich so eher der westlichen Situation, zumindest der europäischen Situation – in Amerika sieht das ein bißchen anders aus: großgeschrieben ist Pluralismus, ist Originalität und ist Abgrenzung gegenüber anderen Konzeptionen. Diese Richtung gab es im Vorfeld natürlich auch in den einzelnen Gremien, die sich gebildet haben. Da gab es die Zusammenkunft der Berufsverbände mit ziemlich ausgeprägten Kontroversen, was man sich denken kann. Unsere Leute haben nicht nur aus fachpolitischen Gründen, sondern aus Gründen der wissenschaftlichen Glaubwürdigkeit darauf gedrungen, uns zu öffnen und bestimmte Grundannahmen erst einmal zu diskutieren, über die es dann keine Diskussion mehr geben sollte: z.B. den Psychotherapiebegriff., Indikationsfragen, Integrationsfragen, was ist Musik – alles scheinbare Banalitäten, die aber keine sind. Also wenn Sie jetzt zehn Leute fragen, was Musik ist, werden Sie hundert verschiedene Antworten kriegen. Das ist ja eigentlich klar und logisch. Wenn man aber bei aller Variabilität handlungsfähig sein will, muß man sich darauf einigen, was das gemeinsame Grundanliegen ist.

? *Das geht ja vielleicht bei dem Begriff Handlungsfähigkeit schon los.*

! Ja, und es geht über den wissenschaftlichen Begriff hinaus um die fachpolitische Anerkennung. Es ist für mich kein Wunder, daß die Kassen sagen: Hört mal zu, wenn ihr nicht selber euch einigen könnt, was Musiktherapie eigentlich ist, was wollt ihr dann von uns erwarten? Das ist ein bißchen so der Hintergrund.

? *Gibt es denn, bei all den von Ihnen genannten Widersprüchen, eine Leitidee, eine Botschaft, die diesen Kongreß ausmacht, die er vermitteln will?*

! Wenn überhaupt, dann den hinzuhören, was in den unterschiedlichen Bereichen der Welt gemacht wird, wie es zugeht in der Musiktherapie. Mit sehr viel Interesse sind die asiatischen Länder aufgenommen worden. Die Japaner sind ziemlich stark vertreten, aber auch die Chinesen, die zum ersten Mal hier aufgetaucht sind. Auch Südamerika ist ja, was die Musiktherapie angeht, ein sehr interessanter Erdteil. Was mich wundert ist, daß die Afrikaner hier überhaupt nicht vertreten sind, das unglaublich musikalische Afrika. Ich nehme an, daß diese Völker die Musiktherapie nicht brauchen oder noch nicht brauchen. Mein persönlicher Eindruck nach dem ersten Tag hier ist, daß es sehr viele Bedürfnisse nach Regression unter den Teilnehmern gibt, einfach in eine andere Welt hineinzutauchen und sehr wenig Bedürfnis nach wissenschaftlicher Auseinandersetzung oder wissenschaftlicher Information. Die geringe Teilnehmerzahl in den wissenschaftlichen Veranstaltungen stimmt mich bedenklich und an der Stelle, denke ich, ist das auch eine Frage der Verantwortung der Veranstalter, in welche Richtung sie das Ganze lenken. Hier habe ich einiges Kritisches zu sehen. **Ich habe den Eindruck, daß man zuwenig den wissenschaftlichen Anspruch in den Vordergrund stellt und den Kongreß zu populistisch aufzieht.**

> „Die Aufgabe dieses Kongresses sollte sein, den Kopf, nicht den Bauch anzusprechen"

? *Könnte dieses Verhalten der Kongreßteilnehmer denn nicht auch der Ausdruck der Unzufriedenheit sein mit dem, was da ist, was in einem ist, wie man die Situation für sich erlebt, und daß in der Suche nach immer wieder Neuem der Ausgleich gefunden werden soll?*

! Ich denke, das ist so. Diese Bedürfnisse, die hier befriedigt werden und geweckt werden, sind schon Ausdruck von Mangel. Ich denke, das ist symptomatisch für die Zivilisationssituation, in der wir stehen. Nur meine ich, daß sich ein Weltkongreß eigentlich nicht damit begnügen sollte, solche Bedürfnisse zu befriedigen, sondern über diese Bedürfnisse nachzudenken und diese Bedürfnisse möglicherweise an anderer Stelle zu kanalisieren und zu befriedigen. Ich denke, die erste Aufgabe dieses Kongresses sollte eigentlich sein, eher den Kopf und nicht den Bauch anzusprechen, um es mal symbolisch zu sagen.

? *Die Teilnehmer scheinen ja mehrheitlich praktisch tätige Musiktherapeuten zu sein, die diesen Austausch eher für sich in den Vordergrund stellen als die wissenschaftliche Tätigkeit.*

! Ja, und ich erlebe das ja in verschiedenen Orten und hier gibt es einen Unterschied zwischen Ost und West. **Ich erlebe im Westen eine ausgesprochene Denkmüdigkeit und einen Trend zur Regression.** Überall dort, wo es sich nur anbietet. Es sind z.B. die Bedürfnisse, die durch die Schulpädagogik nicht befriedigt werden und die dann auf solchen Nebengleisen erfüllt werden sollen. Aber ich sehe das, wenn ich an das Anliegen eines solchen Kongresses denke, als äußerst problematisch an. Denn wenn das, was hier gemacht wird — was ja vom Fach her auch Anliegen in diese Richtung ist; Musiktherapie ist schon eine Möglichkeit, solche Bereiche des Menschen anzusprechen, zu stimulieren und zu reaktivieren — aber wenn das unkontrolliert geschieht und wenn vermittelt wird, daß das, was wir hier in einer 80-Personen-Gruppe machen, Musiktherapie ist, dann befürchte ich, daß das daneben geht. Wenn Kräfte freigesetzt werden, die nicht kontrolliert und indikationsabhängig, methodisch überlegt und verantwortungsbewußt gestaltet werden, tut das weder

der Musiktherapie gut noch der Sache überhaupt. Das ist Goethes Zauberlehrling. Ich kann die Kräfte nicht zügeln, die ich rufe, und das sehe ich an diesem Kongreß als äußerst problematisch an.

? *In welche Gefahren sehen Sie die Musiktherapie dann kommen?*

! **Die Gefahr sehe ich, daß Tür und Tor offen sind in eine unkontrollierte Esoterik, Mystik oder ähnliches, wobei ich nichts gegen esoterisches Denken habe, da ist viel Wichtiges drin.**

Ich denke, daß die Gefahr besteht, daß die Potenzen, die in der Musiktherapie eigentlich stecken, nicht kontrolliert, d.h. also auch nicht effektiv eingesetzt werden können und in irgendeiner Weise breitlaufen.

? *Von der anderen Seite betrachtet heißt das, in der Musiktherapie steckt eine große Kraft für Veränderungen menschlicher Denk-, Verhaltens- und Lebensformen. Diese Kraft muß gebündelt werden, und das wäre auch eine grobe Definition für Musiktherapie, diesen Prozeß nicht irgendwie geschehen zu lassen, sondern in Händen von Musiktherapeuten gezielt einzusetzen?*

! **Alle ernstzunehmenden Definitionen gehen davon aus, daß Musiktherapie die gezielte und kontrollierte Handhabung musikalischer Kräfte darstellt.** Das ist ein wesentlicher Aspekt dieser Definitionen, in denen zwar unterschiedlich die Zielstellung definiert wird, wie das in der Psychotherapie mal so ist, aber ...

„Musiktherapie ist die gezielte, kontrollierte Handhabung musikalischer Kräfte"

? *Könnte dem nicht entgegengehalten werden, daß damit der Freude, der Spontaneität im Umgang mit Musik etwas weggenommen wird und damit auch die Potenzen, die in der Musik stecken, wieder zunichte gemacht werden?*

! Ja, ich denke, daß diese Argumentation eine sehr häufig anzutreffende ist. Meine Gegenargumentation ist, daß Kreativität sich erst dann wirklich frei entfalten kann, wenn der Therapeut – ich muß das mal symbolisch sagen – die Hand drunter hält. Ansonsten kann Kreativitätsentfaltung nicht zuletzt auch Destruktionen ergeben.

? *Also auch Ängste steigern?*

! Eigentlich auch nicht zu einer Aufarbeitung von vorhandener Spannung führen, nur zur Freisetzung. Jeder Psychotherapeut weiß, daß dort, wo Konflikthaftes qualifiziert oder psychosomatisch manifestiert ist, es um die Verarbeitung und Veränderung geht und nicht nur um die Freisetzung von möglicherweise potenzierter Spannung. Ich sag´s mal mit meinem Freund Decker-Voigt: Er hat in der Pressekonferenz verkündet, daß wir ein Orchideengarten sind – sicher sind wir das. Er müßte dann aber einen Zaun drum bauen und nicht den Wildwuchs noch provozieren. Ich kann das nicht verstehen.

? *Das sind zwei Richtungen: die eine will mehr inhaltlich strukturieren, die andere sagt, da gibt es noch Erweiterungen ...*

! ... oder der Wunsch nach Befriedigung von Bedürfnissen. Das Verrückte daran ist, daß die Bedürfnisse von den Leuten selber ausgelöst worden sind.

Es bestünde ja, aber meine Hoffnung ist da sehr klein geworden, es bestünde ja die unglaubliche Chance, wenn Ost- und Westvertreter wirklich zusammenkämen: der Westen mit seiner Vielfalt, wir mit unseren Systematisierungsbedürfnissen, wenn das zusammenkäme, das wäre eine riesige Potenz. Das sehe ich aber leider auch hier auf dem Kongreß nicht.

Die Begegnungen sind ein Shakehands. Es ist eigentlich ganz schön, daß wir uns nicht öffentlich die Zähne zeigen, aber zu einem Gespräch kommt es nicht. Zu einer Erklärung ist es bis jetzt nicht gekommen.

? *Das ist ja eine wichtige Ostererfahrung, daß nur innerhalb von Grenzen eine gute Strukturierung möglich ist bzw. Grenzen für Entwicklungen notwendig sind. Wo keine Grenzen sind, ufert es aus und da passiert meist nicht mehr so viel. Das ist ja vielleicht eine erschreckende Vorstellung für westliche Praktiker und Theoretiker?*

! So ist es. Grenzenlosigkeit ermöglicht nicht alles.

? *Sie haben schon vor 20 Jahren eine Methodik und Methodologie der Musiktherapie geschrieben. Sehen Sie im jetzigen Pluralismus eine Bereicherung, wenn er zu dem festen Gefüge hinzukommt, oder ist er eher etwas, was Sie als, vorsichtig formuliert, eine „Verdünnung" dessen ansehen, was bereits da war?*

! Ich muß zunächst einmal sagen, daß die Methodik ja nichts Starres, Festes darstellt. Sie hat sich weiterentwickelt, differenziert und gibt eine Orientierung. Es ist trotzdem aber nicht so, daß da etwas ungültig geworden ist, es ist nach wie vor aktuell. Die Methoden haben sich entwickelt oder verändert. Die andere Feststellung heißt, für mich ist dieser Pluralismus erst einmal ganz uneingeschränkt eine Bereicherung. Ich sehe das als eine Anregung, die eigenen Dinge kritisch zu überprüfen, sich zu sagen, an diese oder jene Möglichkeit hast du nicht gedacht oder das könnte man auch so machen. Ich sehe aber zur gleichen Zeit auch eine Bedrohung. Ich möchte sagen, hört doch endlich mal auf, wieder was Neues zu entdecken. Beschäftigt euch doch erst einmal mit dem, was ihr bisher gemacht habt. Seht zu, daß ihr da Beine drunter kriegt. Das Ganze steht doch noch auf dem Bauch... Ich erlebe, was mich in der Auseinandersetzung insbesondere mit westdeutschen Kollegen teilweise erschüttert, daß meine Kollegen und ich zu Querulanten gestempelt werden, wenn wir Fragen stellen und daß das Bedürfnis, diese Dinge näher anzuschauen, überhaupt nicht besteht.

„Schön, daß wir uns nicht öffentlich die Zähne zeigen – aber ein Gespräch?"

In der dritten Auflage des Buches zur Regulativen Musiktherapie hatte ich z.B. das Anliegen, einen Konzeptionsvergleich vorzunehmen. Ich hatte entsprechend die Leute, die den Anspruch eines methodisch-konzeptionellen Profils haben, angeschrieben, habe bestimmte Parameter vorgegeben, z.B. Psychotherapieansatz, die Funktion der Musik, Therapiedauer, Indikation und versucht, einen Methodenvergleich mit der Regulativen Musiktherapie anzuregen. Es war nicht möglich. Mir wurde deutlich, daß es mehr um schnelles Handhaben bestimmter Dinge und weniger um gründliches Nachdenken geht.

? *Da steht ja bestimmt auch der Druck dahinter, immer nachweisen zu müssen, was macht man da? Welchen Nutzen, Erfolg bringt das?*

! Wenn ich auf der anderen Seite bedenke, hier gibt es seit zehn Jahren Wissenschaftspotential, was wir in dieser Quantität überhaupt nicht hatten. Also wenn dieses Wissenschaftspotential über Populistisches nicht hinauskommt, dann entstehen für mich eine Menge Fragen.

? *Die Regulative Musiktherapie (RMT) ist für Sie eine Art Markenzeichen. Wie ist die Resonanz im Westen darauf? Wie steht es mit der Verbreitung dieser Methode?*

! Das sind zwei Probleme, die Sie damit anschneiden. Das eine Problem, was mich eigentlich ärgert, ist, daß im Westen der Name Schwabe verbunden ist mit Regulativer Musiktherapie. Das wird also quasi als das Nonplusultra, das Aushängeschild, das Flaggschiff gebraucht, und mein Bemühen klarzumachen, daß das eine Methode aus einem

Methodensystem ist und daß das Konzept der aktiven Musiktherapie mindestens genauso wichtig ist und genauso interessant ist und eine viel interessantere Auseinandersetzung ermöglicht, wird total ignoriert oder einfach nicht zur Kenntnis genommen. Es gibt mindestens so viele unterschiedliche Auffassungen von aktiver Gruppenmusiktherapie, wie es überhaupt Unterschiede gibt in der Methodik. Also z.B. die Frage, was hat der Gruppenleiter für eine Funktion? Mischt er in der Gruppe kräftig mit oder nicht? Wie wird das, was interaktionell nonverbal geschieht, bearbeitet? Wird es überhaupt bearbeitet? Wird es interpretiert oder wird es nur verbalisiert? Oder wird überhaupt nichts damit gemacht?

Zum zweiten Aspekt Ihrer Frage. Es ist schon erfreulich, daß zwar sehr sparsam, aber doch zunehmend und nachhaltig Leute aus dem Westen sich für die praktische Ausbildung interessieren und die Ausbildung bei uns in der Akademie für angewandte Musiktherapie Crossen machen. Zwei Fünftel unserer Teilnehmer kommen aus dem Westen Deutschlands. Die Methode wird zunehmend ihr Interesse finden. Es war ja 1990 noch nicht klar, ob und wie eine in der DDR entwickelte Methode hier im Westen funktioniert oder ob sie zu stark auf die gesellschaftssoziale Mentalitätsprägung abgestimmt ist. Das ist überhaupt nicht der Fall. Die Methode ist vollgültig so hier machbar, wie sie im Osten auch funktioniert. Interessant ist in diesem Zusammenhang auch, daß man tatsächlich — es geht ja im wesentlichen um Abwehrbearbeitung, wenn man die Methode im klassischen Sinn versteht — unterschiedliche Formen von Abwehr in Ost und West, statistisch gesehen, erleben kann. Das kann ich jetzt nicht objektivieren, die Eindrücke sind so, daß die Abwehrpolster der Ostler besser, aber weniger illustrativ oder spektakulär ausgeprägt sind, die der Westdeutschen sind in der Regel dünner und die Ängste sind größer. Das ganze wird mehr in spektakulärer Flexibilität eingepackt. Wenn es dann aber kracht, dann kracht es lauter und bedrohlicher. Das ist sicher nicht zu verallgemeinern, aber dieser Trend ist zu beobachten.

> „Musiktherapie ist nicht nur eine Erlebnis-mobilisierung. Das kann jeder"

? *Sehen Sie neue Impulse von der Regulativen Musiktherapie ausgehen? Gibt es neue Entwicklungstendenzen?*

! Das Prinzip des Wahrnehmungstrainings, der Wahrnehmungsdifferenzierung findet sich in allen musiktherapeutischen Verfahren wieder. Im Konzept der Sozialmusiktherapie spielt es eine entscheidende Rolle, d.h. Interaktion dort anzuregen, wo es um Defizite in der sozialen Selbstverwirklichung geht. Ablaufende gruppenmusiktherapeutische Interaktionen werden nicht beurteilt, nicht bewertet, nicht gedeutet, sondern sind wahrzunehmen. Was ist wirklich gelaufen? Wie bist du mit mir im musikalischen Dialog verfahren?

Das wahrnehmungspsychologische Konzept ist ein entscheidender Teil überhaupt in der Musiktherapie. Eine aus der Regulativen Musiktherapie abgeleitete Erfahrung ist, daß die Anregung zu einer zunehmenden Differenzierung der Wahrnehmungsfähigkeit ohne den Umweg des Interpretierens zu einer direkten Aha-Erfahrung von Abwehrformen führt. Für mich selbst wird erfahrbar, was mir bisher nicht bewußt war. Das bedeutet auch eine zeitliche Verkürzung von Veränderungsprozessen.

Noch ein Aspekt, der nicht nur zur RMT-Konzeption gehört, der ganz wichtig ist und wo wir uns auch häufig von westlichen Konzeptionen unterscheiden: Wir sind also nicht der Meinung, daß Musiktherapie nur eine Erlebnismobilisierung darstellt. Ich meine, mit Musik Erlebnisse auszulösen, ist kein Kunststück. Das kann jeder Dumme. Es geht uns darum, mit Erlebnissen umgehen zu lernen.

Konzeptionell bedeutet das, daß das Mobilisieren von Erlebbarem das Eine ist, aber das Darüber-Reflektieren, das Erkennen, was in diesem Erlebnisprozeß in Wirklichkeit abgelaufen ist, die psychodynamischen und gruppendynamischen Potenzen, die da drin stecken, am direkten Fall, an der konkreten Situation wahrnehmend zu erkennen, zu beschreiben, sich dessen bewußt zu machen, welche Rolle ich z.B. in solch einem Interaktionsprozeß hatte, welche Bedürfnisse ich hatte, aber nicht realisiert habe („Ich hätte ja gern, aber ..."), oder die subtilen Aggressivitäten, die nicht ausgesprochen

155

werden, sondern mit Liebe zugekleistert werden – alle diese Dinge sind uns wichtig, als Lernprozeß über Erleben, Erkennen, Erfahren, Bewußtwerden zu mobilisieren. Musiktherapie, nicht nur RMT, ist mehr als nur Erlebnismobilisierung.

? *Ein anderes Thema: Musiktherapie und Medizin. Wie sind da die Schnittstellen? Was kann die Musiktherapie der Medizin geben, dem Patienten geben?*

! Man muß zunächst sagen, daß mit dem Begriff Medizin ein noch größeres pluralistisches Konglomerat überschrieben wird. Ich denke dabei an die Apparatemedizin, die instrumentale Medizin, die pharmakologische Therapie, an das, was derzeit in Krankenhäusern und Praxen stattfindet. Es hat sich eine Art Zweiteilung im medizinischen Bereich bezogen auf die Musik herauskristallisiert. In der einen Richtung wird Musik als eine Verordnung eingesetzt, um unmittelbare Wirkungen zu erzielen, z.B. auf suggestiver Ebene, Entspannungswirkung im Zusammenhang mit der Anästhesie. Dinge, die eigentlich viel zu wenig hinsichtlich ihrer Wirkungsmodalitäten untersucht werden. Ich meine, daß diese Dinge in den Bereich der suggestiven Psychotherapie gehören. Die andere Richtung ist die Verbindung von Musik und Psychotherapie in der Medizin, wobei Psychotherapie in der westlichen Hemisphäre, bezogen auf den europäischen Raum, vorwiegend,

„Musiktherapie muß ein Bestandteil des medizinischen Denkens sein"

wenn nicht sogar ausschließlich, tiefenpsychologisch gesehen wird. Über beides bin ich also nicht sehr glücklich, aber es ist der Stand der Dinge. Es entspricht unserem Systematisierungsbedürfnis, die Dinge zusammen- und nicht auseinanderzuführen, und meine Auffassung ist, daß Musik und Medizin im wesentlichen über den Transfer Musik-Psychotherapie-Medizin laufen, wobei wir, diesmal einig mit vielen westlichen Vertretern, entgegen dieser ausschließlich tiefenpsychologischen Auffassung der Meinung sind, das geht nur, wenn man den Psychotherapiebegriff so weit wie möglich faßt – insofern verstehe ich Musik als Psychotherapie. Das bedeutet für mich aber auch die Konsequenz, daß Musiktherapie sich nicht außerhalb der Medizin als Institution manifestieren und bewegen kann, sondern daß sie Bestandteil des medizinischen Denkens sein muß. Es gibt im Westen den Trend, weil sich die Medizin so naturwissenschaftlich gebärdet und Machtansprüche hat und wer weiß nicht was, machen wir doch unse-

ren Kram für uns, als Alternativmedizin. Ich postuliere, daß die Musiktherapie Bestandteil des bestehenden Systems sein muß und sich dort zu bewähren hat. Sie ist dort gut aufgehoben, wenn sie ihre Eigenständigkeit klar formuliert und bestimmt und sich als ein Instrumentarium anbietet, was die Psychotherapie und die Medizin bereichern kann. Das kann meiner Meinung nach nur innerhalb dieses Systems erfolgen, nicht außerhalb.

Wie gesagt, auch mit dieser Überlegung stehen wir auf relativ einsamen Posten.

? *Als Schwerpunktfelder wurden die Psychiatrie genannt, auch die Kindertherapie. Wie verhält sich das mit dem Anspruch „Musiktherapie von der Wiege bis zur Bahre"?*

! Man kann international verfolgen, daß der Anwendungsbereich von Psychotherapie im allgemeinen und Musiktherapie im besonderen längst über die klassischen Bereiche der Psychosomatik und der bis heute problematischen Liaison mit der Psychiatrie hinausreicht. Überall dort, wo in der Inneren Medizin Psychotherapie gemacht wird – bis hinein in die Onkologie – hat Musiktherapie ihren Platz. Als begleitende, als helfende, als stützende Maßnahme, als Metaphylaxe, als Prophylaxe, als wer weiß ich was. Da muß man den Therapiebegriff sehr differenziert sehen. Da geht es in vieler Hinsicht nicht nur um Heilung.

? *Was halten Sie von solchen Phänomenen wie der Techno-Party in Berlin, wo Musik in einem solchen Rahmen in Erscheinung tritt? Hat das was mit Musiktherapie zu tun?*

! Ich denke, daß das Ausdruck unserer immer komplizierter gewordenen Gesellschaft ist, wobei ich die Kompliziertheit der Gesellschaft insbesondere da festmachen möchte, daß die informativen Medien ermöglichen, daß der Mensch, der

Einzelne, immer mehr synchronisiert sich zu richten hat nach von außen gegebenen Postulaten und das insbesondere dort, wo es um Regression geht. Es ist heute kaum noch möglich, daß ein Individuum als Individuum regredieren kann, sondern die Manipulation ist eine totale. Das betrifft alle Felder, die wir jetzt genannt haben. Es kommen da noch die meditativen mit hinzu, die Kassetten mit Entspannungsreisen in Himmelblau und mit Wasserrieseln. Ja, Zeiterscheinungen sind äußerst problematisch, wenn ich eines der Hauptziele der Musiktherapie im Auge behalte, die Entwicklung von Individualität, die Ausprägung von Individualität. Ich habe die Befürchtung, daß alle diese Dinge viel stärker zu einer Art Massenmenschen führen. Viel stärker, als das die Kommunisten je geschafft haben, wird das die Kommerzialisierung der Medien schaffen. Die Technomusik und nicht nur die Technomusik, sondern die Technokultur ist ein Ausbund einer hoch-karätigen, ganz komplizierten und schwer durchschaubaren Manipulation. Es klingt so altväterlich, wenn ich diese Dinge kritisch sehe. Ich denke aber, daß es problematisch ist, wenn die kommerzialisierte Industrie Bedürfnisse, die zunächst mal nur menschlich sind, wie z.B. die Bedürfnisse nach Ruhe und Gemeinschaft, nach Masse — und ich denke das Bedürfnis nach Masse ist ein wichtiges Bedürfnis — in einer Weise manipuliert, die gegen die biologische und psychologi-sche Natur des Menschen geht. Es gibt jetzt Untersuchungen, die feststellen, daß die Informationsdichte, die da gegeben wird, ein Vielfaches des Verkraftbaren darstellt, gegen die sich derjenige, der sich ihr aussetzt, nur noch durch Drogen wehren kann. Auf diesem Gebiet gibt es eine Reihe von Manipulationen, z.B. die Getränke-industrie bietet alkoholische Getränke an, die total gegen die Drogen gerichtet sind. Da wird der Teufel mit dem Belzebuben ausgetrieben. Wo Tausende zusammen springen und tanzen, was wunderschön sein kann, wird das damit zur Perversion.

„Ich fürchte, die Kommerzialisierung der Medien führt zum Massenmenschen"

[?] *Ist es für Sie ein Problem, wenn Menschen sich aus der Musik das herausnehmen, was ihnen gefällt und damit machen, wozu sie Lust haben und nicht das, was der Musiktherapeut gern hätte?*

[!] Das ist für mich kein Problem, sondern eine Grundannahme der Freiheit des Menschen. Ich denke, die Musik ist die menschliche Erfindung schlechthin, die am stärksten vom einzelnen Menschen selektiv genutzt wird, wo der Einzelne seine Entscheidungen trifft, seine Bedürfnisse zu befriedigen. Insofern ist es für mich kein Problem, sondern eine Tatsache, von der ich aus-zugehen habe und die gut ist. Die aber gleichzeitig natürlich auch allen denen, die Verantwortung haben, das sind die Medien, das ist die Industrie, die Kirche, das ist der Staat und die Schulen, abverlangt, damit verantwortlich umzugehen. Wir wissen aus der Menschheitsgeschichte, daß die Chinesen vor 3000 Jahren schon gewisse Melodiefolgen hatten, die unter Strafe nicht benutzt werden durften, weil sie gefährlich waren. Wenn man an die europäische Musikkultur in der Zeit des Absolutismus denkt, so waren die Trompeten ein Vorrecht der höfischen Musik und durften auf der bürgerlichen Ebene nicht benutzt werden.

Diese Überlegung, Musik verantwortlich zu verwenden, ist uralt und ich denke, hier sündigt die moderne Gesellschaft gegen sich selbst, wenn sie auch hier wiederum bestimmte Begrenzungen nicht einhält.

[?] *Eine Parallele hierzu scheint auch der Trend zu sein, auf der Suche nach dem Erfolg bzw. dem erfolgreichen Geschäft uraltes traditionelles Geheimwissen aus den verschiedensten Kulturen hervorzuholen, um neue Energien freizusetzen, mentale Veränderungen zu bewirken, um immer schneller und immer besser zu werden.*

[!] Das ist ein Trugschluß in sich. Im Grunde genommen kann ich noch so viele Bücher lesen über Meditation usw., ich kann mein Leben nur dann verändern, wenn ich es erlebe, wenn ich es reflektiere und auch wenn ich versuche, diese Kulturen, die ja Menschheitsbesitz sind, in ihrer Tiefe nicht nur zu verstehen, sondern auch zu begreifen, zu ergreifen. Und hier sehe ich ganz eindeutige Grenzen. Ich kann mich also noch so sehr mit Yoga beschäftigen zum Beispiel, ich werde nie die innige Kultur nachvollziehen können als Mitteleuropäer. Ich werde über diese Kultur etwas lernen können, aber zu meinen, wenn ich da mit so einer Art Tourismushaltung diese Dinge mal so schnell aufnehmen und in meinen

157

inneren Computer stecken will und denke, dann hab ich's, das ist Mumpitz. Das ist genau das Problem, was ich im Zusammenhang mit der Technogeschichte sagte. Der Mensch ist offensichtlich nur in der Lage, eine bestimmte Informationsdichte an Reizen zuzuordnen und zu strukturieren, innerlich aufzunehmen. Was darüber hinausgeht, wird entweder abgewehrt oder deformiert das menschliche Aufnahmesystem. Das heißt jetzt sicher nicht, daß ich den Menschen als ein starres System ansehe, aber offensichtlich hat der Mensch Medien entwickelt, die schneller sind als seine innere Entwicklung. Und da sehe ich das Problem.

? *Welche Ausblicke gibt es für die Musiktherapie, für die Verwendung von Musik in der Therapie, in der Medizin für Patienten und für die Behandler?*

! Ich denke, wir wissen ungeheuer viel um diese Dinge. Was ich vorhin gesagt habe — bezogen auf die Reize — kann man auch auf das Wissen übertragen. Wenn Sie eine Zukunftsvision erwarten: das, was wir wissen, verantwortungsbewußt anzuwenden und nicht Wissen auf Wissen häufen zu wollen und damit den Prozeß dieser Interiorisierung und damit letztlich auch der Entwicklung einer neuen Kultur zu vernachlässigen. Also, die Entwicklung von Lebenskultur, von Hörkultur, von Erlebnis- oder Seinskultur braucht Zeit, braucht Raum.

„Die Entwicklung von Erlebnis- und Hörkultur braucht Zeit und Raum"

Die Vision, die diesen Prozeß begleitet, ist bei mir die Zauberlehrlingsgeschichte. Der Mensch hat offensichtlich mehr external in den letzten Dezennien produziert, in den letzten 200 Jahren vielleicht, und zu wenig internal. Hier einen Austausch herzustellen, daß das, was der Mensch produziert, ihm nicht entgleitet, das ist, denke ich bezogen auf die Musiktherapie, die Aufgabe, das ist das Schwierigste, vermutlich. D.h. also, etwas im Ganzen zu sehen und sich nicht ständig durch neue und neueste Geschichten und Aktionen, Sensationen ständig aus dem Gleis werfen zu lassen, egal ob das jetzt auf methodischem Gebiet ist, auf einer neuen Lebensluststrecke — oder weiß der Kuckuck was.

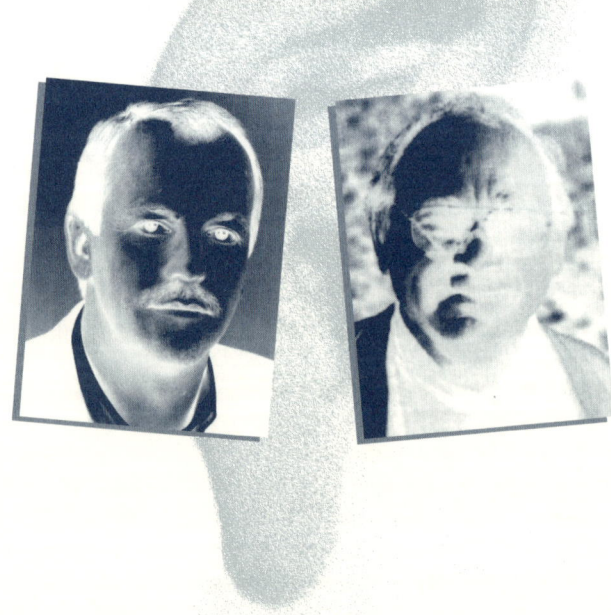

Biographisches

Christoph Schwabe wurde 1934 geboren. Sein primäres Interesse an Musik (Orgel, Chor, Volkslied) und Malerei sind zurück bis in die Kindheit zu verfolgen. Das Orgelspielen in der Dorfkirche und das Malen in freier Natur gehören bereits in der Schulzeit zu seinem Leben.

Nach dem Abitur 1958 studierte Christoph Schwabe Schulmusik und Musikwissenschaft an der Hochschule für Musik Leipzig und an der Leipziger Universität. Der Start in das Berufsleben als Schulmusiklehrer scheiterte an einem Berufsverbot durch die SED. Daraufhin kam es zu vielfältigen Tätigkeiten als Chorleiter, Kantor, Organist, Musikkritiker, Musikpädagoge und Chembalist.

1960 wurde Christoph Schwabe an die Neurologisch-psychiatrische Universitätsklinik Leipzig berufen und bekam den Auftrag, in der neu eingerichteten Psychotherapieabteilung ein musiktherapeutisches Arbeitsfeld aufzubauen. Diese Arbeit war mit der Freiheit eines zusätzlichen Psychologiestudiums verbunden. Es war der Beginn des Aufbaus eines musiktherapeutischen Methodensystems, integriert in ein interdisziplinäres Psychotherapiekonzept.

Bereits 1964 veröffentlichte Christoph Schwabe eine erste wissenschaftliche Arbeit zur psychotherapeutischen Funktion der Gruppensingtherapie, und 1967 promovierte er an der Martin-Luther-Universität Halle-Wittenberg mit einem musik-therapeutischen Thema.

Im Jahre 1969 organisierte Christoph Schwabe die erste internationale Tagung über aktuelle Fragen der Musiktherapie in Leipzig.

Im gleichen Jahr erschien sein erstes Buch, gefolgt von zahlreichen Veröffentlichungen zur Darstellung der eigenen kon-zeptionellen Entwicklung der Musiktherapie.

1976 Habilitation mit dem Thema einer Methodik der Musiktherapie. Hervorzuheben ist, daß es sich damit um die erste und bisher einzige Habilitation mit einem musiktherapeutischen Thema im deutschsprachigen Raum handelt.

Neben der wissenschaftlichen Arbeit baute Christoph Schwabe seit 1971 ein Aus- und Weiterbildungssystem zur Musiktherapie auf.

1981 wechselte Christoph Schwabe als Dozent für Psychologie und Pädagogik an die Musikhochschule Dresden und ver-suchte von dort aus verstärkt, Musiktherapie zum Lehrfach zu entwickeln. Dieser Versuch scheiterte.

Da auch nach 1989 die administrativen Hürden nicht zu überwinden waren, verließ er Dresden und gründete im Jahre 1992 mit Gleichgesinnten ein eigenes Aus-, Weiterbildungs- und Forschungsinstitut, die „Akademie für angewandte Musiktherapie Crossen". Christoph Schwabe leitet seitdem dieses Institut mit angeschlossenem Berufsverband, der „Deutschen Musiktherapeutischen Vereinigung Ost".

In diesen Jahren wendete er sich auch wieder verstärkt der Konzerttätigkeit als Organist und der Malerei zu. So ent-standen zwei große Bilderzyklen zu Bach „Die Kunst der Fuge" und Schütz „Geistliche Chormusik".

Nach 1992 veröffentlichte er drei Bücher, u.a. die dritte überarbeitete und erweiterte Auflage der „Regulativen Musiktherapie". Die Entwicklung der Methode der Regulativen Musiktherapie muß neben dem Aufbau der Methodik und Methodologie der Musiktherapie als sein zweites bedeutendes Lebenswerk angesehen werden. Zur Zeit ist in Vorbereitung die Buchveröffentlichung „Die Sozialmusiktherapie – eine Antwort auf gesellschaftliche Fragen".

Brille? Möllmann!

von Lutz Berger

Alles Geniale ist einfach. Sagt man, frau sowieso – und das gilt auch für die „Sanfte Brille". Daß Sie sie wahrscheinlich (noch nicht) kennen, hat einen simplen Grund: Sie ist einfach zu einfach. Und zu billig. Davon kann Professor Möllmann ein Lied singen. Worum es geht?

Die Sanfte Brille

Es geht um eine textile Schlafbrille, welche die Augen bedeckt und das Sehen „selbstverständlich" ausschaltet. Damit lassen sich viele Prozesse erleichtern, beschleunigen und intensivieren, wobei Entspannung und Erleben gleichermaßen angesprochen werden. Das besagte Handicap: Sanfte Brillen kosten rund 10-20 Mark, Modelle in reiner Seide DM 45,-; mein Lieblingsmodell mit wenig Hautberührung und gewölbter Augenpartie – unter Liebhabern „Zwergen-BH" genannt – kommt auf weniger als zwanzig Mark. Solche Investitionen sind – verglichen mit anderen Entspannungsverfahren – minimal.

Ein „Zwergen-BH" als Minimal-Investition zum Entspannen ...

Ganz Schlaue werden jetzt einwenden, selbst das könne man sich sparen und einfach seine Augen schließen. Doch das kostet Kraft. Beobachtungen in Entspannungssituationen zeigen häufig ein „Flackern" der mühsam geschlossenen Augen, solange diese nicht bedeckt sind, und in Gruppenprozessen mit geschlossenen Augen ist die Versuchung groß, kurz mal eben zu blinzeln und nachzusehen, was der Nachbar macht. Sie sehen, „Augen zu" ist eben nicht dasselbe wie „Augen bedeckt".

8000 Beobachtungen

Inzwischen, so Professor Möllmann, Fachbereich Sozialwesen an der Fachhochschule Niederrhein, Mönchengladbach, „gibt es einen großen Bestand von Erfahrungen mit Sanften Brillen. Rund 8000 Einsatzfälle, die beobachtet oder begleitet wurden." Nachdem die zuverlässige, problemlose Entspannungswirkung immer wieder augenfällig wurde, lag es nahe, die Brille in unterschiedlichen Anwendungsbereichen zu erproben. Dazu zählen, neben diversen medizinischen Disziplinen, auch PatientInnen- und Selbsthilfegruppen, Krankengymnastik, Schul- und Heilpädagogik, Jugendarbeit und Erwachsenenbildung bis hin zum Angebot in Managertraining. Immer wieder trat (und tritt) als großer Vorteil des Verfahrens hervor, daß es die Entspannung auch in weniger geeigneten Umgebungen (Geräusche, fehlende Liegemöglichkeit, ungünstige Bestuhlung usw.) vermitteln läßt. Auch und insbesondere bei entspannungstechnisch wenig versierten Zeitgenossen. Professor Möllmann: „Wichtig ist eigentlich nur ausreichende Temperatur und Schutz vor Zugluft." Interessiert?

Ideal in Kombination mit Sprache und Musik

Mit zusätzlichen verbalen Instruktionen und/oder in Verbindung mit Musik läßt sich relativ schnell und mühelos ein Zustand der Tiefenentspannung induzieren. Die „EntspannungsBrücken" (siehe Kasten), ein von Professor Möllmann entwickeltes Verfahren, kombiniert Entspannungsinstruktionen auf Kassetten mit der Sanften Brille. Nach entsprechender Ankündigung können unproblematisch Kassettentexte mit aktuell gesprochenen Texten verknüpft werden, wobei der Einsatz der Brille in Gruppen einen nicht zu unterschätzenden Vorteil bietet: daß nämlich die TeilnehmerInnen stärker auf sich selbst achten und sich nicht ständig mit anderen vergleichen. Damit nicht genug, vermittelt doch die Brille, wie allgemein für das Nichtsehen bekannt, eine ausgesprochene Sensibilisierung der übrigen Sinne – des Hörens, des Riechens, des Schmeckens und des Tastens. Sie schärft die Wahrnehmung für den eigenen Körper und dessen Funktionen. Darüber hinaus läßt sich

Die „Sanfte Brille" schärft die Wahrnehmung für den eigenen Körper

die Brille natürlich auch lern- und leistungsbezogen einsetzen. Zur Vor- oder Nachbereitung von Aktivitäten, zu deren „Verinnerlichung" bis hin zum Mentalen Training. Sowohl kognitive Inhalte als auch Bewegungsabläufe sind damit intensiver vermittelbar. Daraus ergeben sich auch große Potentiale für die Sportpsychologie, die Wettkampfvorbereitung – und für Rehabilitation.

Als Element medizinischer Behandlung

Als Element medizinischer Behandlung eignen sich die EntspannungsBrücken sowohl auf somatischer wie psychosomatischer Ebene. Somatisch lassen sich oftmals schnell positive Veränderungen des Befindens herbeiführen: Verringerung von Schmerzempfindung, „Abfangen" von Anfällen u.ä. Dabei sind die Möglichkeiten zu gezielten Suggestionen

---

Augen auf und durch ...

Die Augen sind ein wichtiges Tor zum Gehirn und das Fenster zur Seele. Sagen Wissenschaftler und verweisen auf die biomechanische Meisterleistung der Gaia AG, die auf kleinster Fläche 70% unserer Sinneskanäle, 137 Millionen leistungsfähige Photorezeptoren und eine Milliarde Einzelteile konzentriert. Da bleibt kein Auge trocken: Von den drei Milliarden Informationen, die uns pro Sekunde erreichen, kommen zwei Milliarden über Ihre blauen, braunen, grauen oder grünen Augen. Rund 3000 mehr oder weniger exakte Diagnosen über Körperfunktionen und Befindlichkeiten lassen sich aus ihnen ablesen (sofern man's kann), Hirn und Auge sind über zahllose Nervenbahnen miteinander verbunden, und obwohl beide zusammen nur 2% unseres Gesamtgewichts ausmachen, verbrauchen sie 25% der Energie, die wir über unsere Nahrung aufnehmen.

Erschienen bis vor kurzem die Augen in erster Linie als eine Art Neuro-Kamera, hat sich inzwischen unser Bild vom Auge um ein Vielfaches erweitert. Öffnen wir sie, sind wir in einem schmalen Bereich zwischen 390 und 730 Nanometer „auf Sendung". Evolutionär auf den Empfang von nur einem Prozent des elektromagnetischen Sonnen-Spektrums getrimmt, blicken wir vom unteren Ende des Regenbogens (violett, die kürzeste Wellenlänge) bis zur Farbe rot am anderen Ende. Alles andere bleibt für unsere Augen unsichtbar. Und damit wir überhaupt soweit durchblicken, wandeln 137 Millionen Photorezeptoren das Licht in elektrische Impulse um und schicken diese mit 370 km/h ins Hirn. Dort verwandelt sich jedoch nur ein Teil des Lichts in Bilder. Der andere erleuchtet über die kürzesten, direktesten und am höchsten organisierten Nervenbahnen Hypothalamus und Epiphyse, „das Herz und die Uhr unsers Gehirns". Licht, Augen, Körper und Gehirn sind also weitaus enger verflochten, als bisher angenommen.

Aufgrund der vielfältigen Verflechtungen und unter Ausnutzung der komplexen Regelkreisläufe steuern Licht und Farben über Hypothalamus, autonomes Nerven- und endokrines System fast alle lebenswichtigen Vorgänge im Körper. Mehr als 100 periodische Körperfunktionen orientieren sich am kosmischen Rhythmus von Tag und Nacht, Hell und Dunkel, Licht und Schatten, ON und OFF. So versorgen die Augen das Gehirn nicht nur mit den notwendigen Navigations-Daten über unsere (sichtbare) Umwelt, sondern auch mit (unsichtbarer) Information und Energie.

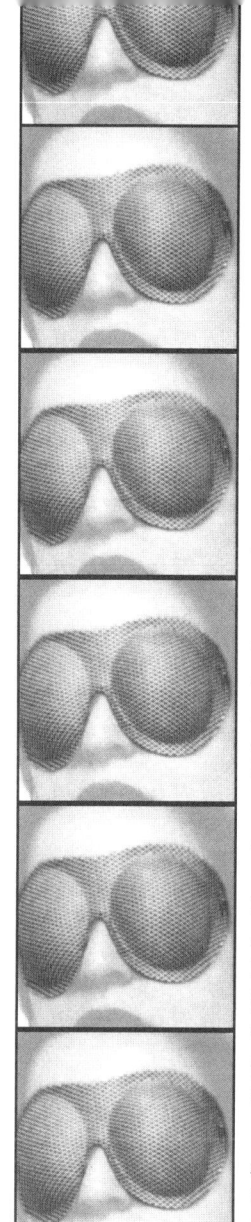

noch lange nicht ausgereizt. Psychosomatisch ist einerseits das Erlebnis wichtig, der Krankheit nicht „ausgeliefert" zu sein, sondern selbst etwas bewirken zu können – andererseits ergibt sich oft spontan ein Zugang zu Zusammenhängen mit verborgenen Konflikten der Lebenssituation auf einer mehr erlebnisbezogenen Ebene, mit der sich auch psychoanalytische Ansätze ohne weiteres vertragen.

Die Kombination mit sonstigen, Körperbefinden und -kondition verbessernden Verfahren – Sport, Gymnastik, Massage usw. – ist naheliegend. Diese gewinnen ähnlich wie Inhalationen und Bestrahlungen zusätzliche Wirksamkeit vor allem durch die Brille. Auch massive Schlafprobleme lassen sich oftmals mithilfe von Brille und Kassette angehen. Bei Suchtproblemen können nen die EntspannungsBrücken ein wesentliches Element von Entlastung und „Gegengewicht" gegen das Suchtmittel darstellen. Für chronisch Kranke bieten sie einen guten Ansatz zum kräftesparenden und -schaffenden Umgang mit sich selbst, zum für den Krankheitsverlauf relevanten „positiven Denken".

Schlafprobleme lassen sich mit Hilfe von Brille und Kassette angehen

Angebot zur Kooperation

Sollten Sie inzwischen – so die eindeutige Absicht dieses Beitrages – Interesse an diesem faszinierenden Medium bekommen haben, sind Sie herzlich eingeladen, mit Professor Möllmann direkt in Kontakt zu treten. Das ist kein weiteres Problem, da der Herr Professor in Sachen interdisziplinärer Forschung erfrischend kooperativ, innovativ und unkonventionell ist:

„Vielleicht wäre hier ein geeigneter Punkt, wo sich Grenzen zwischen akademisch »reiner« Forschung und »schmuddliger« Praxis überzeugend öffnen lassen. Dieser Entgrenzung will ich gerne Vorschub leisten, und ich bin ohne weiteres bereit, Konzepte und Materialien (z.B. Brillen, Tonkassetten der EntspannungsBrücken, Handschmeichler usw.) zu vermitteln, Vorgehensweisen für konkrete Anwendungen entwickeln zu helfen usw. Umgekehrt bin ich an allen Beobachtungen anderer interessiert, denn auf diese Weise sind viele der Erfahrungen mit dem Konzept zusammengekommen, die dem vorstehenden Text zugrunde liegen. Von mir oder mit dem Konzept Vertrauten (z.T. auch StudentInnen) können modellmäßige Veranstaltungen oder Demonstrationen in Teams oder Institutionen durchgeführt werden: ganz konkrete Perspektiven also dafür, zu erproben, was die Sanfte Brille für viele Menschen und in der Arbeit mit ihnen bedeuten kann."

Literatur:

Dittrich, A. (1992): Facetten veränderter Bewußtseinszustände: Zwischen Himmel, Hölle und Visionen. In: *Mind Machines,* Tagungsband der Informationstagung vom 20.09.1991, herausgegeben vom Gottlieb-Duttweiler-Institut, S. 61-84

Möllmann, W.-P. (1982): *Sehen mit den Händen,* Sozialpädagogische Blätter

Möllmann, W.-P. (1991): *Blind Sehen.* Jahrbuch der Zeitschrift für Humanistische Psychologie, 14. Jg., S. 50-65

Möllmann, W.-P. (1994): Egotrip und Weltflucht oder Schutz für soziales Engagement. In: Klüsche, W. (Hrg), *Grundpositionen Sozialer Arbeit: gesellschaftliche Horizonte - Emotion und Kognition - ethische Implikationen,* S. 223-249, Mönchengladbach (Schriften des Fachbereichs Sozialwesen an der Fachhochschule Niederrhein Mönchengladbach, Bd. 12)

Möllmann, W.-P. (1995): Die Sanfte Brille - auch für alte Menschen sensationell? Entspannung und Erleben im Alter. In: Kerkhoff, E., *Kompetenz im Alter zwischen Routine und Neubeginn,* S.125-166, Mönchengladbach (Schriften des Fachbereichs Sozialwesen an der Fachhochschule Niederrhein Mönchengladbach, Bd. 14)

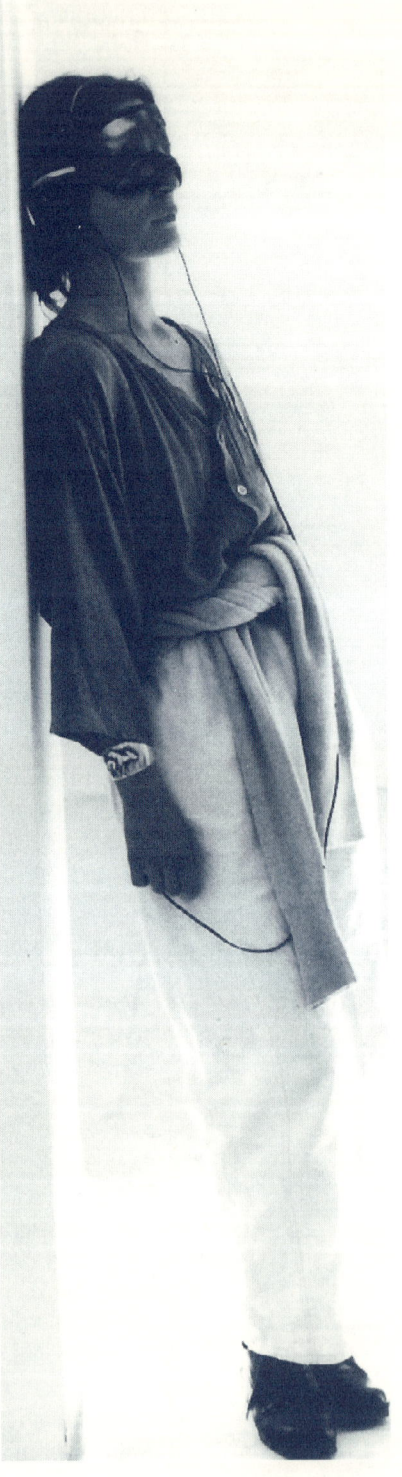

Der Verfasser hat verschiedene Kassettenversionen in professioneller Qualität ohne kommerzielles Interesse verfügbar: Allgemein/Intensiv, 25 Minuten; Kurzfassung, 15 Minuten; Spezial-Büro-Version, 9 Minuten; Rückenversion, 35 Minuten; „Migräne"-Version, 25 Minuten; Version „Myofaziales Schmerzsyndrom" (Zähneknirschen), 15 Min. Außerdem existiert eine Kassette zur postoperativen Entspannung/Schmerzbehandlung. Diese Kassetten nehmen besonders Bezug auf die Brille: Beim Einsatz der Brille wird aber grundsätzlich jede nach Rhythmus, Vorgehen und Sprache einigermaßen brauchbare Instruktion wirksam, ebenso wie Entspannungsmusik allein oder kombiniert mit Anleitungen.

Prof. W.-P. Möllmann, Dipl.-Psych.
Hoserkirchweg 168, 41747 Viersen
Tel.: 02162 - 29561

Erst mal entspannen ...

„Sie haben oder setzen die Entspannungsbrille auf. Stellen Sie sie in der Weite ganz genau ein, daß sie ohne zu drücken oder zu rutschen sanft auf Ihrem Gesicht sitzt. Neben der Nase befinden sich Nasenpolster, die Sie regulieren können. Wenn die Brille Sie nach einer Minute unruhig macht, setzen Sie sie vorsichtig ab. Überprüfen Sie erst einmal, ob Sie gut sitzen, und lassen Sie Ihren Atem beim Ausatmen ganz weit in Ihren Körper fließen – überallhin, bis in die Arme und Beine.

Wenn Ihnen die Idee gefällt, lassen Sie jetzt eine Art Entspannungshülle um sich herumlegen – weit genug weg vom Körper, damit sie Sie nicht beengt. Sie läßt jedoch Licht, Luft und Wärme zu Ihnen und schützt Sie. Lassen Sie sie sich von der Brille aus erst nach hinten ausbreiten – über die Haare – den Hinterkopf – die Schultern – die Oberarme – den Rücken – das Gesäß – die Beine – die Füße – bis zum Boden. Lassen Sie sie sich jetzt auch nach vorn ausbreiten, weit genug weg vom Gesicht, so daß Sie ganz frei atmen können. Über die Stirn – die Augen – die Schläfen – die Kiefer – die Wangen – die Nase – die Lippen – das Kinn – den Hals – die Brust – die Arme – Hände – Finger – Fingerspitzen. Über den Bauch, Oberbauch, Unterleib – die Beine – Oberschenkel, Unterschenkel – Füße – Zehen – Zehenspitzen. In der Hülle lassen Sie die Temperatur zwischen warm und kalt entstehen, die Ihnen jetzt am besten gefällt. Jetzt sehen Sie, ob die Hülle angenehm um Sie herumliegt oder ob Sie sie noch irgendwo verändern wollen.

Fangen Sie dann an, sich wieder ein wenig zu bewegen. Lassen Sie Energie sich in Ihnen ausbreiten, in jede Richtung. Im gleichen Maße, wie sie sich ausbreitet, kommen Sie mehr und mehr in Bewegung. Nehmen Sie erst ganz zum Schluß die Brille ab – Achtung nur vor dem hellen Licht! Tun Sie es behutsam und ohne zu forcieren. Einfach so, wie's Ihnen gut tut.“

W.-P. M.

Teil III
Leading Edge

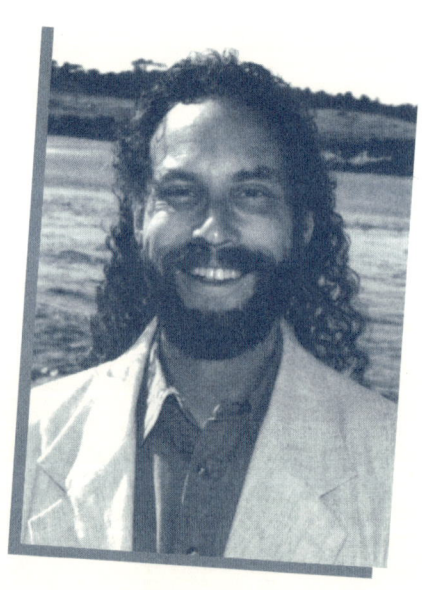

Einen Überblick über Jonathan Goldmans Bücher,
Seminare, Aktivitäten, CDs und Kassetten gibt es bei
Sound Healers Association, Inc.
PO Box 2240, Boulder CO 80306, USA,++1-303-443 8181, FAX -443 6023

Klangliche Einkoppelung*

von Jonathan S. Goldman

Alles Leben besteht aus rhythmischen Prozessen. Von den einfachen Pulsationen der Einzeller bis hin zum Ansteigen und Abfallen unserer Atmung – das Leben ist voller Rhythmus. Dieser Rhythmus wird auch „Periodizität" genannt, was bedeuten soll, daß die Aktivität, die von etwas ausgeht, in Zyklen verläuft.

Ein großer Teil des Lebens wird von den externen Rhythmen der Natur dirigiert. So rotiert beispielsweise die Erde um ihre eigene Achse und dreht sich dabei um die Sonne, und um unsere Erde kreist der Mond. Wir stimmen uns selbst auf die Zyklen der Sonne und des Mondes ab, indem wir den verschiedenen Rhythmen folgen, die sie erzeugen. Schon Tag und Nacht schaffen unterschiedliche Verhaltensmuster: wir stehen für gewöhnlich mit dem Tageslicht auf und gehen nachts schlafen. Wenn unser Hell-Dunkel-Zyklus gestört wird – z.B. bei einem langen Flug – wird unsere Fähigkeit, uns in der neuen Umgebung zurechtzufinden, für einen oder zwei Tage beeinträchtigt. Wir nennen das „Jetlag". Unterschiedliche Verhaltensmuster aufgrund eines Rhythmus' treten auch zu den verschiedenen Jahreszeiten in Erscheinung, und infolge der Reaktionen der Natur auf diese. Nicht nur unsere Schlaf-, auch unsere Ernährungsgewohnheiten, die Verdauungstätigkeit, ja sogar unsere Erntemethoden und unser Paarungsverhalten werden durch die Rhythmen dieser Zyklen beeinflußt.

Alles Leben besteht aus rhythmischen Prozessen ...

Schall und Frequenz

Schall an sich kann bereits als rhythmisch verstanden werden. Schall nimmt die Form von Wellen an, die in Zyklen pro Sekunde gemessen werden (Hertz oder Hz). Diese Periodizität ist von Natur aus schon rhythmisch. Jeder Zyklus einer Welle kann als Schallimpuls betrachtet werden. Jede individuelle Frequenz, die wir messen können, mag als rhythmisch angesehen werden, denn die Anzahl von Zyklen pro Sekunde, die eine solche Frequenz ausmacht, erzeugt einen bestimmten Rhythmus. Tiefe Töne pulsieren viel niedriger als hohe. Der tiefste Ton auf einem Klavier erzeugt eine Frequenz, die auf 27,5 Hz schwingt, der höchste eine von 4.186 Hz.

Der Bereich der akustischen Wahrnehmung des menschlichen Ohrs variiert enorm. Die Obergrenze beim „normalen" Hören liegt zwischen 16.000 und 20.000 Hz, die untere Hörgrenze liegt bei 16 Hz. Sehr langsam getaktete Töne unterhalb dieser Hörschwelle können wir eigentlich nicht als einzelne Töne hören – wir können sie jedoch wahrnehmen, weil sie von Natur aus rhythmisch sind. Diese extrem niedrigen Frequenzen (genant ELFs, von *engl.*: Extremely Low Frequencies) können manchmal sogar mitgezählt werden. Insbesondere Töne, die im Bereich zwischen 0,1 und 8 Hz schwingen, werden als von Natur aus rhythmisch wahrgenommen. Vorgänge, die noch langsamer sind, werden nicht mehr als Teil eines laufenden Rhythmus aufgelöst, während schnellere Vorgänge bereits als einzelner Ton gehört werden.

*überarbeitet und herausgegeben nach einer Präsentation auf dem IV. Internationalen Symposium für MusikMedizin 1989 in Rancho Mirage, Kalifornien

Einkoppelung und Resonanz

Einkoppelung ist ein Aspekt der Akustik, der nahe mit Rhythmen an sich verwandt ist und mit der Art und Weise, in der diese Rhythmen uns beeinflussen. Es handelt sich dabei um ein Schallphänomen, bei dem die starken rhythmischen Schwingungen eines Objektes die schwächeren eines anderen ‚einfangen' und dazu bringen, im gleichen Takt mit der eigenen Geschwindigkeit zu oszillieren. Dieses natürliche Phänomen hat etwas mit Energieeinsparung zu tun. Es scheint, daß die Natur es - energetisch betrachtet - wirtschaftlicher findet, periodische Vorgänge, deren Frequenzen nahe genug beieinander liegen, entweder in Phasenbeziehung zueinander oder miteinander synchron auftreten zu lassen.

Ein vortreffliches Beispiel wird von Itzhak Bentov in seinem Buch *Auf der Spur des wilden Pendels* (s.a. Seite 189) geschildert. Wenn man in einem Raum sitzt, der vollsteht mit alten Pendeluhren, und man startet die Pendelbewegungen der einzelnen Uhren zu verschiedenen Zeitpunkten, dann werden sie alle unterschiedlich schwingen. Kehrt man jedoch am nächsten Tag in das Uhrenzimmer zurück, dann wird man finden, daß alle Pendel im gleichen Takt miteinander schwingen. Dieses Anpassen an einen gemeinsamen Rhythmus nennt man „Einkoppelung" (entrainment). Der holländische Wissenschaftler Christian Huygens entdeckte dieses Phänomen im Jahre 1665.

Resonanz ist die Frequenz, bei der ein Objekt von sich aus schwingen will

Einkoppelung ist eigentlich ein Aspekt der Resonanz. Resonanz kann als die Frequenz definiert werden, bei der ein Objekt ganz natürlicherweise von sich aus schwingen will. Ein Objekt kann ein anderes in Resonanz setzen, wenn beide die gleiche Resonanzfrequenz gemeinsam haben. Wenn man z.B. eine Stimmgabel anschlägt, die bei 100 Zyklen pro Sekunde schwingt und sie in die Nähe einer zweiten Stimmgabel mit der gleichen Eigenfrequenz bringt, wird auch diese zweite Gabel anfangen zu schwingen - auch wenn sie gar nicht angeschlagen worden ist. Sie klingt allein deshalb, weil sie sich innerhalb des gleichen Feldes aufgehalten hat wie die schwingende Stimmgabel.

Manch einer von uns wird schon einmal einen Sänger gesehen haben, der nur mit seiner Stimme Glas zum Zerspringen brachte – ein weiteres Beispiel für Resonanz. Auch für das Erklingen zweier Gitarrensaiten, von denen nur eine angerissen wurde, gilt das gleiche: Resonanz ist ein kooperatives Phänomen, das zwischen zwei Objekten mit gemeinsamer Frequenz auftritt. Mit Hilfe der Resonanz wird ein Zusammentreffen der natürlichen Schwingungen eines Objektes mit den eigenen herbeigeführt und das Objekt so in Bewegung gesetzt. Man kann also sagen, daß es sich bei der Resonanz um ein im Grunde passives Phänomen handelt.

Die Einkoppelung andererseits scheint aktiver Natur zu sein. Mit Hilfe der Einkoppelung verändert man das natürliche Oszillationsverhalten eines Objektes und ersetzt es durch das vom eigenen verschiedene Oszillationsmuster eines anderen Objektes. Man ändert aktiv die Schwingungen (die Frequenz oder den Rhythmus) eines Objektes, bringt sie in einen anderen Takt. Die Oszillatoren von Fernsehern, Radios und ähnlichem technischen Gerät beeinflussen sich gegenseitig und koppeln sich ineinander ein. Beim Fernseher dreht man die Knöpfe und stimmt so die Frequenzen der Oszillatoren des Fernsehgerätes auf diejenigen des Senders ab. Wenn die Frequenzen sich näher kommen, schließen sie sich plötzlich aneinander an, als ob sie im Gleichtakt miteinander pulsieren „wollen". Gewöhnlicherweise werden die schnellsten Oszillatoren die langsameren dazu zwingen, mit ihnen im Takt zu arbeiten. Lebende Wesen sind im Hinblick darauf, daß sie ebenso oszillieren, genau wie Fernsehgeräte: sie pulsieren, sie vibrieren, sie besitzen einen Rhythmus. Diese Rhythmen des Lebens laden zur Einkoppelung ein.

Die Einkoppelung findet sich überall in der Natur. Glühwürmchen, die aufblinken und wieder dunkel werden, tun dies in Übereinstimmung miteinander. Studentinnen, die ein Zimmer miteinander teilen, haben oft miteinander synchron laufende Menstruationszyklen. Nähern sich die Muskelzellen des Herzens in ihrer Bewegung einander an, beschleunigen sie auf einmal ihren Rhythmus und beginnen zusammen zu pulsieren, vollkommen synchron.

Die Rhythmen des Lebens laden zur Einkoppelung ein

Ein derartiger Einkoppelungseffekt kann auch bei zwei Leuten beobachtet werden, die sich gut miteinander unterhalten. Ihre Hirnwellen oszillieren synchron miteinander. Diese Art der Einkoppelung findet man häufig in der Beziehung zwischen Studenten und Professor. Psychotherapeut und Klient koppeln sich aufeinander ein, genau wie ein Priester und seine frommen Schäfchen.

Innerhalb unseres Körpers stimmen wir ständig unsere eigenen Rhythmen aufeinander ab. Unser Herzrhythmus, die Atemfrequenz und die Hirnwellen sind alle aufeinander eingekoppelt. Atmet man beispielsweise langsamer, verlangsamt man damit auch den Herzschlag und die Hirnwellenaktivität. Dies ist eine der Grundlagen des Biofeedback. Es hat sich herausgestellt, daß die Frequenzen von Puls, Atmung und Kreislauf alle harmonisch miteinander funktionieren. Das bedeutet, daß ihre Rhythmen in ganzzahligen Verhältnissen zueinander zusammenarbeiten – zwei zu eins, drei zu zwei.

Hirnwellen

Unsere Hirnwellen pulsieren und oszillieren mit besonderen Frequenzen, die – genauso wie Schallwellen – in Zyklen pro Sekunde gemessen werden können. Anhand dieser Messung der Wellenfrequenz unterscheidet man vier verschiedene Grundzustände des Hirnwellenstatus:

Beta-Wellen: von 14 bis 20 Hz. Sie liegen im normalen Wachzustand des Bewußtseins vor – dann, wenn unsere Aufmerksamkeit auf Vorgänge der Außenwelt gerichtet ist.
Alpha-Wellen: von 8 bis 13 Hz. Sie treten auf, wenn wir so vor uns hinträumen, und werden häufig mit einem Anfangszustand der Versenkung in Verbindung gebracht. Sind die Augen geschlossen, werden die Alphawellen stärker und regelmäßiger.

Theta-Wellen: von 4 bis 7 Hz. Sie können bei Zuständen erhöhter Kreativität gemessen werden, und man hat sie mit dem Bewußtseinszustand gleichgesetzt, der oft bei Schamanen während des Rituals zu beobachten ist. Thetawellen treten auch im Schlaf und in den tieferen Stadien der Meditation auf.

Delta-Wellen: von 0,5 bis 5 Hz. Sie überwiegen in der Tiefschlafphase oder bei Ohnmacht. Neuere Messungen weisen darauf hin, daß auch während des tiefsten Stadiums der Meditation Deltawellen erzeugt werden.

In einigen Untersuchungsberichten wurden noch zwei weitere typische Zustände der Hirnwellenaktivität beschrieben:

Hohe Beta-Wellen: von 23 bis 33 Hz. Sie werden mit Hyperaktivität und manchen Angstzuständen in Verbindung gebracht.

K-Komplex-Wellen: über 33 Hz. Sie treten als kurzfristige Ausbrüche in Erscheinung und werden häufig im Zusammenhang mit ‚Aha-Momenten' beobachtet, bei denen eine plötzliche Integration von Ideen und Erfahrungen stattfindet.

Externe Rhythmen können interne Mechanismen beeinflussen

Externe Rhythmen und interne Prozesse

So wie die menschlichen Körperfunktionen sich aufeinander einkoppeln können, ist es auch möglich, externe Rhythmen zur Beeinflussung der internen Mechanismen der Herzfrequenz, der Atmung und der Hirnwellenaktivität einzusetzen. Diese Möglichkeit, auf interne Rhythmen durch äußerliche Mittel einzuwirken, erscheint uns ziemlich logisch und als feststehende Tatsache. Und doch fanden diesbezügliche Forschungsaktivitäten bis in die 70er Jahre hinein nicht den Weg zur Veröffentlichung in den relevanten wissenschaftlichen Fachpublikationen. Damals nämlich ergaben Untersuchungen erstmals definitiv, daß die Resonanz und Einkoppelung von körperinternen Prozessen als Reaktion auf die Einwirkung externer Klänge und Rhythmen auftreten kann.

In seinem Bericht „Über die Wirkung von Schlafliedern" schilderte Johannes Kneutgen die beruhigende Wirkung von Schlafliedern auf Kleinkinder und wies darauf hin, daß die Atemfrequenz sich an den Rhythmus des Liedes anpaßt. Ein weiterer Bericht von Janet und Hobart Landreth mit dem Titel „Auswirkungen von Musik auf physiologische Reaktionen" zeigte auf, daß Veränderungen der Herzfrequenz in direkter Beziehung zur Veränderung des musikalischen Tempo stehen.

Eine Reihe umfangreicher Studien von Harrer und Harrer, die unter der Überschrift „Musik, Emotion und Autonome Funktion" präsentiert wurden, befaßte sich mit einigen direkten Einwirkungen emotionaler Musikerfahrung auf das vegetative Nervensystem, so etwa auf Blutdruck, Puls, Atmung, psychogalvanischen Hautreflex und Muskelentspannung. Die Autoren fanden heraus, daß die Herzfrequenz sowohl auf die Lautstärke als auch auf den Rhythmus von Musik ansprach. Ebenso entdeckten sie, daß einige Versuchspersonen entweder ihren Herzschlag oder ihren Atemrhythmus der Musik anpaßten.

Im Jahre 1980 geriet mit dem Buch „Superlearning" von Sheila Ostrander und Lynn Schroeder das Potential der Musik, „einzukoppeln", ins Rampenlicht der Öffentlichkeit. Man untersuchte die „Lozanov-Methode" zur Musikerziehung, die aus Bulgarien stammt. Bei einem Teil des Programmes kommt Musik zu dem Zweck zum Einsatz, einen Bewußtseinszustand zu induzieren, der den Lernprozeß steigern soll. Um einen Alpha-Zustand herbeizuführen, erwies sich Musik als hilfreich, die mit ungefähr 60 Schlägen pro Minute getaktet war.

Lozanov bediente sich bei seiner Arbeit der Barockmusik. Nahezu direkt nach dem Erscheinen des Buches stiegen die Verkaufszahlen für Barockmusik-Tonträger dramatisch an, weil diese auf einmal bei den verschiedensten Lernhilfe-Programmen zum Einsatz kamen. Bei näherer Betrachtung der Lozanov-Methode ergab sich jedoch, daß lediglich die Adagio-Sequenzen ganz bestimmter Barockstücke eine Wirkung zeigten. In Bulgarien verfügte Lozanov nur über sehr beschränkte Möglichkeiten der Musikauswahl. Es hat sich mittlerweile herausgestellt, daß viel sogenannte „New Age-Musik" im 60-Sekunden-Takt pulsiert und genauso wirkungsvoll wie die entsprechenden Barockmusikstücke Hirnwellen des Hörers zur Einkoppelung bringen kann.

Jeder Mensch spricht unterschiedlich stark auf den einkoppelnden Rhythmus an

Die eingangs zitierten Studien aus den siebziger Jahren wie auch die in „Superlearning" vorgestellten Informationen scheinen jedoch zur Fähigkeit externer Rhythmen, interne Rhythmen zu beeinflussen, keinerlei schlüssiges Datenmaterial zu enthalten. Ein externer Rhythmus von 60 Takten pro Minute sollte zwar den Herzrhythmus herabsetzen und ein wesentlich schnellerer ihn erhöhen – die Veränderung verlief nicht immer direkt proportional; 60 musikalische Taktschläge pro Minute hatten nicht immer auch 60 Herzschläge in der Minute zur Folge. Manche Herzschläge verminderten sich beispielsweise von 72 auf 64 pro Minute, andere nur auf 68. Diese Differenzierung macht das Datenmaterial für manche Forschungsbelange unzuverlässig – obwohl es deshalb noch nicht die Fähigkeit externer Rhythmen in Frage stellt, interne Rhythmen zur Anpassung zu veranlassen. Es ist in diesem Zusammenhang auch wichtig zu verstehen, daß die diversen Testpersonen jeweils die Möglichkeit hatten, sich bewußt gegen die externen Rhythmen zur Wehr zu setzen und sich einer Einkoppelung zu entziehen. Ein zusätzlicher Faktor besteht darin, daß jeder Mensch unterschiedlich stark auf den einkoppelnden Rhythmus anspricht.

Monroes Einkoppelung von Hirnwellen

Während ein großer Teil dieser Forschungsarbeit zu den verschiedenartigen Wirkungen externer Rhythmen auf den Herzschlag in Universitätskliniken und anderen öffentlichen Therapieeinrichtungen geleistet wurde, waren auch jede Menge privater Forschungsaktivitäten im Gange – bei denen es allerdings nicht darum ging, spezielle Rhythmen zur Beeinflussung des Herzschlages zu benutzen, sondern darum, mit speziellen Frequenzen das Gehirn zur Einkoppelung zu veranlassen. An vorderster Front bei diesem Vorhaben stand Robert Monroe vom Monroe Institute.

Robert Monroe war ein Geschäftsmann mit Rundfunkerfahrung. Er war Direktor des Medienunternehmens Mutual Broadcasting System und Besitzer einer Reihe von Radiosendern und Kabelfernsehgesellschaften im Südosten der Vereinigten Staaten. Als Monroe in den 60er Jahren spontane Erfahrungen der Körperlosigkeit machte, fing er an, sich auf eigene Faust mit den Auswirkungen unterschiedlicher Frequenzen auf die verschiedenartigen Bewußtseinzustände zu beschäftigen. Bei seinen Reisen außerhalb des eigenen Körpers hatte er auch immer wieder Frequenzen benutzt, deren Anhören für ihn die Intensität des Erlebnisses steigern konnte. Er war der Ansicht, daß Schall irgendwie auch anderen dabei behilflich sein könnte, ähnliche Bewußtseinzustände zu erreichen – und mit der Unterstüzung eines Forscherteams machte er sich daran, herauszufinden, ob es möglich sei, das Gehirn mit Schallwellen zu kontrollieren oder zu stimulieren.

Durch Ausprobieren und möglicherweise mit Hilfe einer ganzen Menge Intuition stellte Monroe fest, daß spezifische Frequenzen eine Einkoppelung von Hirnwellen herbeiführen konnten. Er entdeckte, daß – wie bei einem Glas, das durch einen reinen Ton in Schwingung versetzt wird – das Gehirn wie ein Resonanzboden mitschwingt, wenn es mit pulsierenden Schallwellen bombardiert wird. Monroe nannte diesen Effekt ‚Frequenz-Folgereaktion' (FFR, von *engl.*: Frequency Following Response) und patentierte ihn im Jahre 1975.

Monroe suchte nach einer Technik zur Einkoppelung des Gehirns ...

Die Frequenzen, die Monroe benutzte, um das Gehirn zur Einkoppelung zu bringen, lagen in der gleichen Bandbreite wie die Hirnwellen selbst – zwischen 0,5 und ungefähr 20 Hertz. Dies ist ein Frequenzbereich, den das menschliche Ohr normalerweise nicht mehr wahrnehmen kann. Indem er sich jedoch einen psychoakustischen Effekt zunutze machte, der als „Taktfrequenz" bekannt ist, fand Monroe heraus, daß man sehr wohl äußerst niedrige Frequenzen (ELFs) aus wesentlich höher liegenden Schallwellen erzeugen konnte.

Zur gleichen Zeit, zu der sich Monroe dieser Beschäftigung widmete, untersuchte unabhängig von ihm in New York ein Biophysiker der Mount Sinai School of Medicine, Gerald Oster, eben dieses Taktfrequenz-Phänomen. Es handelt sich dabei um folgende Beobachtung: Nimmt man zwei voneinander unabhängige Schallquellen, sagen wir mal eine Stimmgabel mit 100 Schwingungen pro Sekunde und eine weitere mit 108 Schwingungen pro Sekunde, dann erzeugen beide zusammen einen Ton, der anschwillt und abnimmt – etwa so wie ein Wah-Wah –, und zwar in einem ganz bestimmten Takt. Die Geschwindigkeit dieses Taktes ist gleich der Differenz zwischen den beiden zugrundeliegenden Frequenzen, in unserem Fall eine Taktfrequenz von 8 Hz. Kommt der Schall aus einer externen Quelle wie etwa einem Lautsprecher, so können die Pulsationen entweder mit allen beiden oder nur mit einem Ohr wahrgenommen werden. Letzteres nennt man eine „monaurale" Taktfrequenz. Das Phänomen der Taktfrequenzen ist in vielen Fachveröffentlichungen zur Psychoakustik beschrieben worden. Kommen die Frequenzen der beiden Schallquellen getrennt zur Anwendung, je eine für jeweils ein Ohr, dann wird eine „binaurale" Taktfrequenz erzeugt. Diese Taktfrequenz ist an sich gar kein Schall, sondern nur ein Frequenzunterschied zwischen den beiden eigentlichen Tönen. Der Ton wird vom Gehirn selbst wahrgenommen; die binaurale Taktfrequenz wird von den beiden simultan arbeitenden Gehirnwellen erzeugt. Und so fand Monroe bei seinem Versuch, eine Technik zur Einkoppelung des Gehirns zu entdecken, eine Möglichkeit, die linke und rechte Gehirnhälfte mit Hilfe von Schall zu synchronisieren.

In Tausenden von Experimenten – bei denen er ein EEG benutzte, um die Hirnwellen seiner Versuchspersonen darzustellen, die mit jedem Ohr ein unterschiedliches Signal hörten – wies er nach, daß binaurale Taktfrequenzen die Hirnwellen zur Einkoppelung veranlassen bzw. stimulieren können. Die Einkoppelung oder Frequenz-Folgereaktion spielte sich nicht nur in den für das Gehör zuständigen Hirnsektoren oder lediglich in der rechten oder linken Gehirnhälfte ab; das ganze Gehirn vibrierte mit, und die Wellenformen beider Hirnhemisphären wurden sowohl in ihrer Frequenz als auch in der Amplitude, Phase und Kohärenz absolut identisch.

Es soll an dieser Stelle nicht weiter auf das Nutzungspotential der Gehirnsynchronisation abgestellt werden (die allein schon im Erziehungswesen bemerkenswerte Konsequenzen mit sich bringen könnte), sondern eher auf die Fähigkeit externer Klangreize, die inneren Rhythmen im Gehirn zu beeinflussen. Der außerordentlich interessante Nebeneffekt einer Synchronisation der Hirnhemisphären kommt hier nur für diejenigen zur Erwähnung, die an einer weiteren Vertiefung der Materie interessiert sind.

... und entdeckte die Gehirnsynchronisation durch Schallwellen

Robert Monroe ...
... und sein virtuelles Zuhause:
http://www.monroe-inst.com/
The Monroe Institute

Man ging zunächst davon aus, daß Kopfhörer benutzt werden müssen, damit dieser patentierte Prozeß – den Monroe „HemiSync" nannte – überhaupt funktionieren kann. Im Zuge der weiteren Arbeit mit der Frequenz-Folgereaktion stellte sich jedoch bald heraus, daß die Einkoppelung des Gehirns auch mit Hilfe externer Schallquellen zu bewerkstelligen war, so etwa mit Stereo-Lautsprechern, wenn diese in ausreichender Entfernung voneinander aufgestellt wurden. Trat eine Wirkung auch nicht so schnell und nicht mit der gleichen Intensität ein wie mit Kopfhörern, so konnte eine klangliche Einkoppelung dennoch erreicht werden.

Andere Arbeiten zur Gehirn-Einkoppelung

Monroe kann als Begründer dieser Technologie angesehen werden. Er ist jedoch nicht der einzige, der sich Schallphänomene zunutze macht, um das Gehirn zum Mitschwingen zu bringen. Eine ganze Reihe von privaten Einrichtungen arbeitet mit ähnlichen Prozessen. Bruder Charles, ein nicht religionsgebundener Mönch, ist Vorsitzender der *M.S.H. Associates*, die sich auf den Einsatz von Schall zur Bewußt-seinserweiterung und -beschleunigung spezialisiert hat. Bruder Charles war vormals Schüler des östlichen spirituellen Führers Swami Paramahansa Muktananda. Er entdeckte, daß mit Hilfe der neuen klanglichen Einkoppelungstechnik Zustände tiefster

Harmonische Verwandtschaft verstärkt den Einkoppelungs-effekt Versenkung induziert werden konnten, die von Menschen ohne jahrelange Meditationserfahrung normalerweise nicht erreicht werden können. Bruder Charles bedient sich dabei eines Verfahrens, das „Phasenschluß" genannt wird – ein Phänomen, das Monroes Methoden sehr ähnlich ist. Und tatsächlich ist es eine der ureigensten Fähigkeiten des menschlichen Gehirns, Phasenunterschiede bei Wellenformen zu entdecken, die eine binaurale Taktfrequenz erzeugen.

Auf einen weiteren Aspekt dieser klanglichen Einkoppelungs-Technologie wurde ich durch Sharry Edwards (s.a. Seite 185 ff) aufmerksam gemacht, eine Forscherin an der Ohio University: Wenn die Trägerwellen, die für die Erzeugung der Taktfrequenz verantwortlich sind, mit eben dieser Taktfrequenz harmonisch verwandt sind, dann ist auch der Einkoppelungseffekt wesentlich stärker. Wie Edwards ausführt, wird der intensivste Grad der Einkoppelung bei einer gegebenen Frequenz, sagen wir bei 7 Hz, dann erreicht, wenn wir zwei differenzierte Tonsignale erzeugen, die das harmonische Vielfache dieser Frequenz sind, in unserem Fall also 49 und 56 Hz. Für eine Einkoppelung auf sechs Zyklen pro Sekunde muß man entsprechend mit Multiplikanden der Zahl 6 arbeiten – so etwa mit 60 und 66 Hz. Es stehen in diesem Zusammenhang leider bislang noch nicht sehr viele Untersuchungsergebnisse zur Verfügung. Nichtsdestoweniger erscheint es in sich schlüssig, so daß ich es hier für diejenigen erwähne, die sich eingehender mit dieser Technik beschäftigen wollen. Ronald deStrulle, Chef der New Yorker Firma „Holistic Programs Inc.", setzt ein Verfahren ein, das mit Sharry Edwards Erkenntnissen zum Phänomen der Einkoppelung übereinzustimmen scheint.

Eine der heutzutage am häufigsten zu Einkoppelungszwecken genutzten Frequenzen liegt bei 7,8 Zyklen pro Sekunde. Sowohl Ronald deStrulle als auch der Wissenschaftler Robert Tollaksen haben diverse Tonaufnahmen produziert, in denen diese Frequenz eingesetzt wird. DeStrulles Programm heißt „Geomagnetische Feld-Einkoppelung", während Tollaksen seines schlicht „Erd-Hertz" genannt hat. Interessant dabei ist zu wissen, daß die Ionosphäre, das elektromagnetische Feld um die Erde, ausgemessen worden ist. Man bezeichnet es auch als den „Schumann-Effekt", und es hat den Anschein, daß die Eigenfrequenz des Planeten Erde irgendwo bei 7,83 Zyklen pro Sekunde liegt – eine Frequenz, die völlig identisch ist mit dem Alphawellenrhythmus im menschlichen Gehirn. Itzhak Bentov, Verfasser von „Auf der Spur des wilden Pendels", stellt die Theorie auf, daß Menschen, die sich während der Meditation dieser Frequenz annähern, in Einkoppelung mit den magnetischen Energien geraten und so schließlich zur Resonanz, zum Mitschwingen gelangen. Mit Bentov sind auch andere Forscher der Meinung, daß diese Frequenz von 7,8 Hz die Resonanzfrequenz des menschlichen Körpers darstellt.

Von Dr. Robert Beck stammt die Anregung, daß diese Frequenz möglicherweise ein „kosmischer Informationsträger" sein könnte, der „Trommler", dessen Rhythmen Medien, Heiler, Wünschelruten- und andere Grenzgänger von jeher folgen. Wer Aufnahmen anhört, die auf eben diesen 7,8 Hz beruhen, kann so vielleicht zur Resonanz mit der Erd-Aura kommen. Sowohl deStrulle als auch Tollaksen berichten von recht bemerkenswerten therapeutischen Erfahrungen bei denjenigen, die mit diesen Frequenzen arbeiten.

Ist die Frequenz von 7,8 Hz ein „kosmischer Informationsträger"?

Robert Monroe, dessen innovativem Geschick wir diese Einkoppelungstechnik zu verdanken haben, benutzt selbst keine Taktfrequenzen von 7,8 Hz oder überhaupt Frequenzen aus dem Alphawellen-Bereich. Die meisten Taktfrequenzen auf seinen Tonaufnahmen – wie etwa „Way of HemiSync" – konzentrieren sich eher auf Delta- und Thetawellen, die mit Beta-Frequenzen garniert sind. Darüber hinaus befaßt sich Monroe – im Gegensatz zu vielen anderen einschlägigen Klangprogrammen – nicht mit nur einer spezifischen Frequenz, sondern mit vielen.

Tom Kenyon, Vorsitzender der Unternehmung „Acoustic Brain Research" in North Carolina, stellt verschiedene Einkoppelungs-Tonträger her, die er „WaveForms" nennt. Neben dem „Differential Signaling" – wie er den HemiSync-Prozeß nennt – bedient er sich auch der tiefen Töne, die in spezifischen, rhythmischen Mustern pulsieren und so das Gehirn auf den angestrebten Zustand einkoppeln. Er behauptet, daß ein Vorteil seiner Einkoppelungsmethode darin liege, daß ein Mensch mit einem Gehördefekt so noch immer in den Genuß der Einkoppelung kommen kann, wohingegen beim Differential-Signal kein Einkoppelungseffekt zustande kommen könne, da ja eines der Signale nicht wahrgenommen wird. Kenyon hat mit Wissenschaftlern zusammengearbeitet, die an Testpersonen eine 24-Kanal-EEG-Aufzeichnung zur Bestimmung des neurologischen Status vornahmen, nachdem diese sich die WaveForm-Aufnahmen angehört hatten. Diese Untersuchungen ergaben ein Anwachsen der dominanten Alphawellen-Aktivität und einen starken Anstieg der Thetawellen (4-8 Hz).

Dr. Jeffrey Thompson, ein Chiropraktiker, der bei „Sound Sphere Productions" mit Klängen arbeitet, hat die „Isle of Skye" geschaffen, eine Aufnahme, die gleichermaßen Musik wie auch die klangliche Einkoppelungstechnik vorzuweisen hat. Die Aufnahme, so Dr. Thompson, *„enthält spezifische Frequenzmodulationen, die so ausgelegt sind, daß sie die Produktion von Alpha- und Thetawellen im Bereich der*

177

Großhirnrinde ankurbeln ... Ich benutze ganz unterschiedliche Variationen von Alpha-und Thetawellenfrequenzen und synchronisiere die Wellenformen des gesamten Bereiches von 3,5 bis 13 Hz". Thompson bedient sich neben diesen Aufnahmen noch einer ganzen Reihe anderer Klangtherapiemethoden, und seine Arbeit wäre einer eingehenderen Betrachtung wert.

Immer häufiger kommt Begleitmusik für diese Einkoppelungsfrequenzen zum Einsatz. Viele von Monroes Aufnahmen enthalten sowohl Musik als auch HemiSync-Frequenzen, wobei letztere zumeist auf einer subliminalen Ebene eingespielt werden. Derartige subliminale Frequenzen haben sich als genauso wirksam entpuppt wie die hörbaren.

Man muß wissen, daß bei diesen extrem niedrigen Frequenzen (ELFs) auch jede Begleitmusik langsam getaktet werden muß. Wie bereits erwähnt, ist Musik, die bei etwa 60 Takten pro Minute abläuft, ideal geeignet zur Induzierung von Alpha-Zuständen. Wäre die Musik ein ganzes Stück schneller, dann würden die Einkoppelung des Herzrhythmus auf die schnelleren Rhythmen und die langsameren Gehirnwellen sich gegenseitig behindern.

„Mit Hilfe eines Vibrato-Effekts schwingen Delphine im Bereich von 7,83 Hz mit

„Delphin-Träume"

Die Beziehung zwischen Rhythmus und Hirnwellenfrequenzen findet ihre praktische Umsetzung in der Aufnahme „Dolphin Dreams" von Spirit Music. Es handelt sich hierbei um eine Klangumgebung, die zur Unterstützung von Meditation und Geburt entworfen wurde. Sie vermittelt das Rauschen des Ozeans, den menschlichen Herzschlag, Delphinklänge und Chorstimmen. Der Chor inkantiert eine wortlose Melodie, die den „Ur-Gesang" enthält, eine absteigende Moll-harmonie, die sich in Schlafliedern rund um den Globus wiederfindet. Zu diesen Klängen singt ein Chor das Sanskrit-Mantra „OM". Jeder Kanal dieser Mixtur wurde einer leichten Phasenverschiebung unterzogen, um durch diese Verzerrung die „Schumann-Resonanz" von 7,83 Hz zu erreichen.

Manche der Delphin-Frequenzen in dieser Aufnahme schwingen in diesem Bereich von 7,83 Hz mit, wobei die Delphine sich einen speziellen Vibrato-Effekt zunutze machen, um diese Frequenz zu erzeugen. Wissenschaftler im Forschungszentrum von Aspen, Colorado, haben entdeckt, daß Delphine diese Frequenz nicht nur selbst erzeugen können, sondern auch unter Wasser magisch von 7,83 Hz-Schallquellen angezogen werden, wenn man sie damit künstlich berieselt.

Bei der Auswahl des richtigen Herzschlages für *Dolphin Dreams* experimentierten die Wissenschaftler mit einer ganzen Reihe unterschiedlich getakteter Herzschläge. Zunächst wurde der Herzschlag eines Ungeborenen ausprobiert – es stellte sich jedoch heraus, daß der Herzschlag der Mutter eine ebenso starke oder gar noch stärker beruhigende Wirkung hatte. Weil bei der Lozanov-Methode so bevorzugt, wurden auch Versuche mit 60 Schlägen pro Minute angestellt – schließlich aber zeigte eine Herzfrequenz von 48 bis 50 Schlägen pro Minute den stärksten Einfluß auf ein störungsfreies und harmonisches Zusammenwirken mit den übrigen beruhigenden Klängen der Aufnahme.

Tibetische Zimbeln, peruanische Krugflöten

„Klangliche Einkoppelung" in dem Sinne, in dem dieser Ausdruck hier gebraucht wird, ist ein ziemlich neuartiger Fachbegriff. Und doch hat die klangliche Einkoppelung als Phänomen an sich seit prähistorischen Zeiten Medizinmännern, weisen Frauen und Schamanen der verschiedensten Kulturen als Hilfsmittel gedient. Die Methode der Bewußtseinsveränderung mit Hilfe von Trommeln, rituellen Gesängen und Musik ist wahrscheinlich so alt wie die Musik selbst. In ihrem Buch „Imagery in Healing" merkt Jeanne Achterberg an, daß Analysen ergeben haben, daß schamanische Trommelklänge einen Frequenzbereich von 0,8 bis 5,0 Hz umfassen, den sie als „Theta-Antriebskapazität" bezeichnet.

Bewußtseins-veränderung mit Hilfe von Trommeln ist so alt wie die Musik selbst

Tibetische Zimbeln, in ihrer Heimat „Ting-Sha" genannt, werden seit vielen Jahrhunderten in der buddhistischen Meditationspraxis benutzt. Bei näherer Untersuchung erweist sich, daß beide Zimbeln klanglich leicht voneinander abweichen, wenn man sie aneinander schlägt. Je nach Zimbelpaar erzeugen die Differenztöne extrem niedrige Frequenzen (ELFs) zwischen 4 und 8 Hz. Das fällt genau in den Wellenbereich, der während der Meditation erzeugt wird und hilft dem Gehirn, diese Frequenzlage zu erreichen. Kein Wunder also, daß sich die tibetischen Zimbeln weltweit einer steigenden Wertschätzung als Instrument zur Entspannung und Streßminderung erfreuen.

Peruanische Krugflöten (s.a. Seite 217 ff) sind alte, Okarina-ähnliche Instrumente, die man in Peru oft als Grabbeigaben von Mumien findet. Zunächst war man der Annahme gewesen, daß es sich dabei um kleine Wassergefäße handele. Findige Köpfe fanden jedoch bald heraus, daß man auf ihnen blasen konnte wie auf einer Flöte. Die psychoakustischen Wirkungen, die beim Anblasen auftreten, sind ganz erstaunlich und recht kräftig.

Man hat vor nicht allzu langer Zeit diese Flöten nachgebaut und sie bei Untersuchungen und Experimenten eingesetzt. Wer auf so einer Flöte bläst, dessen gesamter Schädel fungiert offenbar als Resonanzboden – ein Effekt, der nicht über Tonaufnahmen reproduziert werden kann. Es werden gewöhnlicherweise sieben dieser Flöten zusammen angeblasen, und dabei entstehen schier unglaubliche Taktfrequenzen.

Die Wissenschaftsseite der *New York Times* vom 29. März 1988 stand ganz im Zeichen dieser Flöten. Die Schlagzeile lautete „Komplexe Flöten spielten offenbar Schlüsselrolle im Leben der Inkas und Mayas", und der Untertitel „Viel mehr als nur Spielzeuge – die Flöten waren echte Musikinstrumente". Stephen Garret und Daniel Statnekov testeten das Klangspektrum dieser Flöten mit Hilfe von Frequenz-

179

meßgeräten und Spektralanalyse. Sie unterstellten, daß die kleinen Krüge nicht etwa gewöhnliche Flüssigkeitsbehälter waren – wie die Anthropologen angenommen hatten –, sondern daß sie ganz explizit als Flöten gebaut worden waren. Dr. Garret fand heraus, daß seltsame Klänge entstanden, wenn man auf zwei oder drei aus der gleichen Epoche stammenden Krügen gleichzeitig blies. Aus ihren hohen Tönen entstanden im Zusammenspiel ganz tiefe Töne, die zwar nicht auf Band aufgezeichnet, wohl aber mit dem Ohr wahrgenommen werden konnten – wo dieser Effekt ja auch entsteht. Er meint: *„Die Idee, die dahintersteckt, ist, daß diese tiefen Frequenzen die wichtige rituelle Aufgabe hatten, den Bewußtseinszustand der Hörer zu verändern."* Diese Tongefäße waren zweifelsohne heilige Instrumente, die nur unter Anleitung eines Schamanen oder Priesters zu ganz bestimmten Zeiten und zu ganz spezifischen Zwecken in Gebrauch genommen wurden. Hört man diesen Tonflöten zu, so gewinnt man erst einmal einen richtigen Einblick in das profunde Wissen der alten Kulturen um die Macht der Klänge.

Klangliche Einkoppelung auch zur Schmerzkontrolle und Streßminderung ...

Die peruanischen Krugflöten und tibetischen Zimbeln sind nur zwei Beispiele für das Rüstzeug der Schamanen zur Umsetzung des Konzeptes einer klanglichen Einkoppelung des menschlichen Gehirns. Viele andere Kulturen wußten ebenfalls um diese Prinzipien der Anwendung extrem niedriger Frequenzen zur Veränderung des Bewußtseins mit Hilfe von Instrumenten, Trommeln und rituellen Gesängen.

Heute ist Therapeuten und Heilern, die mit Klängen und Musik arbeiten, das Mittel an die Hand gegeben, die alten schamanischen Überlieferungen wiederzubeleben und Magie und Mystik mit modernster Wissenschaft und Technologie zu verbinden. So liegt gerade in ihren Händen die Verantwortung, neue Entdeckungen zu dieser Art der Anwendung von Klang und Musik aufmerksam zu verfolgen.

HemiSync und andere Anwendungen von ELFs

Die Technologie zur Herbeiführung einer klanglichen Einkoppelung könnte sich noch zu einem wichtigen Teilbereich des therapeutischen Einsatzes von Klang und Musik mausern. Untersuchungen von Privatpersonen, die sich mit dieser Technologie befassen, zeigten recht vielversprechende Ergebnisse. Es steht jedoch hierzu zur Zeit fast nur anekdotische Literatur zur Verfügung und lediglich eine begrenzte Anzahl experimenteller Daten.

Als geistiger Vater dieser Technologie hat Robert Monroe mit seinem Institut am meisten und am längsten an seinem *HemiSync* geforscht – besonders in dem Bereich, wo Schall zur Verbesserung des Lernvermögens eingesetzt wird. Eine Reihe nach subjektiven Kriterien vorgenommener Studien hat gezeigt, daß Kontrollgruppen von Studenten unterschiedlichen Alters, die HemiSync-Kassetten benutzen, bei Klausuren mehr Punkte schrieben und bessere Noten hatten als ihre Kommilitonen, denen diese Technologie nicht zur Verfügung stand. HemiSync hat sich auch als hilfreich bei Lernstörungen, Zerebralparese, mentaler Retardierung,

Autismus, bei Krampfanfall-auslösenden Krankheiten, emotionalen Störungen und Trisomie 21 (Mongolismus) erwiesen. Klangliche Einkoppelung wird auch zur Schmerzkontrolle, Streßminderung und Entspannung eingesetzt.

Der zuvor zitierte Robert deStrulle benutzt eine Einkoppelungsfrequenz von etwa 1,45 Hz, die er als „Tri-Thalamisches Einkoppelungsformat" bezeichnet. Sie ist eigens zu dem Zweck entworfen worden, eine Einkoppelung zwischen Hypothalamus, Hypophyse und Zirbeldrüse herzustellen. Bruder Charles wiederum experimentiert mit dieser Frequenz an einer Gruppe ausgewählter Versuchspersonen, und er glaubt ebenfalls, daß sie die Hypophyse anregt.

Liegen auch bislang nur wenige Untersuchungen vor, die die Wirkungen einer Anwendung von Frequenzen in der Art dieser 1,45 Hz beschreiben, so könnte sich doch gerade dieser Forschungsbereich als recht aufschlußreich erweisen. In einem Brief schrieb deStrulle, daß einige Ärzte und Audiologen der *New England Dyslectic Center Group* mit dem tri-thalamischen Format ganz ausgezeichnete Behandlungserfolge bei Legasthenie erzielt hätten, und daß eine weitere Studie in Arbeit sei, die eine wesentliche Verbesserung der Situation von Alzheimer-Patienten belege. Bisher konnten derartige Berichte noch nicht bestätigt werden - sie deuten jedoch auf ein Potential hin, das tiefgreifende Konsequenzen für dieses Gebiet mit sich bringen könnte.

... sowie bei Legasthenie, Autismus und Alzheimer?

Es ist gar nicht unwahrscheinlich, daß sich Klang, und zwar insbesondere die klangliche Einkoppelung, im Bereich der Nervenerkrankungen und Hirnverletzungen als effektivstes Mittel schlechthin erweisen könnte. Ganz besonders dann, wenn diese Technik in Kombination mit anderen Klangtechniken zur Anwendung gelangt – wie etwa der, die Dr. Alfred Tomatis entwickelt hat. *HemiSync* ist bei Schlaganfall- und Aphasiepatienten mit scheinbar ganz ansehnlichen Erfolgen eingesetzt worden.

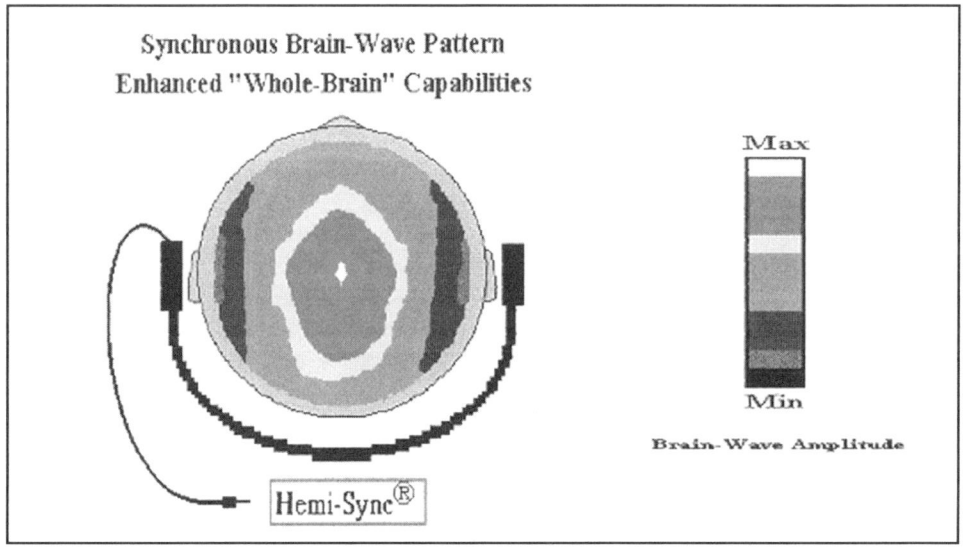

Wenn es tatsächlich möglich wäre – wie hier angedeutet –, mit Hilfe bestimmter Frequenzen spezifische Gehirnregionen zur Resonanz zu bringen, dann könnte man eventuell alle möglichen körperlichen oder emotionalen Gebrechen auf diese Art steuern. Bleibt zu hoffen, daß wir erst am Anfang der Entwicklung äußerst wirksamer Behandlungsmethoden stehen, die sich diese Technologie zunutze machen.

Vorsicht

Es scheint jedoch ebenso Vorsicht angebracht zu sein. Wenn derartige Frequenzen beispielsweise die Hypophyse anregen – welche Wirkungen würden bei Langzeiteinwirkung auftreten? Es ist eingewendet worden, daß diese Frequenzen genausogut gefährlicher und nicht nur heilkräftiger Natur sein können – möglicherweise sogar mit ursächlich für einen Hirnschlag bei Ungeborenen oder anderweitige Störungen des Gehirns sein könnten. Wir wissen es nicht.

Klangliche Einkoppelung ist ganz bestimmt weder ein Allheilmittel noch die ultimative Antwort auf sämtliche potentiellen Anwendungen der Klangheilung, es handelt sich bei ihr jedoch mit Sicherheit um eine wichtige Entwicklung, die ganz erstaunliche Perspektiven eröffnet. Wie bei allen neuen Entdeckungen muß man sich allerdings auch hier gleichermaßen Gedanken über einen eventuellen Mißbrauch machen. Bei einer derart simplen Technik wird es zunehmend leichter, Aufnahmen zu produzieren, die eine klangliche Einkoppelung verursachen – und zwar für jeden, der über ein bißchen Tonausrüstung verfügt. Die Leichtigkeit, mit der derartige Aufnahmen erhältlich und damit nach freiem Ermessen nutzbar sind, sollte ebenfalls zu denken geben. Ohne vernünftige Forschung und korrekte Untersuchungen könnte hier für eine ahnungslose Öffentlichkeit eine Büchse der Pandora geöffnet werden. Es ist von größter Wichtigkeit, die Langzeitauswirkungen einiger dieser Anwendungsfrequenzen zu beobachten und dann zu entscheiden, ob sie zuträglich oder gefährlich sind.

Wir befinden uns gegenwärtig in vorderster Frontlinie bei der Nutzung von Klang zur Beeinflussung von Körper, Bewußtsein und Seele. Es sind aufregende Zeiten, Zeiten vieler Neuentdeckungen und Entwicklungen. Die potentiellen Anwendungsbereiche können nur durch unsere eigene Vorstellungskraft eingegrenzt werden.

Quellenverzeichnis:

Achterberg, Jean. *Imagery in Healing*. Shambala, Boston 1985. Dt. Ausgabe: *Gedanken heilen. Die Kraft der Imagination. Grundlagen einer neuen Medizin.* Rowohlt, Reinbek 1990

Allesch, Christian G. Eine Studie zum Einfluß von Musik auf Puls und Atemfrequenz. In: *Zeitschrift für experimentelle und angewandte Psychologie 29*, 1988.

Atwater, F. Holmes. *The Monroe Institute's HemiSync Process*. Unveröffentlichte Studie, Monroe Institute 1987.

Beck, Bob. ELF Waves and EEG Entrainment. In: *Kiplinger Magazine Jan./Feb.* 1988.

Bentov, Itzhak. *Stalking the Wild Pendulum*. Inner Traditions, Rochester, Vermont (USA) 1988.

Berendt, Joachim-Ernst. *Nada Brahma: Die Welt ist Klang*. Insel, Frankfurt/Main 1985

Broad, William. Complex Whistles Found to Play Key Role in Inca and Maya Life. In: *New York Times*, 29. März 1988.

Burns, Linda. *Conversation with Linda Burns.*

Clynes, Manfred u. Walker, Janice. Neurobiologic Functions of Rhythm, Time and Pulse in Music. In: M. Clynes (Ed.), *Music, Mind and Brain.* Plenum Press, New York 1982.

DeStrulle, Ronald. *Letters to Jonathan Goldman.* 10. Oktober u. 12. November 1989.

Fontana, Alberto E. u. Loschi, Julia A. Combined Use of Music with Sound of Heart Beats and Respiration Rhythms in Psychotherapy. In: *Acta Psiquiatrica y Psicologia de America Latina*, März 1979.

Goldman, Jonathan. *Awakening the Lost Chord.* Spirit Music, 1984.

Harrer u. Harrer. Music, Emotion and Autonomic Function. In: M. Critchley & R. Henson (Eds.), *Music and the Brain.* Heinemann, London 1977.

Hutchison, Michael. *MegaBrain.* Sphinx, Basel 1989

Kenyon, Tom. *Acoustic Brain Research.* Acoustic Brain Research, Inc., 1989.

Krier, Beth Ann. Meditation on Tape: Enlightenment Made Easy. *Los Angeles Times,* 3. Januar 1987.

Landreth, Janet E. u. Hobart, F. Effects of Music on Physiological Response. In: *Journal of Research in Music Education 22,* 1974.

Leonard, George. *The Silent Pulse.* E. P. Dutton, New York 1978. Dt. Ausgabe: *Der Rhythmus des Kosmos.* Scherz, München 1983

Morris, Suzanne Evans. The Structure of Metamusic. In: *Breakthrough,* Monroe Institute of Applied Sciences, Faber, VA 1987.

Morris, Suzanne Evans. The Effects of Music and HemiSync on a child with a Seizure Disorder. In: *Breakthrough,* Monroe Institute of Applied Sciences, 1983.

Myers, John. *Human Rhythms and the Psychobiology of Entrainment.* Unveröffentlicht, Bell Communication Research 1988.

Ostrander, Sheila u. Schroeder, Lynn. *Superlearning.* Putnam, New York 1982. Dt. Ausgabe: *Super-Learning. Die revolutionäre Lernmethode.* Scherz, München 1979

Varey, Karen. *Metamusic with HemiSync as an Adjunct to Intervention with Developmentally Delayed Young Children.* Virginia Commonwealth University, 1988.

What's new, pussycat?

Europa mag darüber jammern oder jubeln: Tatsache ist, daß ein west-östliches Innovationsgefälle existiert; Tatsache ist, daß Neuerungen aus Psychologie, Technologie und Heilkunst hierzulande meist erst dann zu anwendbaren Methoden werden, nachdem sie in den USA, bevorzugt an der Pazifik-zugewandten Seite, ihre Embryonalphase durchlaufen haben. Mittlerweile hat sich darüber eine Rezeptionsdynamik eingespielt, die die Europäer in zwei Gruppen teilt. Die einen – nennen wir sie die kalifornischen Europäer – pendeln regelmäßig zur amerikanischen Westküste, um sich dort mit neuen Paradigmen und Inspirationen einzudecken, die sie dann sukzessive in Europa heimisch werden lassen. Über diesen Weg kamen beispielsweise die Transpersonale Psychologie, NLP und ein bunter Blumenstrauß ganzheitlicher Therapieformen auf den alten Kontinent. Die anderen, nennen wir sie die europäischen Europäer, reagieren auf die hereinschwappenden Neuigkeitswellen entweder mit kaum verhohlenem Mißmut oder mit eklatanter Verspätung, meistens jedoch mit beidem, nach dem Motto: *„Erst bin ich dagegen, denn es ist nicht erprobt, später winke ich ab, denn es ist nicht mehr neu."* **Micky Remann**

Signature Sounds

von Lutz Berger

Der nachfolgende Artikel erschien in *Comed – Zeitschrift für Komplemen-tär-Medizin* und beschreibt eine der interessantesten musikalischen The-rapieformen, die mir während der Recherche für dieses Buch begegnete.

Bio-Akustik und Signature Sounds

Es war Mitte der Siebziger, als der Studentin Sharry Edwards beim Abtippen eines Artikels über Tinnitus-Tests auffiel, daß sie auch bisweilen recht ungewöhnliche Töne hörte. Sie meldete sich an – und nicht nur *„der Testleiter war ziemlich überrascht, daß ich Töne hören konnte, die weit über seinen eigenen Wahrnehmungsbereich hinausgingen. Dann bat er mich, zu versuchen, diese Töne mit meiner Stimme nachzumachen. Als ich es tat, ging er in die Knie, als ich aufhörte, bekam er einen Kreislaufkollaps."*

„... als ich aufhörte, diese Töne nachzu-machen, bekam er einen Kreis-laufkollaps"

Weitere Tests bestätigten, daß Sharry Edwards nicht nur Fre-quenzen jenseits der normalen Hörgrenze wahrnehmen konnte, sie war darüber hinaus in der Lage, mit Ihrer Stimme „sinusförmi-ge, stehende Schallwellen" zu produzieren und den Blutdruck in einem Bereich von 30 Punkten zu beeinflussen. Sharry Edwards: *„Wenn ein Mensch spricht, dann fehlen seiner Stimme bestimmte Frequenzen. Ich hatte früher zwar keine Ahnung von Musik und konn-te nicht sagen, welche Töne fehlen, aber ich konnte sie intuitiv mit meiner Stimme erzeugen. Und werden diese fehlenden Frequenzen einem Menschen vorgespielt, passieren Dinge, die keiner glauben will. Es handelt sich hier zwar nicht um eine medizinische Methode, aber sie ist zweifellos von medizinischer Bedeutung, denn sie kann den Gesundheitszustand erheblich beeinflus-sen."*

Inzwischen wird Signature Sounds von weltweit rund 800 Schülern erfolgreich zur Diagnose und Therapie von biochemischen, emotionalen, organischen, genetischen, ernährungs- und umweltbedingten Störungen angewandt. Wie es funktioniert?

Diagnose und Therapie

Zunächst wird die Stimme mit Hilfe eines Mikrophons, eines chromatischen Fre-quenzscanners und eines von Sharry Edwards mitentwickelten Computer-programms auf Parameter wie Tonhöhe, Stimmlage und Schwingungen hin analy-siert. Dazu wird das Frequenzspektrum auf dem Bildschirm in horizontal zwölf Halbtonschritte (analog zu den Noten C bis H) und vertikal in mehrere Oktaven unterteilt. In dieses Raster werden während einer Stimmanalyse (analog zur Häufigkeiten ihrer Frequenzverteilung) ganzzahlige Werte eingetragen, und über deren Unter- oder Überrepräsentation innerhalb des Rasters Achse lassen sich orga-nische Störungen, Krankheiten und psychologische Defizite diagnostizieren.

Im Mittelpunkt steht eine Stimmanalyse. Die Stimme weist zumeist Disharmonien und Lücken im Frequenzspektrum auf. Die Therapie besteht im Hören von individuell darauf abgestimmten Tönen im Gehirnwellenfrquenzbereich, meist mit Kopfhörern. Dadurch, so die Vertreter der Bio-Akustik, wird der Organismus befähigt, seine Selbstheilungskräfte zu mobilisieren und eine Krankheit oder Störung rückgängig zu machen.

Therapeutisch dazu am besten geeignet ist das SMAD (Self Managing Auditory Device). Ein handlicher, batteriebetriebener analoger Doppelfrequenz-Generator. Frequenzstabil und simpel in der Handhabung, wird er mit ausgesuchten Kopfhörern geliefert, die extrem tiefe Frequenzen übertragen können. Bevorzugt doch Signature Sounds therapeutisch überwiegend Frequenzen (im EEG-Bereich) unter 100 Hz, wobei Töne unter 20 Hz auf der Basis von Binaural Beats produziert, aber Mono abgespielt werden. Die Töne können auch direkt an verschiedenen Körperteilen appliziert oder über Klangliegen zu Gehör gebracht werden; doch meist nimmt der Klient ein SMAD mit nach Hause, um seine Töne mehrmals täglich anzuhören. Zwischendurch, während der Arbeit oder beim Spaziergang – Signature Sounds benötigt kein aufwendiges Setting, die Gesundheit kommt aus dem Walkman …

Und die Gesundheit kommt aus dem Walkman

Sharry Edwards

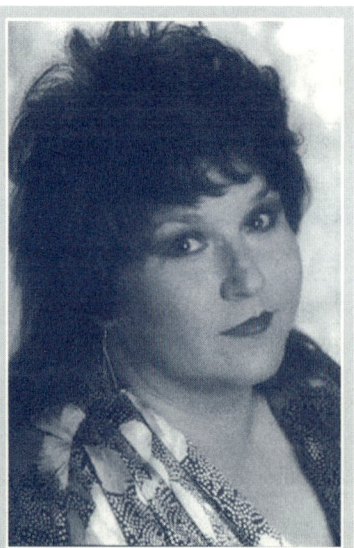

Sharry Edwards lebt im Bundesstaat New York, sie ist Autorin mehrerer Bücher und zahlreicher Veröffentlichungen. Sie hat an der Ohio University ein Studium der interpersonellen Kommunikation und der Erziehungswissenschaften mit summa cum laude abgeschlossen und bereitet sich auf ihre Promotion vor.

Über 800 Schüler haben inzwischen eine Practitioner-Ausbildung in der von ihr entwickelten „Bio-Akustik" absolviert, sieben geprüfte Instruktoren erleichtern diese Arbeit. Sharry stellt währenddessen ihre Arbeit auf internationalen Konferenzen und Fachtagungen, im Rundfunk und Fernsehen einem zunehmend interessierten Publikum vor.

Indikationen

Wichtig ist dagegen die musikalische Landkarte der menschlichen Anatomie: Die Zuordnung unterschiedlicher Organe, Muskeln, Nerven, Sehnen und Knochen zu bestimmten Tönen und Frequenzen (innerhalb der zwölf Halbtöne des Analyseprogramms) ist jedem Bio-Akustiker geläufig.

Auch wenn Signature Sounds keine anerkannte Therapie ist, konnte sie in vielen Fällen erfolgreich reüssieren, wo „medizinisch keine Hoffnung mehr bestand". Es existieren zahlreiche Fallstudien, klinische Beobachtungen und therapeutische Erfolge bei unterschiedlichen Störungen: Es gibt heilende Klänge gegen Emphysemen, Epilepsie, kardiale Störungen, Bluthochdruck, chronische und traumatische Schmerzen, mentale Retardierung, Elephantiasis, bei genetischen Syndromen, Sehstörungen, umweltbedingten Allergien, Metallvergiftungen, Multipler Sklerose, bei der Lou-Gehrig-Krankheit, Knochenwachstums-, Muskel- und Nervenproblemen, Depression und Drogenabhängigkeit – um nur einige zu nennen.

Darüber hinaus hat sich die Bio-Akustik als Komplementär-Verfahren in Verbindung mit konventionellen Therapieformen bewährt. Dosis, Medikation und Nebenwirkungen können reduziert werden, Therapien schlagen schneller an. Und immer wieder zeigte sich, daß ein hinreichend harmonisch gestärkter Körper lernen kann, seine ureigenste Fähigkeit einzusetzen: sich selbst zu heilen und zu regenerieren. Ein zentraler Aspekt der Bio-Akustik.

Erfolgsgeschichten

Wie häufig bei innovativen Verfahren und Techniken, ersetzen in der Anfangsphase begeisterte Testimonials und Patientenberichte die wissenschaftliche Forschung. Ein Beispiel: Sharry Edwards 19jährigem Sohn mußte nach einem Motorradunfall die in 35 Teile zersplitterte Kniescheibe entfernt werden. Jesse Edwards hatte starke Schmerzen, bis seine Mutter ihn mit Signature Sounds therapierte. Die Schmerzen ließen daraufhin rasch nach, was aber

Eine neue Kniescheibe durch Signature Sounds?

das Erstaunliche war (und mir von Elaine Thompson bestätigt wurde): In den darauffolgenden Wochen bildete sich in seinem Knie etwas, was die behandelnden Ärzte zunächst als schnell wuchernde Kalziumablagerung identifizierten. Doch die „Wucherung" wuchs und wuchs – und zwar in Form einer neuen Kniescheibe. Heute kann Jesse wieder laufen, und seine Vorbehalte gegenüber der mütterlichen „Erfindung" sind Schnee von gestern. Typisch amerikanische Erfolgsgeschichte und Familiensaga? Ähnliche Fälle füllen in Sharry Edwards Homepage inzwischen ganze Seiten, randvoll mit Testimonials dankbarer Patienten. Sie richtig einzuschätzen bedarf einer kritischen Überprüfung, auf die ich gespannt bin – wie auch andere.

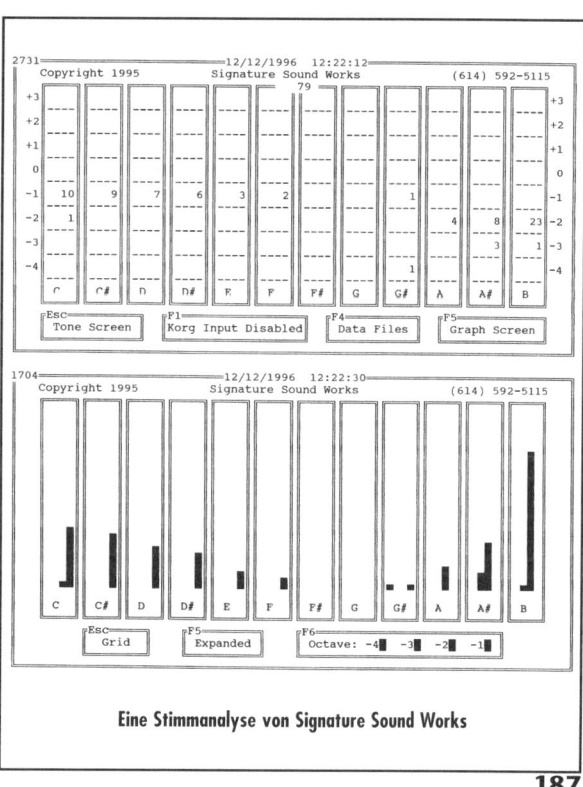

Eine Stimmanalyse von Signature Sound Works

Forschungsprojekte

Und so arbeitet Sharry Edwards seit einiger Zeit mit Kliniken, Gesundheitszentren und Rehabilitationseinrich-

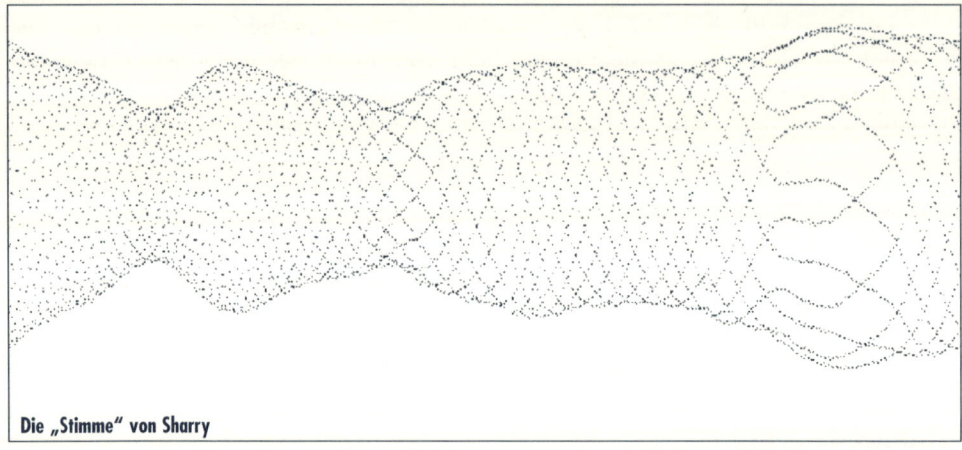

Die „Stimme" von Sharry

Der größte Schwindel – oder die interessanteste Sache?

tungen in aller Welt zusammen. Ihre Practitioner (Studenten) führen diverse Untersuchungen für Sportverbände, Regierungsstellen, die US-Streitkräfte, die amerikanischen Dachverbände der Multiple-Sklerose- und Zystischer-Fibrose-Organisationen durch und beteiligen sich an diversen Projekten mit amerikanischen Hochschulen. So läuft an der Western Michigan University ein Parkinson-Forschungsprojekt (Bio-Akustik soll dort offiziell als Nebenfach eingeführt worden sein), eine weitere Studie an der Forschungsanstalt in Athens, Ohio, befaßt sich mit krankhaftem Gewichtsverlust. Darüber hinaus laufen eine Reihe interessante Untersuchungen, die weniger mit Gesundheit zu tun haben, als vielmehr mit Lebensmittelkonservierung, Agrartechnik und Umweltschutz (eine interessante Parallele zur Biophotonenforschung).

Elaine Thompson in Bad Sulza

Bei so viel Erfolgen und Aufbruchstimmung ist es kein Wunder, daß Signature Sounds neugierig macht. So nutzte ich die Gelegenheit, im November '96 nach Thüringen zu fahren, wo Micky Remann in weißen Socken das farbige „3. Liquid Sound-Forschungssymposium" eröffnete. Im Mittelpunkt stand ein Workshop über Bio Acoustics, die Leiterin war Mrs. Elaine Thompson, eine sympathische, einfühlsame und durchsetzungsfähige Lady aus Glastonbury, Großbritannien.

Als sie Bio Acoustics und Signature Sounds kennenlernte, dachte sie: Das ist entweder der größte Schwindel – oder die interessanteste Sache, die mir seit langem begegnete. Kurzerhand flog sie in die Staaten, absolvierte bei Sharry Edwards zwei Kurse und ist seit einigen Jahren praktizierende Signature-Therapeutin. Erfolgreich, wie sie sagt, und wovon ich mich überzeugen konnte.

Frage und Antwort

Der Workshop entwickelte sich aus einer Kurzvorstellung der Teilnehmer, wobei einer nach der anderen zu ihr kam, ein Mikrofon in die Hand nahm, sich vorstellte

Wirklich erkennen können wir nur die Unterschiede ...

„Zu Anfang haben wir ganz allgemein gesagt, daß jede rhythmische Bewegung ihre Umgebung beeinflußt, ganz unabhängig davon, ob es sich dabei um Luft, Wasser, feste Stoffe, um elektromagnetische oder um Schwerefelder handelt. Bei Luft, Wasser und festen Stoffen wirken die Vibrationen nur auf die nähere Umgebung ein und können als Klang bezeichnet werden. Sind es elektromagnetische Felder oder Schwerefelder, dann pflanzt sich die Störung schneller und weiter fort. Doch auch hier kann man von Klang sprechen, obwohl es ein Klang anderer Art ist, da er sich mit Lichtgeschwindigkeit bewegt.

Ja, eigentlich können wir unsere ganze Realität mit Klang der einen oder anderen Art in Verbindung bringen, denn es ist eine schwingende, vibrierende Realität, in der nichts statisch ist. Vom Atomkern angefangen, der mit ungeheurer Geschwindigkeit schwingt, kann man in jedem Elektron und in jedem Molekül Schwingungswerte finden, die für die jeweilige Einheit charakteristisch sind.

Ein äußerst wichtiger Aspekt hierbei ist die Schwingungsenergie. Wenn wir denken, dann produziert unser Gehirn rhythmische elektrische Ströme. Sie breiten sich, zusammen mit ihrer magnetischen Komponente, mit Lichtgeschwindigkeit in den Raum aus, und dasselbe tun die Elektrowellen oder Klänge, die unser Herz hervorbringt. Sie alle mischen sich und bilden dabei gewaltige Überlagerungsmuster, die sich auf unserem Planeten ausbreiten und noch darüber hinaus.

Zugegeben, sie sind schwach, aber dennoch gibt es sie. Je empfindlicher unsere Empfangssysteme abgestimmt sind, desto deutlicher können wir ein einzelnes Signal aus dem großen Krach, dem Mischmasch von Geräuschen herauspicken. Mit einem ganzen System *gestimmter Oszillatoren* kann selbst das winzigste Signal aufgefangen werden, denn Sie erinnern sich – nur sehr wenig Energie der richtigen Frequenz ist nötig, um ein Resonanzsystem in Gang zu halten."

Itzhak Bentov: „Auf der Spur des wilden Pendels"
Rowohlt, Reinbeck 1985

und eine Reihe von Fragen beantwortete. Dabei erwies sie sich als geschickte Interviewerin, die durch ihre einfühlsame Fragetechnik auch einsilbige Gesprächspartner aus der (stimmlichen) Reserve lockte. So unterbrach sie einen Workshop-Teilnehmer und fragte ihn spontan nach seiner liebsten Tätigkeit. Im nachhinein erklärte sie, daß auf solche Fragen meist im ersten Wort oder in der ersten Silbe eine Menge Informationen stecken. Währenddessen schaute sie auf den Bildschirm und beobachtete, ob und in welcher Oktave sich ein neuer Wert zeigte.

Was Elaine Thompson aus diesen kurzen Interviews „herausholte" (reguläre „Sessions" dauern bis zu zwei Stunden), war verblüffend. Da ich eine Reihe der Workshop-Teilnehmer kannte, war ich überrascht über die Präzision der (medizinischen und psychologischen) Diagnose. Einzige Zutaten: ein PC, die Software zur Stimmanalyse, ein chromatisches Stimmgerät, ein Pulsmesser, der auch den Sauerstoffverbrauch anzeigt, ein Drucker, zwei Frequenzgeneratoren, jede Menge Kabel und viel, viel Erfahrung und Fingerspitzengefühl.

Kinder und Tiere sollen besonders schnell auf Signature Sounds reagieren

Nach der Anamnese spielt Elaine ihren Klienten die fehlenden Frequenzen auf Kassette, Videoband oder SMAD vor. Es gibt zwar einige quarzgesteuerte Kassettenrecorder, die in der Lage sind, Töne frequenzstabil wiederzugeben, am effektivsten hat sich allerdings das SMAD (Self Managing Auditory Device) herausgestellt.

Für viele Patienten jedoch eine Kostenfrage. Kassetten schlagen mit sieben, die

SMAD-Box immerhin mit 200 englischen Pfund zu Buche. Dafür kann sie nach der Therapie wieder zurückgenommen, neu programmiert und eingesetzt werden.

Die Töne werden vom Patienten zunächst mehrmals täglich angehört, was sich dann im Lauf der Behandlung auf mehrere Male in der Woche bis zu drei- bis vier Mal im Monat reduziert. Elaine Thompson: *„Auch wenn bei einigen Krankheiten keine 100prozentige Besserung zu errreichen ist, so können doch viele Patienten danach wieder ein weitgehend normales Leben führen.“*

So sollen Kinder und Tiere besonders schnell auf Signature Sounds reagieren; exotischer klang dagegen ein Experiment mit der Dekontaminierung ölverseuchter Böden; dies ging, so Mrs. Thompson, mit den entsprechenden Frequenzen mehr als doppelt so schnell. Das Ausstehen eines Beweises ist noch lange kein Beweis für seine Abwesenheit …

Das Interesse an Signature Sounds ist sprunghaft angestiegen

Die Ausbildung

Die Signature Sounds-Ausbildung ist dreigeteilt. Erste Stufe ist ein sechstägiger Kurs, in dem die Grundlagen und der Umgang mit Computerprogrammen vermittelt werden. Anschließend muß der Student zuhause 15 Fallstudien durchführen, die eingeschickt und in den USA analysiert und kommentiert zurückgeschickt werden. Läuft alles gut, geht es für sechs weitere Tage zum zweiten Kurs. Danach nochmals 15 Fallstudien und die Abschlußprüfung.

Bei ihren ersten Patienten, so Elaine Thompson, dauerte die Anamnese schon mal einen halben Tag, mit der Zeit und zunehmender Erfahrung reduziert sich diese Zeit auf etwa zwei Stunden, inclusive der obligatorischen englischen Teepause, mit Butterkeksen und ohne Eile.

Übergeordnete Steuerungsebene

„Seit über zwei Jahrzehnten gibt es immer mehr Hinweise darauf, daß der Körper ein eigenes Energiefeld elektromagnetischer Natur besitzt und daß dieses elektromagnetische Feld den biochemischen Steuer- und Regulationsvorgängen übergeordnet ist. Eine Krankheit zeigt sich demnach zuerst in einer Veränderung der übergeordneten elektromagnetischen Steuerungsebene, bevor sie sich physisch manifestiert, wie z.B. in Form von Schmerz und/oder Funktionsbeschränkung.

Die pathologischen Veränderungen in dieser übergeordneten Steuerungsebene wollen wir als komplexe Störschwingungen bezeichnen. Die Störschwingungen sind, wie bereits beschrieben, »Stehende Wellen«, die das natürliche Feld des Körpers beeinflussen und dann auf der physischen Ebene körperlich sichtbare Veränderungen hervorrufen können.

Die Grundlagen einer Krankheit sind in diesem Sinne in den von stehenden Wellen herrührenden Fehlregulationen zu sehen. Durch Ausleitung dieser »Stehenden Wellen« oder »komplexen Frequenzmuster« erfolgt eine Verbesserung der Gesundheit, wenn nicht sogar eine Heilung!“

S. Kiontke in „Naturheilpraxis“

Die notwendige Ausrüstung gibt es nur in Zusammenhang mit einer Practitioner-Ausbildung. Dabei belaufen sich die Kosten für Kurse und Equipment auf rund 15.000 Mark; Flug, Hotel und die SMAD-Boxen, die man den Klienten ausleihen oder vermieten kann, kommen noch dazu. Eine komplette Ausbildung incl. der nötigen Hardware kann sich also locker auf 30-40.000 DM addieren.

Aussichten

Inzwischen gibt es rund 800 Practitioners, die meisten davon in den USA und im pazifischen Raum. In Europa dominieren die Engländer und die Dänen, und in den letzten Monaten wurde offensichtlich eine kritische Masse erreicht: das Interesse steigt sprunghaft an. Das bringt naturgemäß eine Menge Veränderungen mit sich, die Organisation steckt offensichtlich in den Kinderschuhen, die Kommunikation läßt sich verbessern, Forschung und Lehre sind weitgehend unkoordiniert.

Trotz aller Kinderkrankheiten zeigt sich die US-Army seit längerem sehr interessiert und setzt Signature Sounds unter anderem gegen rätselhafte Nervenleiden zahlreicher Kuwaitkrieger ein. *Sound can cure, sound can kill.* Ich bin gespannt, was sich in den nächsten Monaten tun wird.

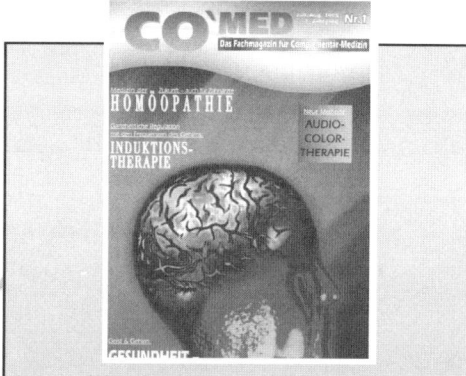

Dieser Artikel erschien zuerst in COMED, dem Fachmagazin für Komplementär-Medizin. Es wendet sich an alle ganzheitlich orientierten Therapeuten – ob approbiert oder nicht. „Der Patient steht im Vordergrund und nicht die Berührungsängste zwischen verschiedenen Berufsgruppen." Probeexemplar anfordern!

COMED, Schützenrain 13, 61169 Friedberg, Tel/Fax: 06031-150 14

Weiterführende Informationen:

Signature Sound Works
P.O. Box 706, Athens, Ohio 45701 USA
http://www.frognet.net/biosound/index.html

Ausbildungen mit Elaine Thompson im deutschsprachigen Raum:

Klinikzentrum Bad Sulza
TTS Product & Service GmbH
Wunderwaldstraße 2
99518 Bad Sulza
Tel.: 036461 - 92 882, Fax: - 92 885

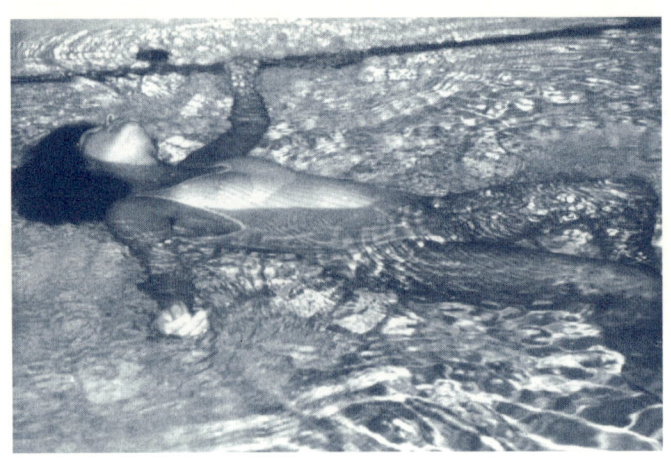

Biographie:

Dr. Gesine Huth
geboren am 9.3.1963 in Darmstadt
– Schule/Abitur 1981
– '82-'89 Studium der Medizin
– '90 Promotion zu einem sexualmedizinischen Thema
– Arbeit als Ärztin in einer gynäkologischen Praxis und dann in einem psychiatrischen Landeskrankenhaus
– Weiterbildung in tiefenpsychologischer Psychotherapie und systemischer
Familientherapie, Reiki I und II
– 1991 und 1994 Geburt der Töchter Lara und Carlota
– '96-'97 Arbeit mit und über LIQUID SOUND in Bad Sulza
– 9/'96 Eintritt der 3. Schwangerschaft
– Arbeit am Aufbau eines Wassergeburtszentrums und Nutzung von LIQUID
SOUND zur Geburtsvorbereitung

LIQUID SOUND – Reise in die Vergangenheit oder Therapie der Zukunft?

von Dr. Gesine Huth

Ich möchte Sie einladen zu einer kleinen Zeitreise in Ihre ganz persönliche Vergangenheit. Gehen Sie in Gedanken einmal zurück in Ihre Schulzeit, zum ersten Schultag und noch weiter in die Zeit vor dem ersten Schultag. In dieser Zeit gab es wahrscheinlich noch kein Sie, und ich verlasse deshalb dieses „Sie" und komme zu „Dir". Vielleicht warst du in einem Kindergarten, kannst dich aus dieser Zeit an erste Freundschaften erinnern. Und du gehst noch weiter zurück, in deine Säuglingszeit, wirst immer mehr eins mit deiner Umgebung, mit der Stimme deiner Mutter, mit ihrer Brust, von der du vielleicht getrunken hast. Deine Erinnerungen wechseln auf eine andere Ebene des Bewußtseins, sie bringen dich zu dem Moment deiner Geburt, die du rückwärts erlebst. Du befindest dich nun wieder in der warmen Höhle deiner Gebär-Mutter. Es ist dunkel, du schwimmst im Fruchtwasser, und du schwimmst zurück bis zu dem Moment deiner Zeugung. Von diesem Punkt gehst du nun wieder vorwärts mit deinen Gedanken und du erlebst, wie sich dein Körper allmählich ausbildet. Die Organe deines Körpers, von dem du aber noch keinerlei Bewußtsein hast, formen sich nach und nach.

Du bist noch eins mit deiner Umgebung und mit allem, was du erlebst. Am 22. Tag, nachdem sich die Eizelle deiner Mutter mit der deines Vaters vereinigt hat, beginnt ein kleines Bläschen, sich in deinem Kopf zu einem Ohr auszubilden. Es entwickelt sich ein Organ, mit dem du dich selber im Raum spürst, mit dem du später, wenn du ganz auf der Erde bist, dein Gleichgewicht halten kannst. In enger Nachbarschaft dazu entwickelt sich ein kompliziertes System, mit dem du deine Umgebung in Form von hohen und tiefen Klängen, Tönen, Stimmen, Rhythmen und Melodien wahrnehmen wirst. Die Wahrnehmung dieser von außen kommenden Reize formt die Nervenbahnen des Gehörs und diese formen die weitere Ausbildung deines Ohres in einem stetigen Miteinander und einer fruchtbaren Gegenseitigkeit.

Die Wahrnehmung der von außen kommenden Reize formt die Nervenbahnen des Gehörs ...

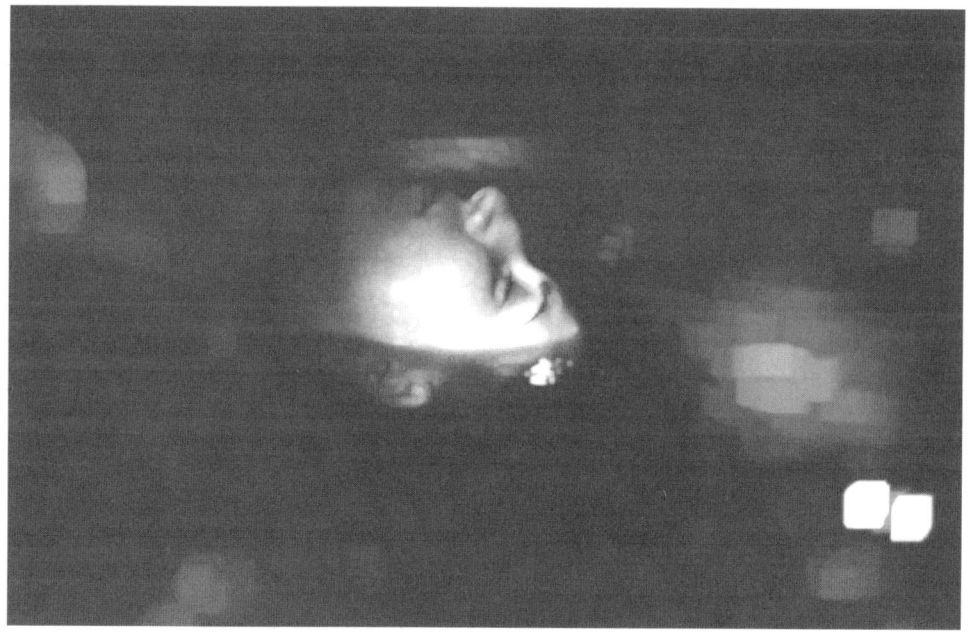

Dein Ohr ist sehr geschickt. Um nicht von den ganzen Geräuschen belästigt zu werden, die dich hautnah umgeben – das Gluckern und Blubbern der Verdauung deiner Mutter, das Rauschen in ihren Gefäßen, das Pulsieren der Placenta und ihre Atmung – blendet es die Frequenzen unter 2000 Hz einfach aus. So hörst du nur die hohen Anteile der Stimme deiner Mutter und ganz wenige Geräusche von außerhalb. Es wird auch noch nach deiner Geburt einige Jahre dauern, bis du alle tiefen Frequenzen hören kannst. Dein Gehör nimmt erst nach und nach das ganze Spektrum des menschlichen Hörvermögens auf. Das Wichtigste, die Stimme deiner Mutter, hörst du schon früh, aber anders als im Erwachsenenalter.

Ihre Stimme gelangt über ihre Knochen in deine kleine Fruchtwasserhöhle, und dort setzen die Schallwellen wiederum deine Knochen in Schwingungen und übertragen diese auf die kleinen Gehörknöchelchen, die sich nach und nach ausbilden. Von dort wird die Schall-Information über ein kompliziertes Geflecht von Sinnes- und Nervenzellen an dein wachsendes Gehirn weitergeleitet.

An dieser Stelle möchte ich dich noch einmal zu einem kleinen Zeitsprung einladen. Du bist wieder aus dem Körper deiner Mutter herausgeschlüpft, geboren und gewachsen bis zu dem Zeitpunkt in der Zukunft, an dem du zum ersten Mal die Erfahrung des Badens in LIQUID SOUND gemacht haben wirst.

Getragen und umhüllt wirst du von Wasser und Musik ...

Wir sind nun also in deiner Zukunft und du liegst in angenehm warmem Wasser (34 Grad). Dein Körper ist wieder, wie zu jener Zeit in deiner Gebär-Mutter, von der Schwerkraft befreit, denn du schwebst in salzhaltigem Wasser. Dieses Wasser umhüllt dich und trägt dich. Getragen und umhüllt wirst du auch von der Musik, die auf gleichem Wege in dein Gehör und dein Gehirn dringt wie damals zur Zeit vor deiner Geburt. Du nimmst die Klänge wahr, als seist du ganz in sie eingehüllt, als seist du mitten in ihnen drin.

Wenn du den Gesang tibetanischer Mönche hörst, bist du mitten unter ihnen in einem Kloster, wenn du Mozart hörst, bist du mitten im Orchester und wenn du das Spiel einer Gitarre oder Flöte hörst, dann kann es passieren, daß du zu dieser Gitarre oder Flöte wirst und mit den Klängen, die in dich eindringen, in körperliche Resonanz trittst.

Dich umgibt ein dunkler Raum, der nur von sanften, bunten Lichtern und ihren Reflektionen im Wasser und an den Wänden beleuchtet ist. Wahrscheinlich hast du die Augen geschlossen in dem beruhigenden Gefühl, daß die Lichter ihr farbenfrohes Spiel treiben, ohne daß du dich weiter darum kümmern müßtest. So könntest du nun weiter in deinem embryonalen oder fötalen Zustand herumschweben, du könntest eine Stimme hören, die dich in eine noch tiefere Entspannung führt oder die ganz andere Welten erschließt. Du könntest dir vorstellen, mit Delphinen im Meer zu schwimmen, mit großen Walen, die dich in ihre Geheimnisse einführen. Du könntest unter Wasser Paläste entdecken aus längst vergangenen Zeiten. Du könntest auch die Stimme deiner Mutter hören, ähnlich wie du sie einst in ihrem Bauch erlebt hast. Vielleicht würden dadurch alte Wunden aufbrechen oder heilsame Erlebnisse erinnert werden. Auf alle Fälle wäre es eine Möglichkeit, Zugang zu inneren Bereichen bei dir zu finden, die dir bisher vielleicht noch nicht in diesem Ausmaß zur Verfügung standen. Vielleicht könntest du durch LIQUID SOUND Türen zu Räumen deiner Seele öffnen, die es sich lohnt zu betreten.

Damit möchte ich dich nun zunächst einmal bitten, wieder aus diesem Wasser herauszusteigen und wieder festen Boden unter deinen Füßen zu spüren. Ich werde zum „Sie" der Jetzt-Zeit zurückkehren und „Du" wirst wissen, daß es jederzeit möglich ist, diese Erfahrung im LIQUID SOUND einmal selbst zu machen.

Nachdem Sie sich nach dieser Reise vielleicht noch ein bißchen Zeit für sich selber gegönnt haben, möchte ich Sie nun einladen, sich die Möglichkeiten zur Heilung, zum persönlichen Wachstum und zum Genuß, die dieser LIQUID SOUND bietet, genauer anzuschauen. Dazu betrachten wir zunächst die einzelnen Zutaten, aus denen der LIQUID SOUND-Cocktail gemixt wird, im einzelnen.

Baby-Go-To-Sleep

Als Produzent von Popgrößen wie den Temptations, Roy Orbison und den Supremes brachte es Terry Woodford in den Siebzigern und Achtzigern zu einiger Popularität. Doch als er 1990 auf einer Konferenz für Musik und Gesundheit seine Kompositionen für zehn Kinderlieder vorstellte, erzählte er bewegt, das „die Arbeit an diesem Projekt mein Leben transformiert hat". Grundlage der Produktionen ist der Herzschlag, den Produzent Woodford nach allen Regeln der Kunst im Studio verfremdete, um mit der daraus destillierten Musik Babies zu beruhigen und Kinder sanft schlummern zu lassen.

Mehrere tausend Stunden, so Woodford, verbrachte er im Studio, um seine Methode zu perfektionieren. Erste Tests am Helen Keller Hospital, Alabama, brachten eine 94prozentige Erfolgsquote. Eine der Kopien der Kassette mit dem Titel „Baby-Go-To-Sleep" fand den Weg an die Universitätsklinik in Alabama, wo sie auf der Baby-Intensivstation getestet wurden. Ebenfalls mit überwältigendem Erfolg. So hängte er schließlich sein Millionen-Dollar-Business an den Nagel und gründete zusammen mit seiner Frau Lola Scobey eine eigene Firma, die „Audio-Therapy Innovations". Inzwischen sollen über 4.000 Kliniken und andere Gesundheitsinstitutionen mit seinen Bändern arbeiten und rund 500 Klinik-Stationen für Frühgeborene in den USA. Weitere Informationen

Audio-Therapy Innovations
P.O. Box 550, Colorado Springs,
CO 80901 • USA
Tel.: ++1 - 800-537-7748

Faktor Wasser

Viele Menschen fühlen sich in unterschiedlicher Art und Weise zum Wasser hingezogen. Entwicklungsgeschichtlich bietet die Theorie vom „aquatischen Affen" vielleicht eine mögliche Erklärung. Diese Theorie besagt, daß der Mensch zu dem geworden ist, was ihn heute auszeichnet, weil er sich von den nah verwandten Menschenaffen durch Merkmale unterscheidet, die sich auf eine Phase der Menschheitsentwicklung zurückführen läßt, die in engem Bezug zum Meer stattfand.

Warum haben Menschen nur noch an wenigen Stellen am Körper Haare? Warum halten sie sich statt dessen durch eine Unterhaut-Fettschicht warm? Viele Meeressäugetiere haben diese Form der Temperaturregulation entwickelt, weil Haare beim Schwimmen nur stören (auf dem Kopf stören sie weniger, weil wir diesen ja viel zum Atmen über Wasser halten ...).

Die Theorie vom „aquatischen Affen" ...

Warum haben wir vergleichsweise große Gehirne, wesentlich größer als die uns so nah verwandten Schimpansen? In Relation zur Körpergröße haben wir ähnlich große Gehirne wie die Wale und Delphine, die perfekt an ihren Lebensraum Meer angepaßt sind. Ernährungswissenschaftlich ist inzwischen bekannt, daß zur Ausbildung und zum Funktionieren solcher großen Gehirne eine Ernährung notwendig ist, die reich an Omega-3-Fettsäuren ist. Die sind nur in Muttermilch und Meerestieren vorhanden! Haben wir also in einer Phase unserer Entwicklung zum heutigen Menschen unsere Nahrung vorwiegend aus dem Meer bezogen?

Mit Schweiß und Tränen verlieren wir Wasser und Salz. Ebenfalls ein Merkmal, das wir mit vielen Meerestieren teilen, die in einer Umgebung leben, in der es Wasser und Salz im Überfluß gibt.

Zahlreich sind die weiteren Hinweise, die für eine entwicklungsgeschichtlich nahe Phase zu marinen Lebensräumen hindeuten: unsere Nasenform, die Nasennebenhöhlen, der tiefsitzende Kehlkopf, der hohe Hämoglobingehalt in unseren roten Blutkörperchen.

Unsere Sexualität ähnelt der der Wale und Delphine, indem wir häufig „face to face" Liebe machen und orgasmische Reaktionen haben wie sie. Außerdem ähnelt die Scheide der Frau stark der von Meeressäugern (unter anderem ist sie weitgehend wasserdicht).

195

Wie Sie sehen, gibt es also viel, was für unsere Vergangenheit als „Meeressäugetiere" spricht, und Elaine Morgan hat diese Argumentation in ihrem Buch "Der aquatische Affe" überzeugend ausgeführt. Indem wir uns also in den LIQUID SOUND-Pool begeben, kehren wir nicht nur zu den Wurzeln unseres Lebens in die Gebär-Mutter zurück, sondern möglicherweise auch zu den Wurzeln der ganzen Menschheit. Vielleicht begeben wir uns in das Element, das uns zum Menschen machte. Kay Hoffman schreibt in ihrem Buch in dem Kapitel über Wassertrancen: *„Vielleicht ist deshalb die Sehnsucht, an den eigenen Ursprung zurückkehren zu wollen, mit dem Element Wasser gekoppelt."*

Wasser – das Element, das uns zu Menschen macht?

Wir haben vielfältige Beziehungen zu diesem nassen Element. Wir benutzen es zur eigentlichen und symbolischen Reinigung, waschen unsere Hände in Unschuld, wir taufen unsere Kinder damit, besprühen uns in der Kirche mit Weihwasser oder begeben uns in einen Jungbrunnen. Wir sind „liquide", was uns im allgemeinen die vielfältigsten Möglichkeiten eröffnet.

Dabei umspannen unsere Beziehungen zu diesem sagenhaften Wasser das ganze Leben von der Geburt bis zum Tod. Schon Michel Odent bemerkte die offensichtliche Faszination gebärender Frauen zum Wasser, ihr Hingezogensein zu diesem Element (Odent 1996). Es setzte und setzt es gezielt und erfolgreich in der Geburtshilfe ein.

Wenn wir sterben, gehen wir „über den Jordan", die alten Griechen passierten den Fluß Styx, um ins Jenseits zu gelangen, und heute lassen wir uns im Meer bestatten. Die Psychoanalyse sieht im Wasser als Traumsymbol das Unbewußte, unseren Ursprung, die vorpersönliche Welt, aus der wir kommen. Eine ähnliche Rolle wird dem Wasser auch in vielen Mythen zugedacht.

Wasser hüllt uns ein und setzt uns in eine andere Beziehung zu unserer Umgebung. Wir sind stärker mit unserer Umwelt verbunden. Schallwellen erreichen uns viermal schneller als in der Luft. Auch andere Schwingungen erreichen uns schneller und unmittelbarer und hautnah.

Es wird auch immer wieder die Fähigkeit des Wassers diskutiert, Informationen zu speichern und abzugeben. Die Homöopathie macht sich das zunutze, indem durch Schütteln (also eine intensive Vermischung) das Wasser mit der Information bestimmter Substanzen aufgeladen wird. Diese Information kann dann wieder abgegeben werden, ohne daß die ursprüngliche Substanz noch im Wasser vorhanden sein muß. Ja, das Wasser potenziert sogar die hineingegebenen Informationen noch um ein Vielfaches – im ursprünglichsten Sinne dieses Wortes.

LIQUID SOUND ist auch eine Gruppenerfahrung. Es spielt eine Rolle, mit wem ich gemeinsam im Becken herumschwebe und was mich an zwischenmenschlichen Wellen erreicht. Auch welche Klangwellen und sonstigen Informationen mich erreichen, erfahre ich im Wasser differenzierter als auf dem Trockenen.

Zumal sich der Badende oft in anderen Bewußtseinszuständen befindet. Wasser scheint nach vielen Versuchen, die damit gemacht worden sind, das Auftreten von meditativen Zuständen zu fördern. Wir sind leichter geneigt, unser Gehirn in Alpha- oder Theta-Zustände driften zu lassen, in denen wir die entsprechenden Gehirnwellen aussenden (Dobbs 1992).

Noch einmal zurück zu den Wassertrancen von Kay Hoffman (1996). Sie versteht Trancen als solche veränderte Bewußtseinszustände, die zu allen Zeiten und in allen Kulturen zu den unterschiedlichsten Zwecken mit den unterschiedlichsten Mitteln herbeigeführt wurden. Sie empfiehlt Wassertrancen für Menschen, die in einer bestimmten Lebenssituation stagnieren und wieder in Fluß kommen wollen. Nützlich können sie für uns auch sein, *„wenn der Zugang zum eigenen Ursprung verstellt ist und einen nichts mehr berührt"*. Sie versteht dabei Wassertrancen nicht unbedingt als Tranceübungen, die notwendigerweise im Wasser stattfinden müssen. Wasser kann dabei auch auf dem Trockenen imaginiert werden.

Wirkungsvoller sind solche entspannenden Traumreisen jedoch, wenn wir schon einmal den ganz besonderen Zustand des Fließens und Schwebens im Wasser kennengelernt haben und uns dann mit Leichtigkeit bei späterer Gelegenheit daran erinnern können. Dann fällt es uns leichter, uns wieder in diesem glückseligen Zustand der Verbundenheit mit den Wurzeln unseres Seins per Imagination hineinzuversetzen.

Schallwellen erreichen uns im Wasser viermal schneller als in der Luft

Das führt uns zu einem weiteren Faktor, der dazu beiträgt, daß wir uns im LIQUID SOUND so wohl fühlen, auf völlig neuem Terrain — oder vielleicht doch in altvertrautem Medium? Der Faktor ist die Abwesenheit der Schwerkraft.

Faktor Schwerkraft

Der Salzgehalt des Wassers im LIQUID SOUND liegt bei 3%. Das ermöglicht dem Badenden ein freies Schweben im Wasser. Dies gelingt nach ein bißchen Übung, manchen Begnadeten auch auf Anhieb ohne jede Hilfsmittel. Wir schweben also im Wasser, unsere Muskeln sind nicht mehr damit beschäftigt, das Gleichgewicht aufrecht zu erhalten (Lilly 1988), sie sind frei, loszulassen und sich wie unsere Seele dem süßen Nichtstun zu ergeben. Eine Menge Kraft und Energie, die wir an Land dazu verwenden müssen, nicht hinzufallen und einen Fuß vor den anderen zu setzen, wird frei. Frei, sich zu neuen Ufern aufzumachen.

Unser Blut verteilt sich anders im Körper. Eine Menge Volumen, das vorher, der Schwerkraft folgend im unteren Teil unseres Körpers versackte und durch mühevolle Arbeit der Muskulatur um unsere Gefäße dem Kreislauf wieder zugeführt werden mußte, fließt nun durch unseren Rumpf, unsere inneren Organe und vor allen Dingen das Gehirn. Auch die Nieren werden stärker durchblutet, und die Hormone in unserem Körper sorgen dafür, daß wir mehr Urin ausscheiden. Es wird vielen LIQUID SOUND-Badenden schon aufgefallen sein, daß sie öfter das Becken verlassen müssen, um die Toilette aufzusuchen. So lassen wir also mehr Wasser und geraten auch, was unser Körperwasser anbetrifft, in Fluß.

Unser Gleichgewichtsorgan kann im Wasser Ferien machen. Es braucht sich nicht darum zu kümmern, unseren Körper mühsam und mit großem Energieaufwand aufrecht zu erhalten. Nun ist dieses Gleichgewichtsorgan eng mit unserem Hörorgan verbunden. In unserem Ohr gelegen, entwickeln sich beide Organe beim Embryo etwa zur gleichen Zeit, als erste tätige Sinnesorgane. Sie entwickeln sich zum Teil aus unmittelbar benachbarten oder zum Teil sogar gleichen Anlagen.

Wie mag sich die Abwesenheit der Schwerkraft, das Freiwerden von Energie und Kapazitäten dieses Gleichgewichtsorgans auf das benachbarte Hörorgan auswirken? Tatsache ist jedoch, daß wir damit exakt in den gleichen Zustand kommen, in dem wir uns zu Beginn unseres Lebens im Mutterleib befanden. Wir hören wie der Embryo, der wir einst waren. Welche genauen Konsequenzen das hat, ist derzeit noch weitgehend unerforscht. Diesbezügliche Messungen im LIQUID SOUND werden vorbereitet, sind aber zur Zeit noch nicht verfügbar.

Wir wollen uns nun dem Faktor Klang genauer zuwenden.

Faktor Klang

Unzählbar sind die Möglichkeiten, durch Klänge unter Wasser Effekte bei den Badenden zu erzeugen. Unzählbar ist die Literatur, die sich mit dem Thema Musik als therapeutisches Medium beschäftigt.

Daß Musik Einfluß nimmt auf unseren Gemütszustand, unsere Stimmung, unsere Seele und auf unseren Körper, haben wir alle sicher schon am eigenen Leib erfahren. Weniger von uns haben diese Erfahrungen mit Klängen, die auf uns einwirken, schon im Wasser gemacht. Diese haben dabei erfahren, daß die Musik sie unmittelbarer erreicht, ja sogar erfaßt und daß sie sich plötzlich mittendrin befinden, oder daß sich die Musik mitten in ihnen befindet. Dieses Erleben hat zu tun mit der anderen Art der Schallübertragung auf das Innenohr. Die Schallwellen, die im Wasser vier Mal schneller zu unserem Körper gelangen, versetzen unsere Knochen – insbesondere die Knochen des Schädels – in Schwingungen und diese übertragen sich dann direkt auf die Gehörknöchelchen ohne den Umweg über unser Trommelfell. Bei dieser Art des Hörens unter Wasser können wir nicht orten, woher die Klänge genau kommen. Wir können also auch nicht Stereo hören. Durch diese Schallübertragung mittels Knochenleitung erleben wir die Klänge anders – eben wie damals zu Beginn unseres Menschwerdens, als wir im Leib unserer Mutter erste Hörerfahrungen machten ...

Wie wirkt sich die Abwesenheit von Schwerkraft auf das Hören aus?

Doch zurück zu den Möglichkeiten, die uns diese Klänge unter Wasser bieten. Die therapeutischen Anwendungen von Musik sind schon hinreichend erforscht und bekannt. Es würde den Rahmen dieses Buches sprengen, sie alle aufzuzählen. Nachzulesen sind sie in musiktherapeutischen Abhandlungen. Eine Aufstellung davon findet sich am Ende dieses Aufsatzes.

Meine Erfahrungen mit Musik unter Wasser sind folgende: Von der Mehrzahl der Badenden wird instrumentale Musik, also Musik ohne Gesang, bevorzugt. Sie erleichtert die Innenschau, die Konzentration auf das eigene Selbst, auf den eigenen Körper, die so sanft und leicht vom Element Wasser unterstützt wird. Gesang lenkt eher ab, die Aufmerksamkeit richtet sich dann mehr auf die Stimme oder den Text des Gesungenen. Dieser Ablenkungseffekt ist besonders stark bei bekannten Liedern. Deshalb empfiehlt sich für LIQUID

Mit Musik geht alles besser

Pflanzen wachsen angeblich schneller, wenn man sie mit Musik berieselt. Sogenannte Quanten-Vibrationen sollen sogar Pflanzen vor Krankheiten schützen.

Einen ungewöhnlichen Patentantrag hat Joel Sternberger gestellt. Der französische Physiker und Musiker möchte Melodien schützen lassen, die Pflanzen angeblich zum Wachstum anregen können. Sternberger komponierte die Melodien, indem er die Quanten-Vibrationen, die beim Zusammensetzen eines Proteins aus einzelnen Aminosäuren entstehen, in hörbare Schwingungen überträgt. *„Jeder Ton ist ein Vielfaches der Original-Frequenzen, die beim Einbau der Aminosäuren in die Proteinketten entstehen; die Länge des Tons entspricht der Dauer dieses Vorgangs"*, erklärt Sternberger. Hören die Pflanzen die richtige Melodie, produzieren sie mehr von dem entsprechenden Protein – sagt Sternberger.

Bei Sternbergers Experimenten soll sich die Musik-Methode als überaus erfolgreich erwiesen haben. Bei einer Musikberieselung von nur drei Minuten am Tag wuchsen Tomaten angeblich zweieinhalbmal schneller und schmeckten zudem süßer. Außerdem sei eine Infektion der Tomaten verhindert worden, indem bestimmte Virus-Enzyme musikalisch gestoppt wurden.

Bernd Müller, CHIP-Sonderheft „Töne, Klänge, Gefühle"

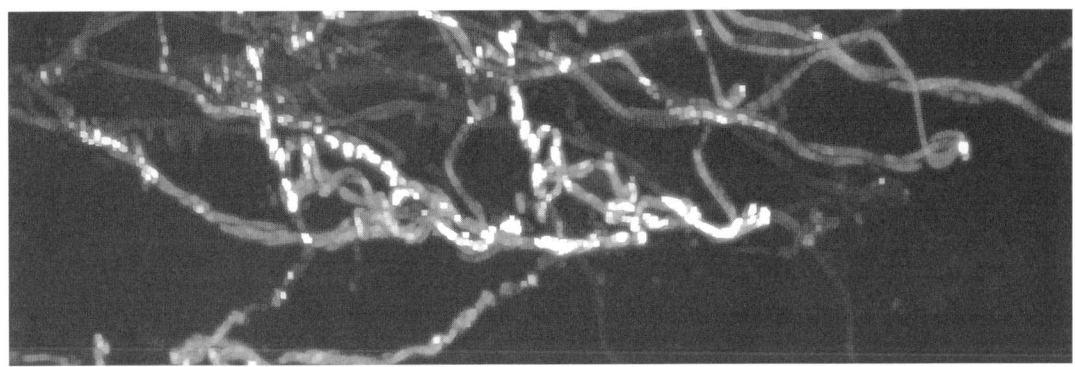

SOUND auch bei der instrumentalen Musik das Unbekannte. Ob man dabei das Wasser in Klassik oder in Unterhaltungsmusik zum Klingen bringt ist eine Geschmacksfrage, die sicher von allen Beteiligten unterschiedlich empfunden wird. Auf die Mischung kommt es an und die Intuition des DJs, der die Auswahl trifft und dabei immer wieder die Stimmung im Becken im Auge behalten sollte.

Da hat er oder sie es auch nicht ganz so leicht wie ihre „trockenen" Kollegen in den Discos der Welt. Zweifach ist die Barriere, die sich zwischen ihr und dem Publikum aufrichtet. Der Blick durch die Scheibe ins Dunkle vermittelt nur einen begrenzten Einblick in die Welt der Badenden. Und sie befinden sich auch in einem ganz anderen Element als die DJ – in jeder Hinsicht.

Die meisten Badenden ziehen Musik ohne Gesang vor

Bei Hamel lesen wir: *„In allen früheren Weltkulturen stand die Musik ja im Dienst des Rituals, des Gottesdienstes, der Bewußtseinserweiterung und der tiefen menschlichen Erfahrung. ... Gerade durch die Energie musikalischer Werke können wir in uns den Zugang zu den Bereichen der Seele und des Geistigen finden ... Diese ganzheitliche Hörweise könnte schließlich zu einem durchsichtigen Zustand der Wahrnehmung führen, der nicht wie beim magischen Erlebnis zeitlos ist, sondern (nach Gebser) in einer Raum- und Zeitfreiheit ruhen würde."* Daß LIQUID SOUND in der Lage ist, solche raum- und zeitlosen Zustände zu induzieren, hat die Erfahrung gezeigt. Jeder kann es auch am eigenen Leib erfahren. Es gibt eine Garantie dabei: Man wird naß werden bei dieser Erfahrung!

LIQUID SOUND bietet natürlich noch mehr Möglichkeiten, als Musik unter Wasser zu spielen. Eine davon sind geführte Meditationen oder Entspannungsanleitungen, speziell für das Wasser entwickelte oder andere. Dies scheint ein guter Einstieg ins Wasser zu sein für viele Menschen, die noch wenig Erfahrung mit solchen Anleitungen haben oder die nicht regelmäßig meditative Techniken anwenden. Für die erfahrenen Wanderer zwischen den Welten sind diese Anleitungen eher über-flüssig in der urspünglichsten Bedeutung des Wortes. Die Erfahrenen verflüssigen sich bei einfacher, ruhiger Musik oder wenigen sparsamen Klängen unter Wasser, die sie mühelos zu neuen Ufern tragen.

Naturgeräusche lassen sich pur ins Wasser spielen, sie lassen sich mit Musik oder Gesprochenem kombinieren und schaffen eine spezielle Atmosphäre. Dabei ist es möglich, die Badenden mit Meeresrauschen in Urlaubsstimmung zu versetzen, sie in einen Wald zu entführen oder sie mit Vogelstimmen in verschiedene Tageszeiten reisen zu lassen. Wenn wir eine Nachtigall hören, versetzt uns dies in eine andere Stimmung als wenn wir der Lerche unter Wasser lauschen.

Wir können Stürme unter Wasser erleben und ebenso die Ruhe nach dem Sturm genießen. Mit allen möglichen Effekten können ganze Geschichten erzählt werden — je nach dem Geschick des DJs — oder wir entlassen die LIQUIDianer mit sparsamen Klängen ganz in ihre eigene Welt. Eine besondere Art der Naturgeräusche verdient noch unsere ganz spezielle Aufmerksamkeit und wir wollen ihr einen eigenen Abschnitt widmen — die Stimmen unserer Verwandten im Meer!

Faktor Wal- und Delphingesänge

Die intelligenten Meeressäugetiere waren die eigentlichen Initiatoren von LIQUID SOUND. Sie waren es nämlich, die den Erfinder, Micky Remann, zur Erfindung dieses ganz speziellen Unterwasser-Erlebnisses inspirierten. Fasziniert von den Gesängen der Orcas in Kanada sann Micky Remann auf Möglichkeiten, dieses Erlebnis möglichst authentisch nach Mitteleuropa gewissermaßen „aufs Trockene" zu bringen. 10 Jahre später hatte die Vision in Bad Sulza Gestalt angenommen, und von da an war es Besuchern möglich, den Stimmen von großen und kleinen Walen in ihrem ursprünglichen Element, in ihrem ureigensten Lebensraum zu lauschen. Dazu müssen keine Wale oder Delphine in engen Delphinariumsbecken gequält und ihrer Freiheit beraubt werden. Sie sind lediglich einmal mit Unterwassermikrophonen „zum Interview" gebeten worden.

Das Erlebnis, Walen und Delphinen unter Wasser zu lauschen, ist ein besonderes. Der Großteil der Badenden fühlt sich angenehm berührt von den Stimmen seiner Artgenossen. Die Stimmen sind unter Wasser wesentlich authentischer zu hören als über gewöhnliche Raum-Lautsprecher. Sie vermitteln den Badenden ein Gefühl der Geborgenheit und Freude und erinnern uns an ein vertrautes Element, das uns aber doch mehr oder weniger fremd geworden ist. Die Stimmen der Tiere können uns leiten, uns wieder vertraut machen mit dem nassen Element, aus dem wir einst kamen.

Walen und Delphinen unter Wasser zu lauschen ist ein besonderes Erlebnis

Ein anderer Effekt spielt möglicherweise noch eine Rolle – die Heilwirkung, die Delphine auf uns Menschen zu haben scheinen. Wenig ist bekannt über das Warum dieser Wirkung. Seit den 60er Jahren wird geforscht, seit dieser Zeit versucht man dem Mysterium der großen Meeressäugetiere auf die Spur zu kommen. Was stellen sie an mit ihren riesigen Gehirnen, die den unseren so sehr gleichen und die uns doch – nach vielen Schlüssen, zu denen Forscher gekommen sind – in vielen Bereichen überlegen zu sein scheinen?

John Lilly ist uns schon begegnet, ein amerikanischer Psychiater, der Isolationstanks entwickelt und die Abwesenheit der Schwerkraft und die Reizisolation auf das menschliche Bewußtsein untersucht hat. Er hat auch lange mit gefangenen Delphinen geforscht und sie dann eines Tages freigelassen, weil er es für ethisch nicht mehr vertretbar hielt, diese Tiere mit einem „dem unseren überlegenen Bewußtsein" weiter in Gefangenschaft zu halten.

In ihrem Buch „Das Geheimnis der Delphine" schreiben Amanda Cochrane und Karena Callen: *„Die Wirkung der Delphine wird oft beschrieben mit einem Sinn für Spiritualität, eine Qualität, die die alten Griechen als erleuchtet beschrieben, und Menschen, die nahe Begegnungen mit Delphinen hatten, beschreiben dieses Erlebnis als »magisch«, als »transzendent«, als »nicht von dieser Welt«."*

Soweit es möglich ist, den Inhalt des Buches in wenigen Sätzen zusammenzufassen, kann man sagen, daß Delphine möglicherweise über besondere Qualitäten verfügen. Sie können uns offensichtlich teilhaben lassen an ihrer Freude, ihrer Ekstase, ihrer immensen Lebensenergie. Eine Energie, die in der asiatischen Gesundheitslehre als Qi, als universelle Lebensenergie bezeichnet wird. Leiden wir Menschen an Krankheiten, so leiden wir an einem Defizit oder einer Imbalance von Qi. Vielleicht sind Delphine in der Lage, solche Defizite in uns Menschen zu diagnostizieren und sie auszugleichen. Welche Methoden sie dazu benutzen, können wir nur erahnen, und es bleibt zur Zeit noch Spekulation, ob sie uns mit Ultraschall, Telepathie oder völlig unbekannten Möglichkeiten erreichen.

Aber wie Akupunktur oder Homöopathie in unserem Körper eine Wirkung entfalten, unabhängig davon, ob wir daran glauben oder nicht, so haben diese freudvollen Tiere eine Wirkung auf uns Menschen, der wir uns nicht entziehen können. Und warum sollen wir auch, ist es doch zum Positiven hin, bietet es uns doch Möglichkeiten der Entwicklung und des Fortkommens.

Dr. Horace Dobbs beschäftigt sich seit 22 Jahren mit solitären Delphinen, mit Tieren, die den Kontakt mit uns Menschen und nicht so sehr mit ihren Artgenossen suchen. Und er hat immer wieder beobachtet, daß diese Tiere sich besonders bedürftigen Menschen im Wasser zuwenden und scheinbar genau auf diese Bedürfnisse einzugehen in der Lage sind. Verändert steigen solche Menschen aus dem Wasser, sie sind vielleicht weniger depressiv, können weinen, sich anderen Menschen öffnen oder sind auf irgendeine andere Art und Weise im positiven Sinne von dem Kontakt betroffen.

Dr. Dobbs hat versucht, diesen „Delphin-Effekt" zu konservieren und Menschen zugänglich zu machen, die es sich nicht leisten können, tausende von Kilometern zu solchen solitären Delphinen zu reisen. In Zusammenarbeit mit zwei Australierinnen ist dabei eine Cassette entstanden, eine „Delphin-Pille". Ein geführter Tagtraum, eine Entspannungsanleitung ist unterlegt mit Musik von Didgeridoo und Synthesizer und den Stimmen von Walen und Delphinen. Entführt werden wir als Hörende in die delphinische Traumzeit, so wie sie sich die australischen Aborigines vorstellen.

Diese „Delphin-Pille" unter Wasser einzunehmen, im LIQUID SOUND, hat noch eine ganz besondere Qualität. Schon auf dem Trockenen profitierten über 70% aller Hörer mit den unterschiedlichsten gesundheitlichen Problemen von dieser Cassette (Auswertung von mit der Cassette verteilten Fragebögen einer englischen Universität). Im nassen Element unter Berücksichtigung der Summe all dieser oben beschriebenen Effekte, des Wassers, der Schwerkraft, der Musik und der Delphine ist die Wirkung potenziert und ermöglicht ungewohnte Bewußtseinserfahrungen. Ich überlasse es der Phantasie des Lesers oder seiner Neugier, es einmal auszuprobieren ...

Wir werden als Hörende in eine delphinische Traumzeit entführt ...

LIQUID SOUND – Baden in Licht und Musik

Das Unterwasser Licht- und Klangsystem LIQUID SOUND wurde in der Zusammenarbeit von Künstlern und Technikern speziell für Thermalsolebäder entwickelt. Der Reiz der Unterwasserakustik steht im Mittelpunkt. Klang unter Wasser umhüllt einen mit einer kristallklaren, traumartigen Charakteristik. LIQUID SOUND spricht Menschen an, die gerne Musik hören, Menschen, die gerne baden sowie alle, die auf die Kombination „Baden in Licht und Musik"neugierig sind. Angeregt durch musikalische Begegnungen mit Orca-Walen widmete sich LIQUID SOUND-Erfinder Micky Remann der Erkundung des Wassers als Klangraum. Seit der Eröffnung der ersten LIQUID SOUND-Anlage in Bad Sulza sind Zehntausende in den Genuß des „Badens in Licht und Musik" gekommen.

LIQUID SOUND • Klinikzentrum Bad Sulza • Wunderwaldstraße 2 99518 Bad Sulza • Tel.: 036461 - 92 882 • Fax: 036461 - 92 885

Literatur

Cochrane & Callen: *Dolphins and Their Power to Heal*, Healing Arts Press; Rochester, Vermont 1992

Dobbs, Dr. Horace: *Dance to a Dolphin's Song*, Jonathan Cape, London 1990

Hamel, Michael Peter: *Durch Musik zum Selbst*, Scherz, Bern-München-Wien 1976

Hofman, Kay: *Das Arbeitsbuch zur Trance*, Hugendubel, München 1996

Lilly, John C.: *Das Tiefe Selbst*, Sphinx, Basel 1988

Odent M./Johnson J.: *Wir sind alle Kinder des Wassers*, Kösel, München 1994

Rueger, Prof. Dr. Christoph: *Die musikalische Hausapotheke*, Heyne, München 1995

Schwabe/Röhrborn: *Regulative Musiktherapie*, Gustav Fischer, Jena-Stuttgart 1996

Tomatis, Alfred: *Der Klang des Lebens*, Rowohlt, Reinbek 1990

Tomatis, Alfred: *Klangwelt Mutterleib*, Kösel, München 1994

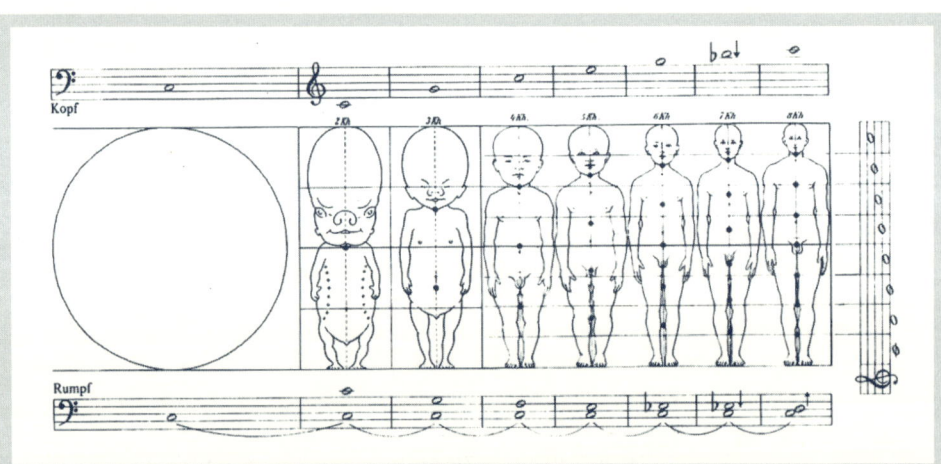

Der musikalische Bau des Menschen

Es wundert nicht, daß die Anthroposophen eine ebenso eigenständige wie eigenwillige Beziehung zu Musik und den musikalischen Harmonien und Proportionen (des Menschen) unterhalten. Dieses Bild stammt aus dem Buch „Der musikalische Bau des Menschen. Entwurf einer plastisch-musikalischen Menschenkunde" von Armin J. Husemann, Verlag Freies Geisteswesen. Die „bislang einzige Darstellung anthroposophischer Menschenkunde, die konsequent von der plastischen Anatomie zu einer musikalischen Physiologie innerer Organprozesse fortschreitet". Sehr empfehlenswert!

Sonic Bloom

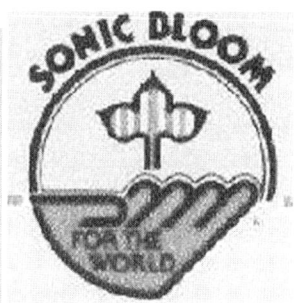

Daß Schweine besser gedeihen und Kühe mit der passenden Musik mehr Milch geben, hat sich inzwischen herumgesprochen (wenn auch noch nicht bis Brüssel). Auch daß Pflanzen sensibel auf Musik reagieren, ist hinlänglich bekannt. Und dennoch lassen die nachprüfbaren Ergebnisse von Roy McClurg aufhorchen: *„Diese Orangen bringen 30 Prozent mehr Ertrag pro Hektar und enthalten 130 Prozent mehr Vitamin C als herkömmliche Früchte."*

Dan Carlson beschäftigt sich seit 1960 mit Musik und Frequenzen – für glücklichere Pflanzen. Er beschallte ganze Felder mit Ragas, Vivaldis „Vier Jahreszeiten" und barocken Kompositionen. Bachs Violinsonaten (unter der wissenschaftlichen Leitung der Universität von Ottawa) steigerten die Getreideernte eines entsprechend beschallten Feldes um bemerkenswerte 66 Prozent, wobei insbesondere das E-Dur Konzert für Violine Solo mit seinen melodischen Wiederholungen in verschiedenen Tonarten es dem Weizen angetan hatte.

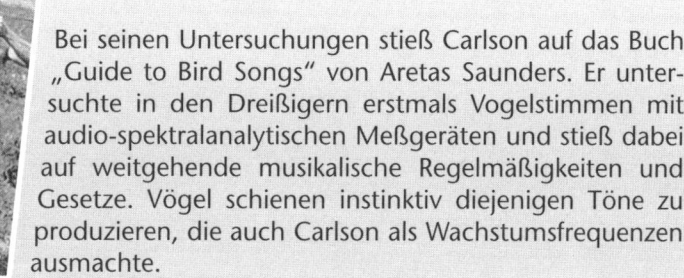

Bei seinen Untersuchungen stieß Carlson auf das Buch „Guide to Bird Songs" von Aretas Saunders. Er untersuchte in den Dreißigern erstmals Vogelstimmen mit audio-spektralanalytischen Meßgeräten und stieß dabei auf weitgehende musikalische Regelmäßigkeiten und Gesetze. Vögel schienen instinktiv diejenigen Töne zu produzieren, die auch Carlson als Wachstumsfrequenzen ausmachte.

Inzwischen ist Sonic Bloom bei vielen amerikanischen Hobby- und Profigärtnern etabliert, die sich (inzwischen über das Internet) jährlich immer neue Fotoserien von Riesenkürbissen, Mega-Erdbeeren und Killertomaten schicken lassen und sich darüber austauschen. Dan Carlson ist sich sicher, daß seine Methode das verborgene Potential eines Samens quasi musikalisch erwecken kann. Wer sich seine Unterlagen und die Homepage angesehen hat, ist umgehend bereit, ihm das zu glauben. Interessiert?

Dan Carlson Scientific Enterprises Inc.
W. 7964 810th Avenue
River Falls, WI 54 022, USA
Phone +1-715-425 1407
FAX   -715-425 1727
http: http://www.earthworks.com/earthwks/sonicblm/
http://www.sonicbloom.com/

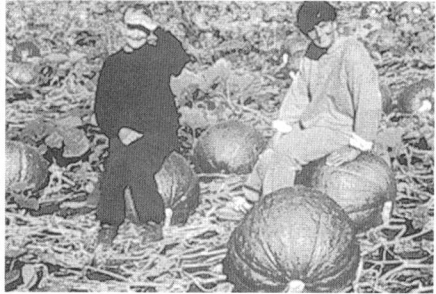

PrimaSounds

von Lutz Berger

Die ungewöhnlichen Klänge und ihre Wirkung, die theoretischen Grundlagen und das hollywoodreife Leben ihres Entdeckers wären einzeln und für sich genommen schon Grund genug, die PrimaSounds von Prof. Arnold Keyserling ausführlich vorzustellen. Ein weiterer: daß sie in Deutschland nahezu unbekannt sind. Das sollte sich ändern, denn Arnold Keyserling ist keiner, der seinen Synthesizer mal kurz mit einem fractalen MIDI-Programm kurzschließt, seine Steuernummer eingibt und dann einen Produzenten sucht. Mehr über seine credits und sein bewegtes Leben auf den nächsten Seiten.

Sollten Ihnen einige der nachfolgend verwendeten Begriffe zu fremd, verwaschen oder esoterisch vorkommen, orientieren Sie sich am Statement des Keyserling-Kollegen und Psychologieprofessors Kenneth J. Gergen: „Was immer Psychotherapeuten tun, sie arbeiten mit Bedeutungen. Das heißt, daß dem historischen und sozialen Umfeld der Arbeit eine besondere Beachtung zukommen muß. Es kann demzufolge keine Schule der Psychotherapie geben, die in einem allgemeinen Sinn einer anderen überlegen ist, denn sie sind in verschiedene kulturelle und soziale Rahmenbedingungen eingebettet, welche sich ständig verändern."

Großvater Frosch

„Großvater Frosch" ist sein Ehrenname bei den nordamerikanischen Indianern, hierzulande bezeichnen ihn manche als Religionsphilosophen, esoterische Leitfigur oder Vordenker des „New Age" in Europa. Nichts allein wird ihm gerecht. Arnold Keyserling ist mehr als ein Philosoph, Hochschullehrer, Mathematiker, Redner und Schriftsteller, der über 50 Bücher in deutscher Sprache über Psychologie, Mathematik, Philosophie, Wissenschaftstheorie, Religion, Dichtkunst und Musik verfaßt hat. Der 1922 in Estland geborene Urenkel des Reichskanzlers von Bismarck, seit 30 Jahren als Professor für Religionsphilosophie an der Akademie der Künste der Universität Wien, genießt internationales Ansehen als einer der interessantesten lebenden Philosophen und als Zeitzeuge. Ein Zeitzeuge dieses Jahrhunderts.

Graf Arnold und die Keyserlings

Die Keyserlings, eine alte europäische Adelsfamilie, brachte über sieben Generationen hinweg in Folge bedeutende Philosophen hervor, darunter jenen Keyserling, der Johann Sebastian Bach beauftragte, die „Goldberg-Variationen" zu komponieren. Seinem Vater, Graf Hermann Keyserling, gelang mit dem „Reisetagebuch eines Philosophen" im 19. Jahrhundert ein Bestseller, sein Sohn brachte in den 70ern und 80ern das Human

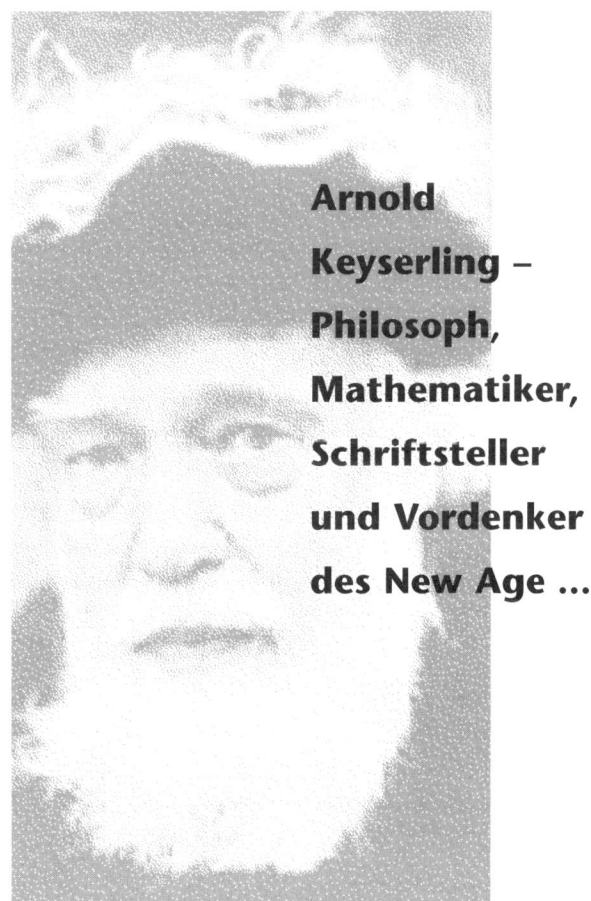

Arnold Keyserling – Philosoph, Mathematiker, Schriftsteller und Vordenker des New Age ...

Potential Movement nach Europa und pflegt intensive Kontakte zu verschiedenen religiösen Traditionen in West und Ost. Als Präsident der „Europe Humanistic Psychology Association" leitete Keyserling mehrere internationale Konferenzen über Transpersonale und Humanistische Psychologie und ist Präsident der „School of Wisdom", Florida.

Das Lebenswerk des polyglotten Professors ist geprägt von dem Bemühen um eine systematische Zuordnung harmonikaler Strukturen wie Zahlen, Musik, Farbe und Sprache als human interface zwischen Mikro- und Makrokosmos. Die wechselseitigen Beziehungen und Zuordnungen finden ihre Zusammenfassung in einer geometrischen Figur, die er „Das Rad" nennt, archetypisches Abbild seines weltumspannenden Gedankengebäudes. Seine Studenten hält Keyserling dazu an, sich eigene Gedanken zu machen, um ihre Persönlichkeit zu entfalten, um sich zu emanzipieren; dazu spricht und lehrt er in vier verschiedenen Sprachen (Deutsch, Englisch, Französisch und Italienisch). C.G. Jung und Hermann Hesse lernte er in Darmstadt kennen; Sitz der „School of Wisdom", die sein Vater gründete und leitete. Bis zur Zwangsschließung des Instituts und der anschließenden Ächtung seiner Familie als Staatsfeinde durch die Nazis kam der junge Keyserling in den Genuß einer umfassenden, von universellem Denken geprägten humanistischen Erziehung.

Lehr- und Wanderjahre

Keyserling hatte stets eine hohe Affinität zur Musik

Nach dem Zusammenbruch des Dritten Reiches heiratete er seine Frau (die ehemalige Prinzessin) Wilhelmine und fand seine ersten Lehrer und Lehrmeister, unter ihnen Guru Ramana Maharishi, den russischen Philosophen Gurdjieff und den Komponisten und Zwölftonmusiker Joseph Hauer, einen intimen Freund von Richard Wilhelm, dem Übersetzer des I Ging. Wilhelmine und Arnold Keyserling unternahmen ausgedehnte Reisen, lebten und studierten an verschiedenen Orten der Welt.

Zur Musik hatte er stets eine hohe Affinität und das Geschenk außergewöhnlicher Lehrer. So unterrichtete ihn Gurdjieff über die harmonikalen Gesetze, über die Sufis und deren musikalisches Wissen, während er bei Joseph Hauer seine musikalische Ausbildung vertiefte. Von Richard Wilhelm wußte Hauer viel über das chinesische Musiksystem, das sowohl Hauer als auch Keyserling nachhaltig inspirierte.

Musik und Harmonik

Keyserlings musikalische Beschäftigungen warfen auf Dauer jedoch mehr Fragen auf, als seine Lehrer beantworten konnten. Nach einer Reihe pythagoräischer Studien und Experimente hoffte er, daß die Mathematik das fehlende Puzzle sei, war ihm doch die Begegnung mit Dr. Hans Kayser eine erste Hilfe. Doch wenige Monate in Italien (auf pythagoräischen Spuren) weckten in ihm das Bedürfnis, seine musikalischen Untersuchungen in Indien fortzuführen. Wieder einmal ließen die Keyserlings alles zurück, *on the road again.* In Kalkutta schlug er sich als Lehrer durch, und gemeinsam bereisten sie den Subkontinent auf der Suche nach neuen Erkenntnissen. Geschmackssicher lernte er dabei Ravi Shankar and Ali Akbar Khan kennen, die Keyserling mit fremden Tonarten, seltsamen Stimmungen und einer im damaligen Europa weitgehend unbekannten Musik vertraut machten.

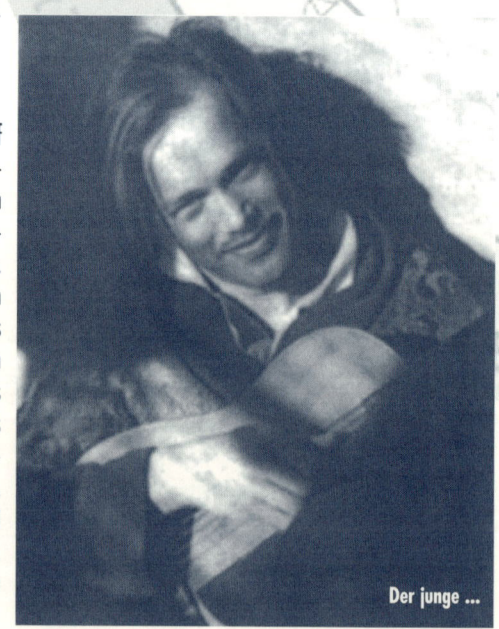

Der junge ...

1962 kehrten sie nach Europa zurück, und Arnold trat eine Professur an der Universität Wien an. Seine Studien in Sachen Musik zogen sich bis 1971 hin. Damals lernte er Ralph Losey kennen, und eine Reihe von EEG-Untersuchungen weckten seine Aufmerksamkeit: Bei Untersuchungen mit Zenmönchen im Satori und Yogis im Zustand tiefer Meditation tauchten immer wieder Alphawellen von 12 Hz auf - einer der Schlüssel zur Mathematik der PrimaSounds.

Die natürliche Septime

Schon vorher kreisten Keyserlings Überlegungen und Experimente immer wieder um die natürliche Septime, ein Intervall, das seit Pythagoras in der westlichen Musik (bezogen auf den Grundton) als dissonant angesehen und (weitgehend) vermieden wurde. Er legte den PrimaSounds die natürliche Septime als Basisintervall zugrunde (die anderen Tonschritte der herkömmlichen Tonleiter blieben außen vor), um daraus eine pentatonische Fünfton-Skala zu erhalten. Keyserling nannte die fünf Töne (analog zu den Vokalen) A, E, I, O, U. Ralph Losey:

„Das akustische Intervall der Septime, das weder in der diatonischen noch in der Zwölftonreihe vorkommt, bildet die geheime Grundlage der esoterischen Musik, wie sie von Gurdjieff zwar beschrieben, aber nicht erklärt worden ist. Die Quintessenz fraktaler Musik liegt in ihrer Übereinstimmung mit der Harmonie der Septime. Wird der Oberton dieser Septime auf alpha gestimmt, so entstehen longitudinale Schallwellen, die mit transversalen Energien in Wechselwirkung treten und so stehende Wellenmuster erzeugen, einen Klangwirbel um einen Punkt herum, an dem transversale Energie schwingt. Eine Resonanz mit derartigen Wirbeln stimmt den Hörer auf seinen »seltsamen Attraktor« ein. Der Punkt und der Hyperkubus – die Nulldimension und die vierte Dimension – erzeugen die Geometrie dieses »Strange Attractors«. Zusammen füllen sie die Zwischenräume zwischen den Dimensionen aus, die fraktalen Größen zwischen der Null und der Eins, der Eins und der Zwei, der Zwei und der Drei sowie der Drei und der Vier."

Alphawellen – Schlüssel zur Mathematik der PrimaSounds

Keyserling ließ sich ein elektronisches Gerät bauen, um die Töne sauber spielen zu können. Er untersuchte, überprüfte und perfektionierte die neue Pentatonik und machte dabei interessante Erfahrungen. Was die Verbindung zwischen den fünf PrimaSounds und den sieben Chakren angeht, stellte sich heraus, daß die Frequenz des ersten Chakras eine Oktave höher lag wie die des sechsten, ebenso verhielt es sich mit dem zweiten und dem siebten Chakra. Basierend auf den fünf Grundtönen und der oktavierten „Doppelbelegung" der Töne U und A lassen sich sämtliche sieben Chakras aktivieren. Doch leider gab es immer wieder technische Probleme mit dem „Chakraphone", womit wir wieder bei der amerikanischen *connection* wären.

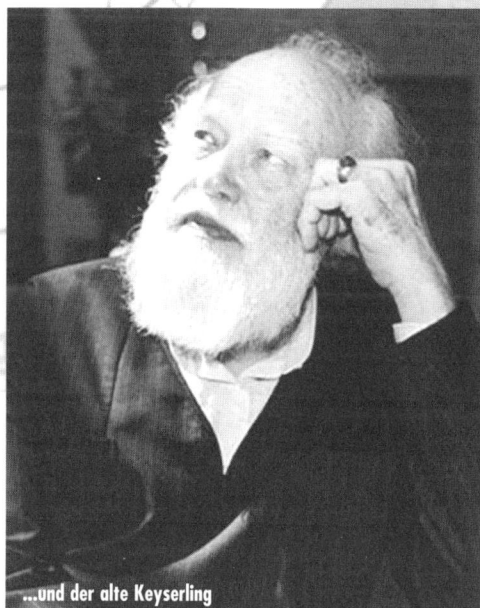

...und der alte Keyserling

Life Tuning und PrimaSounds

Ralph Losey wurde 1951 in Florida geboren, machte 1973 seinen Abschluß in Philosophie mit einem Bachelors of Arts Degree an der Vanderbilt University. Er verbrachte danach einige Jahre als Buchhändler bei seinem Vater (einem ehemaligen Börsenspezialisten), wo er entscheidende Lektionen in Sachen „integre Geschäftsführung und Kundenorientierung" bekam. Danach ging er zurück auf die Uni und machte seinen Doktor in Jura an der University of

Florida. Er lebt als Anwalt in Orlando, ist Spezialist für Internet-Rechtsfragen, Certified Circuit Court Arbitrator and A Mediator of High-Technology Disputes, Schriftsteller, Produzent, Philosoph und Computerspezialist.

Ralph Losey arbeitete sich knietief in Keyserlings Ideen ein, programmierte Synthesizer und entwickelte neue Softwaretools. Dazwischen schrieb er zusammen mit Arnold Keyserling mehrere Bücher, darunter „Life Tuning With PrimaSounds: The Discovery of Chakra Music", nahm eine Reihe von Kassetten und Videos von Keyserling auf und produzierte zwei CDs. In den Siebzigern und Achtzigern mußte man sich (soft- und hardwarebedingt) ziemlich anstrengen, so zu produzieren; es war eine Menge Entwicklung nötig, bis er „Life Tuning" und „PrimaSounds" produzieren konnte. Zwei CDs, *„die nicht nur die genauen Frequenzen der verschiedenen Chakren wiedergeben, sondern auch eine Kombination spezifischer Klänge enthalten, die für verschiedene therapeutische oder spirituelle Zwecke nutzbar sind. Dabei soll dem Zuhörer in erster Linie die Freiheit gegeben werden, sein persönliches Potential auszuloten und zu verwirklichen. Dabei kann PrimaSounds auf drei verschiedene Arten behilflich sein:*

PrimaSounds: Werkzeug für tiefgreifende innere Erfahrungen

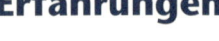

1. Streßminderung und Entspannung
Dabei wird der Hörer in einen ruhigen und meditativen Zustand versetzt, in dem er Spannungen loslassen, Streß und Beklemmung auflösen kann.

2. Stärkung der Konzentrationsfähigkeit und der Lebensenergie
Hier erschließt sich die Wahrnehmung der eigenen Bio-Energien. Eine Art »Aura-Massage«, die Energiemuster und -zentren öffnet, stimulieren und ausgleichen kann. Dies ist jedoch ein allmählicher Reifungsprozeß, der etwas Übung erfordert, aber keine übermäßigen Anforderungen stellt.

3. Auslöser für »Spitzenerlebnisse«
Mit einiger Erfahrung mit den spezifischen Frequenzen können PrimaSounds als Werkzeug zum Erreichen »luzider Zustände« dienen, tiefgreifende innere Erfahrungen, einhergehend mit spiritueller Versenkung, Visionen und Stimmen aus dem eigenen oder kollektiven Über-Ich und aus Bereichen, die jenseits dieser Konzeptionen liegen. Ebenso kann sich ein Zugang zu längst vergessenen Erlebnissen aus der Vergangenheit öffnen, es kommt zu der Erfahrung des Eins-Seins, der kosmische Einklang, dem Grundton hinter allen Dingen ..."

Auf den beiden CDs sind jeweils 15 Minuten speziell den sieben Chakras und ihren spezifischen Frequenzen gewidmet. Auf „Life Tuning" folgen sie einer aufsteigenden, auf „PrimaSounds" einer absteigenden Reihe, also vom Scheitel- bis zum Wurzelchakra. Die (sich über knapp 20 Jahre hinziehende) elektronisch-akustische Entstehungsgeschichte liest sich wie ein Abenteuer. Ralph Losey:

„PrimaSounds wurden mit einer Auswahl unterschiedlicher Synthesizer eingespielt, jeder Ton, jeder Klang wurde sorg-fältig programmiert, um sich einerseits an traditionelle Instrumente anlehnen zu können, andererseits aber völlig neue Klänge zu ermöglichen.

Strange Attractors

Sämtliche PrimaSounds-Aufnahmen, so vertraut oder fremd sie auch klingen mögen, sind »das Ergebnis einer Mischung aus langjährigen, sorgfältigen elektronischen Messungen und persönlicher Erfahrung, Versuch und Irrtum«. So wurden die Tonhöhen der Synthesizer analog zu den Berechnungen von Arnold Keyserling gestimmt, ihre Sounds mit Hilfe eines Oszilloskops und eines Frequenzzählers neu eingestellt. Viele dieser Sounds produzieren darüber hinaus interne Rhythmen, Schwebungen und (über einen gewissen Zeitraum hinweg) Klangveränderungen, korrespondierend mit Keyserlings musikalischen Erfahrungen und den Berechnungen der Gehirnwellen und der Chakrafrequenzen.

Die einzelnen »Lieder« wurden weniger komponiert, als vielmehr improvisiert und Schicht für Schicht übereinandergetragen. Das musikalische Ergebnis ist keine Melodie oder ein Rhythmus im klassischen Sinn, das gilt auch für die zugrundeliegenden Tonarten und pentatonischen Tonschritte. Diese Klangschichten wurden anschließend mit Computer und MIDI-gesteuerten Keyboards auf acht bis zwölf Spuren aufgenommen. Die Aufnahmen zogen sich über einen Zeitraum von drei Jahren hinweg, alles in allem hunderte von Stunden am Computer, an den Instrumenten, am Mischpult – bis hin zur digitalen Abmischung in den Räumen der »School of Music«, Florida. Die Folge: eine Hörerfahrung in Form einer »Dusche für die Seele«, deren Schwingungen den ganzen Körper »massieren« können.

Eine Hörerfahrung in Form einer „Dusche für die Seele" ...

Einsatzmöglichkeiten der PrimaSounds

Solchermaßen klar, ruhig und entsprechend »eingestimmt«, kann der aufmerksame Hörer/ Schüler lernen, welches sei-ner Chakren kräftig und stimmig auf die einzelnen Töne resoniert und welche sich schwach und dissonant anfühlen. Die zunehmende Kenntnis des persönlichen Energiefeldes ist wichtig, um zu erkennen, wo der Energiefluß gut und wo er gestört ist und wo Schwächen vorliegen, an denen gearbeitet werden kann. Einmaliges Hören reicht natürlich nicht aus, PrimaSounds sind eher im Sinne einer persönlichen Entwicklungsarbeit zu sehen, für Aufmerksamkeit und kontinuierli-che Bemühung gibt es keinen Ersatz, die Illusion falschen Fortschritts oder mühelos zu erlangender Erleuchtung bringt nicht nur jeden wirklichen Fortschritt zum Erliegen, sie bedeutet auch geradezu eine Einladung an die Katastrophe. Das Leben wird einen für gewöhnlich auf recht grobe Weise aus dem Schlaf reißen, mit Krankheiten und Krisen aller Art, nur um einen ganz klar mit der Stirn zuerst auf die Erkenntnis zu stoßen, daß man noch einen weiten Weg vor sich hat. PrimaSounds ist ganz bestimmt kein Allheilmittel, sondern eine Hilfe auf dem Weg."

Zielkörper, Qi und Chakren

PrimaSounds klingen für unsere Ohren zunächst befremdlich. Seltsame Klangflächen, die nicht in unsere gewohnte Harmonik passen wollen, und kein klarer Rhythmus. Doch spätestens wenn sich allmählich Bewußtseinsverschiebungen einstellen, schält sich aus den scheinbar zufälligen Klangkombinationen eine implizite Ordnung heraus. Abgestimmt auf die Frequenzen der sieben Chakren, sollen PrimaSounds auf unser Energiefeld einwirken. In der westlichen Tradition als „feinstofflich" oder „Bioplasma" bekannt, nennen es die Chinesen „Qi", die Japaner „Ki" und die Inder „Prana". Diese Energie fließt durch die „Meridiane" (Kanäle), bei Krankheit ist der Fluß des Chi blockiert, bei einem gesunden Menschen bilden die Chakren dagegen wirbelnde Energiestrudel, durch die die Lebensenergie ungehindert hindurchströmt. Techniken zur Auflösung energetischer Blockaden im Organismus sind im Osten weit verbreitet., sei es durch punktuelle Reize (Akupunktur, Akupressur), durch spezielle gymnastische Übungen (Qi Gong, T'ai Chi), Meditation und Yogaübungen.

Aber auch Klangmeditationen zählen in Asien und den traditionellen Kulturen Afrikas, Amerikas, Australiens und Ozeaniens zum festen Bestandteil der spirituellen und medizinischen Praxis. Bei bestimmten Meditationen (Mantras) werden akustische Stimuli in Form ständig wiederholter Gebetsformeln verwendet, oder es erklingt eine rituelle Musik mit speziell gestimmten Klangschalen (aus bestimmten Metallegierungen), Trommeln, Schlaghölzern und Rasseln.

Ebenso wirken Sprache, Poesie und alltägliche Geräusche direkt auf unser Energiefeld ein — allerdings auf ganz unterschiedliche Weise und untrennbar verbunden mit den Lebensgewohnheiten und Vorlieben eines jeden einzelnen. Auch kommt es darauf an, in welcher Grundstimmung sich der- oder diejenige gerade befinden, denn immer ist es auch das subjektive Klangerlebnis, das über die Qualität der energetischen Konsequenzen entscheidet. Die Klänge selbst haben keinen direkten Einfluß auf die energetischen Strukturen, nur unsere eigenen Reaktionen darauf! Einem Baggerführer oder Fluglotsen wird das Geräusch eines Flugzeugs wenig ausmachen, während es andere erheblich streßt. Vogelgezwitscher, Wellenrauschen, Grillenzirpen oder Bachgeflüster dagegen werden von den meisten Menschen als angenehm empfunden.

Wellenrauschen oder Bachgeflüster wird von den meisten Menschen als angenehm empfunden

Ganz anders sieht es mit den Frequenzen der PrimaSounds aus, die eine direkte Stimulation des entsprechenden Energiefeldes ermöglichen. Sie wurden nicht komponiert, um „einfach nur gehört", sondern mit dem ganzen Körper gefühlt zu werden (häufig einhergehend mit der deutlichen Empfindung eines „Klingelns"). Die Akustik ist dagegen eher zweitrangig, ebenso wie die emotionale Wirkung der Klänge, sie sind lediglich die Begleiterscheinung der Stimulation des Energiefeldes. All dies steht im Gegensatz zur Wirkungsweise herkömmlicher Klänge, Geräusche und Musik. Wobei noch ein weiteres akustisches Phänomen dazukommt.

Auch ohne eingehendere Kenntnisse in Physik oder ein entsprechendes Verständnis für technische Zusammenhänge sollte man sich nicht von dem im folgenden unternommenen — zugegebenermaßen recht spekulativen — Versuch abschrecken lassen, die direkte Einwirkung von PrimaSounds auf die menschliche Aura wissenschaftlich zu beschreiben.

Longitudinal und transversale Energie

Jede Form akustischer Energie ist longitudinal, elektromagnetische Energie dagegen transversal. Die Energie der menschlichen Aura ist elektromagnetischer Natur und hat daher transversale Eigenschaften. Um zu verstehen, wie die Chakra-Klänge die Aura beeinflussen können, muß man wissen, was longitudinale und transversale Energien unterscheidet und welche Bedeutung sie haben.

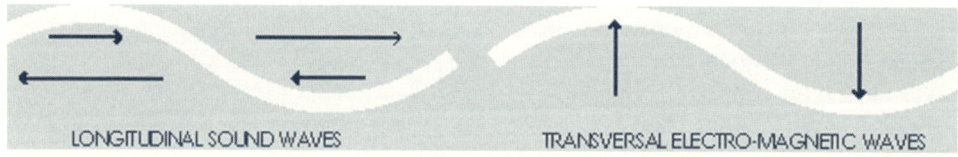

LONGITUDINAL SOUND WAVES   TRANSVERSAL ELECTRO-MAGNETIC WAVES

Longitudinale Energie ist die „vorwärts/rückwärts"-Bewegung von Materie, analog zu den Schallwellen in der Luft. Auf molekularer Ebene wird die Luft zusammengedrückt und wieder ausgedehnt, was zu einer vorwärts/rückwärts-Bewegung der Luftmoleküle in die gleiche Richtung führt, die die Schallwelle nimmt. Die Energiepartikel bewegen sich parallel zur Ausbreitung der Energiewelle.

Transversale Energie ist die Auf-und-ab-Bewegung von Energiefeldern senkrecht zu der Richtung, die die Welle nimmt. Es ist die Wellenform, die man für gewöhnlich auf einem Oszilloskop oder auf einer bewegten Wasseroberfläche zu sehen bekommt. Sämtliche Formen elektromagnetischer Energie sind transversal, die Energiepartikel bewegen sich vertikal zur Ausbreitung der Energiewellen.

Die Wissenschaft betrachtet eine direkte Wirkung von Schallwellen auf elektromagnetische Energie daher als physikalische Unmöglichkeit. Wenn im folgenden von „direkter Wirkung" gesprochen wird, so ist damit die Resonanz, das Mitschwingen, gemeint und nicht etwa eine indirekte, mechanisch vermittelte Beziehung zwischen den beiden Energiearten (wie etwa bei einem Mikrofon, das longitudinale Schallenergie in transversale elektromagnetische Energie übersetzt, oder bei einem Lautsprecher, in dem sich das Gegenteil abspielt).

Rotationsbewegung und Wirbel

Es gibt jedoch noch eine Alternative zur longitudinalen, bzw. transversalen Bewegung: die Rotationsbewegung. Sie ist der Schlüssel zur Wirkungsweise von PrimaSounds und möglicherweise auch zu vielen anderen unerklärlichen Phänomenen im Zusammenhang mit dem menschlichen Energiefeld. Der Kreis ist die einzige Form, in der beide Richtungen in einem gleichmäßigen Fluß miteinander kombiniert werden können.

In der Natur gibt es ein anschauliches Beispiel für rotierende Energie als Ergebnis des Aufeinandertreffens longitudinaler und transversaler Energien, wobei die eine Energieform die andere direkt beeinflußt: die Meereswellen. Hier wirken die vertikalen und horizontalen Bewegungen longitudinaler und transversaler Energien direkt aufeinander und erzeugen eine kreisförmige Bewegung, einen Strudel (ähnliche Rotationsbewegungen findet man auch in Whirlpools oder in Wirbelstürmen).

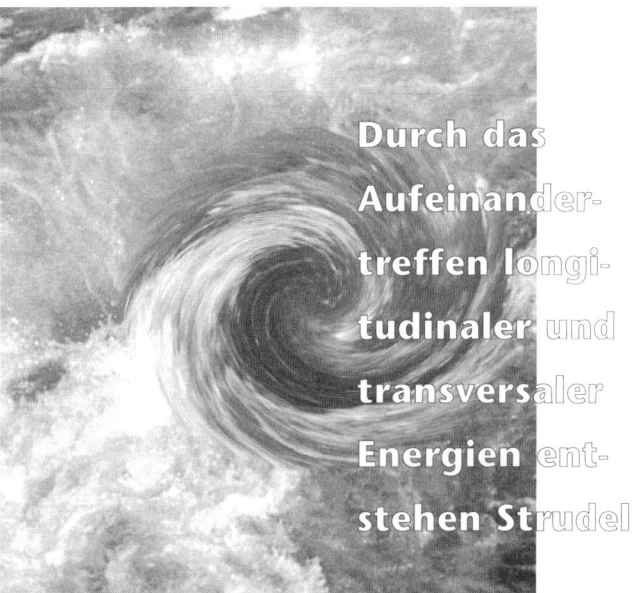

Durch das Aufeinandertreffen longitudinaler und transversaler Energien entstehen Strudel

Die wörtliche Übersetzung des Sanskrit-Begriffes „Chakra" ist „Kraftwirbel". In sämtlichen Überlieferungen traditioneller Kulturen werden die Energiezentren des menschlichen Organismus als Ausstrahlungen von Energiestrudeln beschrieben. Der Vergleich mit der Welle im Meer bringt uns einer Erklärung näher, wie Resonanzeffekte der longitudinalen PrimaSounds auf die transversalen Chakren entstehen könnten. Man sollte sich aber noch ein bißchen eingehender mit der Physik longitudinaler und transversaler Wellen beschäftigen, um ein vollständiges Verständnis dafür entwickeln zu können. Longitudinale Wellen sind ausnahmslos materiefixiert und können nicht durch ein Vakuum geleitet werden. Daher kann man auf dem Mond oder im Weltraum kein Geräusch wahrnehmen. Transversale Wellen können sowohl auf Materie beruhen als auch aus reiner Energie bestehen, wie etwa die elektromagnetische Energie. Lichtwellen beispielsweise haben kein Problem mit dem Vakuum - ein Grund dafür, daß wir die Sonne zwar sehen, aber nicht hören können.

Stehende Wellen und virtuelle Akustik

Sie können dagegen mühelos hören, daß beim Abspielen der PrimaSounds eine ungewöhnlich große Anzahl „stehender Wellen" auftritt. Gehen Sie im Raum spazieren, „klingt" die Musik je nach Standpunkt laut und leise, Tonhöhe und Klänge variieren, die Musik verändert sich, wenn Sie manchmal nur den Kopf ein wenig drehen. Diese Effekte fallen mit einer guten Anlage ziemlich drastisch aus; es hört sich an, als würde die Musik ihre eigene, virtuelle Struktur im Zimmer schaffen, die nicht mit seiner dreidimensionalen Wirklichkeit identisch ist. Tatsächlich scheint es sich um „stehende Wellen" zu handeln - was bei normal-longitudinalen Schallwellen nicht möglich wäre. Einige, allerdings nur sehr wenige „stehende Wellen" entstehen immer in geschlossenen Räumen; welche speziellen Frequenzen longitudinaler Klänge zu „stehenden Wellen" werden, hängt von der jeweiligen Raumgröße ab. Ist der Raum z.B. fünf Meter lang, wird eine entsprechend lange Schallwelle durch den Raum selbst verstärkt. Und Wellen, die in bestimmten Proportionen (1/4, 1/8, 1/16 usw.) unserer Referenzwelle auftreten, würden sich genauso verhalten. Man könnte herumlaufen und hören, wo sie genau auftreten, denn stehende Wellen heißen deshalb so, weil sie förmlich im Raum zu „stehen" scheinen; ein akustisches Phänomen, das — abgesehen von Echos in Höhlen oder von Bergwänden — in der freien Natur so nicht vorkommt.

Die Scher- oder Schubkraft

Longitudinale Wellen können durch gasförmige, flüssige und feste Medien geleitet werden. (Nicht-elektromagnetische) transversale Wellen werden nur durch feste Stoffe geleitet, Gase und Flüssigkeiten lassen sie nicht durch. Eine materiefixierte transversale Welle benötigt eine Sektion, einen Ausschnitt eines Festkörpers, um sich — bezogen auf eine andere Sektion desselben Körpers — seitwärts zu bewegen und dann diese Bewegung in der Gegenrichtung wieder umzukehren. Dies erfordert das Vorhandensein einer besonderen Kraft, die Scher- oder Schubkraft. Diese Gegenkraft ist nötig, um die zuvor aus ihrer Position gerückten Teile des Festkörpers wieder an ihren Platz zurückzubringen.

Die Musik scheint sich ihre eigene Struktur im Raum zu erschaffen

Eine solche Scherkraft ist in Festkörpern vorhanden, in denen zwischen den einzelnen Molekülen starke Anziehungskräfte herrschen. In Flüssigkeiten hingegen, und ganz besonders in Gasen, sind diese Kohäsionskräfte so schwach, daß sie keine Scherkraft aufbieten können. Wenn eine gewisse Wasser- oder Luftmenge in bezug auf eine benachbarte Menge des gleichen Materials seitwärts verschoben wird, dann fließt gleich wieder Wasser bzw. Luft in den von der verschobenen Menge „verlassenen" Raum nach.

Warum sieht es denn dann auf der Meeresoberfläche so aus, als lägen hier transversale Wellen vor? Das Meer ist eine Flüssigkeit. Und damit haben wir auch schon die Lösung. Obwohl es so scheint, als ob senkrechte Wellen auf der horizontalen obersten Schicht der Meeresoberfläche tanzen, wird diese senkrechte Wellenbewegung in Wirklichkeit durch kreisförmige, rotierende Bewegungen der einzelnen Wasserpartikel verursacht. Das Wasser nimmt eine

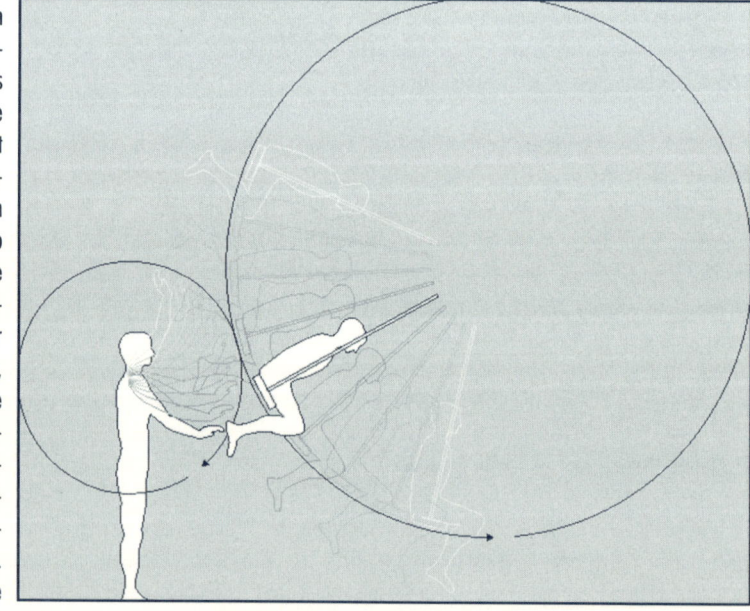

Kreisbahn, um transversale Energie auf der Oberfläche erzeugen zu können. Eine Ente, die auf der Meeresoberfläche sitzt und sich dabei hebt und senkt, veranschaulicht das ganz gut.

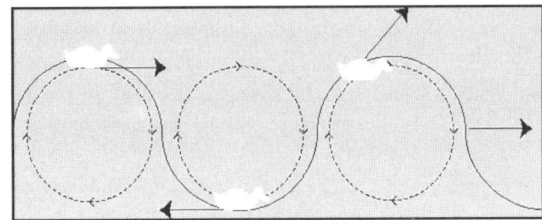

Ziemlich heavy: die Schwerkraft

Der Strudel auf der Oberfläche zwischen den beiden unterschiedlichen Aggregatzuständen – gasförmig und flüssig – und den beiden verschiedenen Energiearten wird durch eine Wechselwirkung zwischen den longitudinalen Wellen und einer anderen Kraft verursacht. In diesem Fall ist diese andere Kraft die Gravitation, die Schwerkraft. Diese andere Energie wandelt die longitudinale Wellenbewegung des Wassers von einer horizontalen in eine kreisförmige Bewegung um – in einen Strudel. Diese rotierenden Energien kann es aber nur auf der Oberfläche geben. Unter Wasser verschwinden sie – hier gibt es nur longitudinale Wellen, Strömungen genannt. Die äußere Kraft, in diesem Fall die Schwerkraft, widersteht den auf- und absteigenden Scherkräften. Unter der Oberfläche, im Inneren der Flüssigkeit, kann die Gravitation nichts dagegen tun, daß an die Stelle einer verschobenen Wassermenge gleich wieder eine andere fließt – und der verschobenen somit einen Auftrieb verschafft. Wenn die Dichte einer Wassermenge genauso hoch ist wie die des sie umgebenden Wassers, dann ist das Gewicht jeder Einzelmenge in bezug auf die anderen gleich null. Unter Wasser wird die Gravitation recht wirkungsvoll neutralisiert, und so kann es hier auch keine transversalen Wellen geben. Wenn eine Einzelmenge Wasser unter der Oberfläche durch die auftretenden Schubkräfte emporgezogen wird, dann bleibt sie trotz Gravitation zunächst an ihrem neuen Platz.

Auf der Oberfläche dagegen gibt es keinen Auftrieb mehr, und die Gravitation kann eingreifen, um einer Schub- oder Scherkraft entgegenzuwirken und das Wasser wieder an seinen ursprünglichen Platz zurückfließen zu lassen. Weil aber unter der Oberfläche die longitudinalen Energiewellen das Geschehen bestimmen, also eine horizontale Vorwärts-/Rückwärts-Bewegung, ist dieser ursprüngliche Platz mittlerweile nach vorn verschoben worden. Wird die Einzelmenge per Auftrieb wieder nach oben befördert, rutscht auch die Ursprungsposition wieder auf ihre vorherigen Koordinaten zurück. Da hat also der Einfluß einer Kraft von außen die longitudinale in rotierende Energie, in einen Strudel verwandelt und im Laufe dieses Prozesses eine transversale Welle erzeugt.

Eine neue Kraft, das Qi?

Genauso funktionieren auch PrimaSounds, analog zu den Wellen auf der Wasseroberfläche. Es scheint, als ob im Falle des synchronen Gleichlaufes der horizontalen (vorwärts-/rückwärtsbewegten) Schallwellen mit den vertikalen (auf- und ablaufenden) Wellen des betreffenden humanenergetischen Feldes eine dritte Kraft freigesetzt wird, die dafür sorgt, daß die Schallwellen in eine rotierende Bewegung übergehen.

Diese besonderen Frequenzen ähneln denen, die an der Oberfläche zwischen zwei Aggregatzuständen der Materie – Flüssigkeit und Gas – einwirken. Es könnte sich dabei durchaus um eine Art Tor zwischen zwei Welten, den Zugang zu einer übergeordneten Dimension handeln. An diesem Oberflächenpunkt zwingt eine von außen wirkende Kraft die longitudinalen Wellen dazu, sich auf- und abwärts zu bewegen – und erschafft so rotierende Schallwellen, die ihrerseits wiederum transversale Energien erzeugen.

Diese Kraft von außen könnte ebenfalls die Gravitation sein, vielleicht aber auch die sogenannten „starken" oder „schwachen Wechselwirkungen" im Atomkern, aus denen die vier Energieformen bestehen, die die Wissenschaft bis heute ken-

PrimaSounds funktionieren analog zu den Wellen auf der Wasseroberfläche

nengelernt hat (elektromagnetische, Gravitationskraft, starke und schwache nukleare Wechselwirkung). Man ist sich da nicht sicher. Immerhin haben Keyserling und Losey herausgefunden, daß die Stellung, die ein Mensch zur Richtung der Gravitation einnimmt, wie auch seine Empfindlichkeit gegenüber Veränderungen der Schwerkraft, einen signifikanten Einfluß auf die Erfahrungen ausübt, die der oder die Betreffende durch die Einwirkung von PrimaSounds macht.

Es könnte sich allerdings auch um eine ganz andere Kraft handeln, für die die Wissenschaft bisher noch keinen Namen hat. Eine Kraft, die mit einer übergeordneten Dimension in Verbindung stehen könnte, oder ein Feld, in dem alle Energieformen vereint sind. Die Forscher glauben, daß dies in der Tat der Fall ist, denn in den überlieferten Texten der Alten ist immer wieder von einer Art „kosmischer Energie von unermeßlicher Stärke" die Rede, wenn es um die Eigenschaften der Chakren geht. Eben diese Energie ist es, die von den Indern „Prana", bei den Chinesen „Chi" genannt wird.

Soweit der Ausflug in die Physik, abschließend Ralph Losey noch einmal über die praktischen Implikationen der PrimaSounds:

Mit fraktaler Musik und den „Strange Attractors" kann das gesamte Bewußtsein geklärt werden.

„Die ausschließlich auf der akustischen Septime beruhenden Töne – die pentatonische Tonleiter von PrimaSounds - können vom Unbewußten spontan miteinander kombiniert werden, um so eine fraktale Musik zu erschaffen. Solche fraktal erzeugte Musik – früher als »esoterische Musik« bezeichnet – kann ein in der vierten Dimension beheimatetes Lebewesen in bezug zur Unendlichkeit der Nulldimension und der fraktalen Dimensionen setzen. Das Anhören solcher Musik ruft den »Strange Attractor« auf den Plan, der den Hörer von seinen früheren schlechten Gewohnheiten und den anderen Attraktoren befreien kann. Es ermöglicht eine autonome Selbstorganisation in Einklang mit dem gesamten Universum und dem Lauf der Zeit.

Mit PrimaSounds und dem darin verborgenen »Strange Attractor« kann das gesamte Bewußtsein geklärt werden – sämtliche Zentren, Intuition, Denken, Gefühl, Willen, Körper, Seele, Geist – all das kann aus dem Zustand der Abhängigkeit vom Diesseitigen transformiert werden hin zu einer Ordnung des Chaos. Die Chakren werden geöffnet, neu gestimmt und integriert. So wird der Hörer zu einem Teil der sich ausbreitenden kosmischen Menschheit, in der es keine Eliten, keinen Heilsweg gibt, sondern lediglich unterschiedliche Formen des Seins, von Lebens- und Arbeitsauffassung: die Polyphonie der Regenbogen-Zivilisation."

Weiterführende Informationen

Ralph Losey stellte zwei exzellente Homepages zusammen. Mit Information über Arnold Keyserling und die Entwicklung der PrimaSounds – sehr übersichtlich und informativ gestaltet.

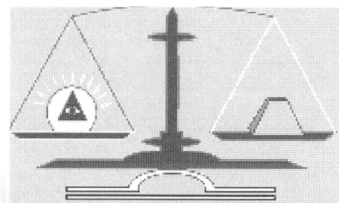

http://ddi.digital.net/~prima/prima.html
PrimaSounds Meditation Music Web

Die Infoseiten. Hier finden Sie alle relevanten Informationen über Arnold Keyserling und Ralph Losey. Ausführliche Texte und Artikel über die zugrundeliegende Mathematik der PrimaSounds, ihre Philosophie und Entstehung.

http://www.sun-angel.com/emporium/sow/sow.html
Wisdom Wares

Die kommerzielle Homepage. Bücher, Kassetten, Videos, CDs, Music Lectures, Health Lectures usw. Elektronische Bestellungen via Visa möglich.

**Postalische
Bestelladresse:**

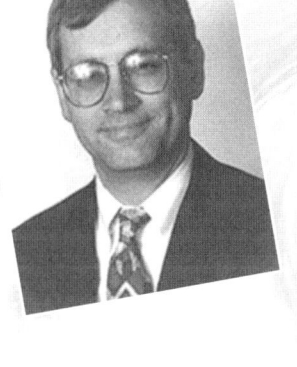

Sun Angel Innovations
16678 S. 3rd Place
Phoenix, AZ 85048, USA
emporium@sun-angel.com
Tel.: 001-602-460-7582
Fax: 001-602-460-7505

**Ralph Losey
The School of Wisdom in Florida**
1661 Woodland Avenue, Winter Park
Florida 32789, USA
Tel.: 001-407-645-3428

http://ddi.digital.net/~wisdom/index.html
Ralph Losey's "Nerd-vana" - a philosopher's homepage.

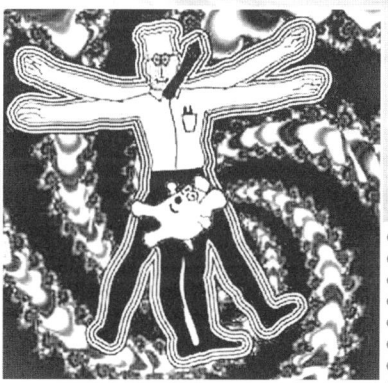

Die Homepage von Ralph Losey. Mit Infos über Arnold Keyserling, den Ursprung und die fraktale Theorie des Universums, einem Kapitel aus Loseys Buch „The Laws of Wisdom" (mit Erklärung einiger Begriffe, die auch in diesem Artikel vorkommen, wie Nulldimensionen, strange attractors) und vieles mehr. Daneben finden sich Essays über das Internet, Demokratie und Weisheit, über Wasser und unseren Planeten, interessante Hyperlinks, die School of Wisdom, einige Fotos und persönliche Informationen.

**Action Group: http://ddi.digital.net/~wisdom/school/welcome.html
Professional: http://wwwi.seamless.com/rcl/**

Die Flöten der Götter

von Lutz Berger und Peter Diehl

Am 27. April 1972 ersteigerte der amerikanische Geschäftsmann Daniel K. Statnekov eine Reihe peruanischer Tongefäße (peruvian whistling vessles), die er für antike Grabbeigaben hielt. Zuhause untersuchte er die Krüge und blies zufällig in einen der "Schnäbel" dieser Krüge, was nicht ohne Folgen blieb. Der nüchterne Geschäftsmann ohne jegliche Neigungen zu Esoterik oder Spiritualität erfuhr seine erste Bewußtseinsveränderung. Die Töne führten ihn in eine andere Dimension: Statnekov hatte das verlorengegangene Geheimnis der peruanischen Krugflöten wiederentdeckt. Über seine Erfahrungen und Recherchen schrieb er ein spannendes Buch: „Animated Earth" (North Atlantic Books, Berkeley 1987), das einiges Aufsehen erregte. Worum es hier geht?

Auf den ersten Blick um peruanische Grabbeigaben, die rund 2000 Jahre zurückzuverfolgen sind. Es handelt sich um Tongefäße mit zwei Kammern und einem Schnabel (den man als Mundstück nutzen kann). Soweit schön und gut, doch nimmt man diese Dinger in die Hand und erzeugt einen Ton, so soll sich nach einer gewissen Zeit das Bewußtsein verändern, und seltsame Gruppenprozesse finden statt. Das klingt alles sehr mysteriös, es scheint aber was dran zu sein, wie der folgende Beitrag zeigt. Verwunderlich?

„Das Unbekannte gilt immer als das Wunderbare."

Tacitus

Grabbeilagen und Yage-Zeremonie

Obwohl weit verbreitete Grabbeilage, wissen die Historiker nichts über die peruanischen Krugflöten. Da es erst recht keine historischen Dokumente über die bewußtseinsverändernde Funktion der Peruvian Whistling Vessles gibt, stehen sie bis heute in den Museen fälschlicherweise als „Wasserflaschen" hinter Glas. Marlene Dobkin de Rios und Fred Katz vermuteten 1971 in einer Arbeit über „Hallucinogenic Music", auf eine möglicherweise wichtige Komponente der amazonisch-schamanistischen Tradition zu stoßen: den Gebrauch unterschiedlicher Töne und Frequenzen während der Yage-Zeremonie. Sie beschrieben, daß die peruanischen Schamanen nicht nur mit Trommeln arbeiten, sondern auch mit einer Art Flöte. Lassen Sie mich dazu etwas ausholen ...

Schamanen können auf die ältesten Techniken zur Bewußtseinsveränderung zurückgreifen. Dies geschieht häufig aus medizinischen Gründen, und übertrieben einfach gesagt, werden bei schamanistischen Zeremonien die guten Geister gerufen und die schlechten zum Teufel gejagt. Schamanen machen das losgelöst von religiösen Traditionen, weshalb sie in nahezu allen Kulturen zuhause sind. Erst vor kurzem räumte die Weltgesundheitsorganisation (WHO) dem medizinischen Wissen der Schamanen den gleichen Rang ein wie der westlichen Medizin!

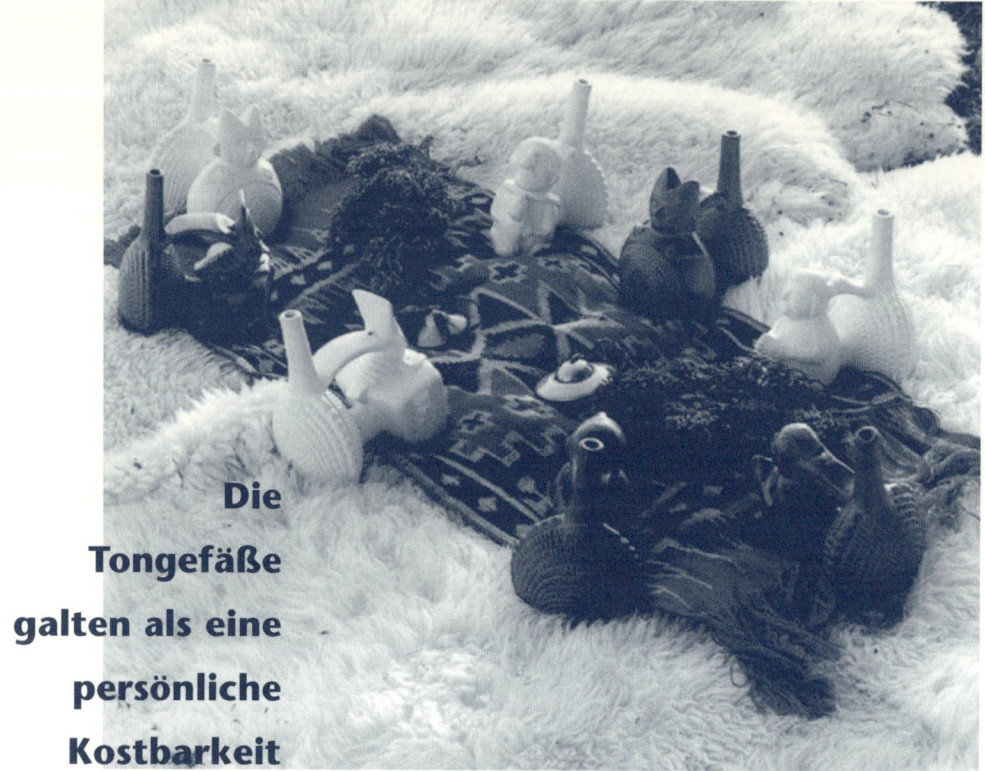

**Die
Tongefäße
galten als eine
persönliche
Kostbarkeit
ihrer Eigen-
tümer**

Noch heute zählt zu den täglichen Aufgaben der Schamanen die medizinische Grundversorgung großer Teile der
Weltbevölkerung (in weiten Teilen Asiens, Afrikas und
Lateinamerikas); so spielen Schamanen in Brasilien, Kolum-
bien und Peru bis heute eine wichtige Rolle im öffentlichen Leben.
Charakteristisch für Amazonien ist die Yage-Zeremonie, die mit Ayahuaska,
dem „Wein der Seele" und einer Reihe anderer halluzinogener Pflanzen ope-
riert. Vielleicht auch mit speziellen Flöten und Frequenzen (Aida Hinojosa),
doch das war damals bestenfalls eine Hypothese ...

Don Wright

So wußte man im Westen wenig über diese Krüge, doch die Entdeckung von
Daniel K. Statnekov blieb nicht folgenlos. Beispielsweise für den Wissenschaftler Don Wright, der inzwischen zu ihren besten Kennern zählt. Don
Wright studierte am Boston College Psychologie und Theologie, und einer
seiner Professoren hielt Vorlesungen über das menschliche Bewußtsein und
liebte dessen Manipulationsmöglichkeiten. Er brachte Wright zum ersten Mal
in Kontakt mit den Krugflöten – und der konnte es nicht glauben. Angetan
von der faszinierenden Wirkung befaßte er sich intensiver mit dem Phänomen
und schrieb einen ersten Artikel im NEW FRONTIER MAGAZINE, der auf reges
Interesse stieß.

Die Geschichte der Krüge

Da die Anzahl der Kammern in den Krügen regional variiert, spezialisierte sich Wright im Lauf der Zeit auf die Zwei-Kammer-Gefäße der Chim-Kultur. Sie wurde von vorkolumbianischen Indianern an der Nordküste Perus gegründet. Ein bedeutendes Reich, das von 1000 bis 1470 dauerte und in eine Zeit dramatischer Kriege, Bündnisse, Fluchtburgen und Zusammenschlüsse fiel. Don Wright kam allmählich zu der Erkenntnis, daß hier *„vor Jahrtausenden eine Technologie entwickelt wurde, die ein wichtiger Bestandteil der verschiedenen peruanischen Kulturen war. Ihre Schöpfer arbeiteten mit ausgesuchten Tönen, die Menschen in das Reich der geistigen Welt transportierten, in andere Welten unserer Existenz."*

Diese Töne entsprachen nicht unserem gewöhnlichem Verständnis von Musik, *„vielmehr ermöglicht das Hineinblasen in diese Tongefäße, daß die Bläser in einen Trance-Zustand von spiritueller Natur gelangen. Diese Tongefäße galten in der damaligen Zeit als eine persönliche Kostbarkeit der Eigentümer; sie wurden nicht an andere Personen weitergegeben, vielmehr wurden sie dem Besitzer nach seinem Tod mit ins Grab gelegt. Von Generation zu Generation wurde so die Technik der Herstellung und ihrer Anwendung nur mündlich weitergegeben, nicht aber die Flöten selbst."*

Als 1532 Peru durch die Spanier erobert wurde, verschwanden die Flöten plötzlich – offensichtlich bis zum Jahre 1972. Don Wright: *„Dies lag weniger an den spanischen Eroberern, sondern vielmehr an den Peruanern selbst. Sie wollten die Philosophie und Anwendung der Flöten nicht an Dritte weitergeben. Dies ist wahrscheinlich der Grund dafür, daß es keine historischen Dokumente über die Flöten gibt. Alles, was man über die Herstellung, die Anwendung und den Sinn weiß, sind reine Vermutungen."*

Die Peruaner wollten die Philosophie und die Anwendung der Flöten nicht an Dritte weitergeben

Der kleine Unterschied zwischen Klang und Vibration

So mußte Wright auch ziemlich lange experimentieren, bis er die Flöten nachbauen konnte, um mehr über ihre Möglichkeiten und ihre gruppendynamische Zeremonie zu erfahren. Laut Wright ist der entscheidende Effekt weniger der Klang, als vielmehr die direkte körperliche Resonanz zwischen Krugflöte und Bläser. Versucht man nämlich die Töne aufzunehmen, so hört man zwar den Klang, aber nichts geschieht. Tonbandaufnahmen haben also keinerlei Effekt auf unser Bewußtsein, dort findet keine direkte Resonanz statt. Wenn man aber die Aufnahme abspielt und gleichzeitig eine Flöte bläst, *„dann ist es, als würde sich eine Tür öffnen"*. Entscheidend ist also die Interaktion zwischen der Flöte (als Instrument) und dem Menschen (als Resonanzkörper). Laut Don Wright kommt der menschliche Körper nicht in die typische Vibration, wenn wir die Töne nur vom Band hören. Sie entsteht nur zwischen den Hohlräumen (Kammern) des Instruments und den Hohlräumen des menschlichen Körpers. Physikalisch zeigt sich ein weiteres Phänomen: Die Töne werden vom Ohr rund 15 % lauter wahrgenommen, als die Amplitude der Töne

anzeigt. Was wir also wahrnehmen, scheint eine Illusion des physikalisch nachweis-
baren Tons zu sein.

Erlebnisse und Effekte einer Krugflöten-Zeremonie

Krugflöten sind gesellige Instrumente, für eine „Session" bedarf es einer Gruppe
von vier, acht oder zwölf Bläsern; die Länge variiert zwischen 30 und 60 Minuten.
Zu ihrem Ablauf: In den ersten sechs Minuten, so die Beobachtungen von Don
Wright, sind die Bläser vor allem nach außen orientiert (und beobachten die
anderen Teilnehmer). Innerhalb der nächsten sechs Minuten wandert dann die
Aufmerksamkeit langsam nach innen, und zuletzt werden die Bläser selbst zur
eigentlichen Erfahrung. *„Dies ist ein Erlebnis"*, so Don Wright, *„das sehr an Zen
erinnert."*

Die Flöten führen ins Reich der Geister – ohne bewußtseinserweiternde Drogen

*„Die Ironie ist, daß es keine Analogie gibt, außer daß es sich um eine
Veränderung des Bewußtseinszustandes durch Klang handelt. Es ist
daher recht schwierig, etwas über den Inhalt und die Idee der
Erlebnisse zu sagen. Für viele Teilnehmer ist es das Erlebnis des
Einsseins mit den anderen ... man fühlt eine emotionale, kinästheti-
sche und energetische Verbindung mit den anderen Teilnehmern, die
in keinem Zusammenhang mit der materiellen Welt steht. Man fühlt
sich auf einer geistigen Ebene als Gleichgesinnte."*

In diesem Zustand lösen sich der kontinuierliche innere Dialog und
die Selbst-Beobachtung auf, es verschwinden Hunger, Durst und
sexuelles Verlangen. Ebenso das konsensuale Gefühl für Zeit, für
Vergangenheit und Zukunft. Einige Sekun-
den bis fünf Minuten nach der Session fühlen die Teilnehmer ein inniges, fast geschwi-
sterliches Verhältnis zu den anderen Teilnehmern der Gruppe. Gefühle, die bis dahin
völlig fremd waren. Don Wright:

*„Der Effekt der Flöten ist vielleicht die einzige
Möglichkeit, um ins Reich des Geistes zu gelangen, bei der man keine bewußtseinser-
weiternden Drogen nehmen muß."*

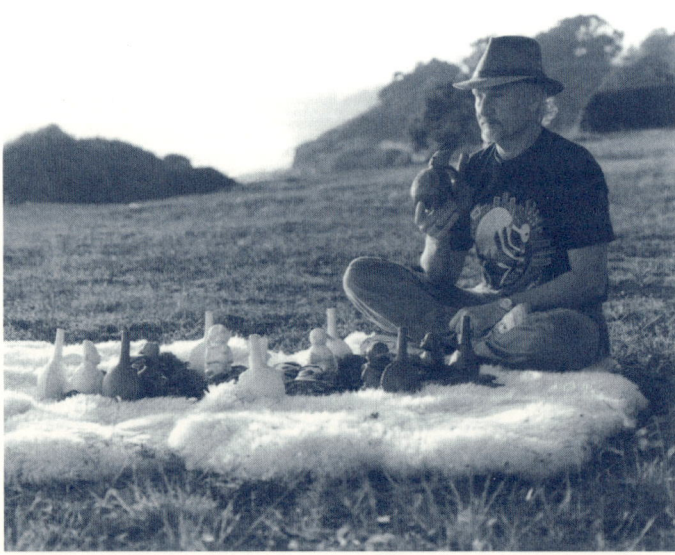

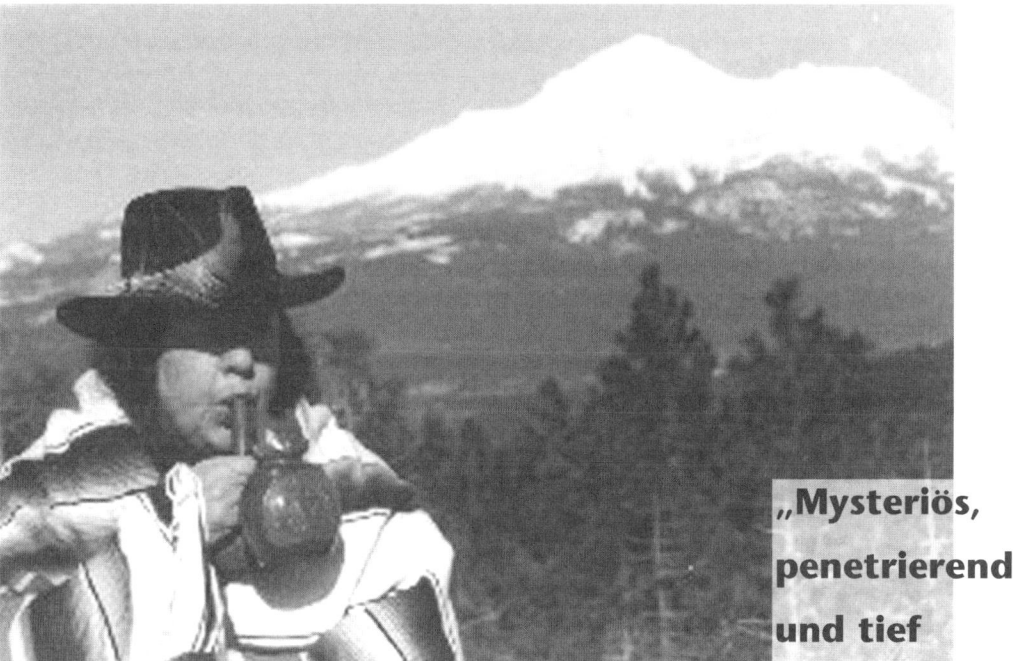

Göttliche Vibrationen

Inzwischen – sicherlich auch durch das Internet – wächst das Interesse an Peruvian Whistling Vessles ständig an. Immer mehr Practitioner geben Workshops und stellen Krugflöten her, die frei verkäuflich sind. So kam Aida Hinojosa über die Homepage von Don Wright zu den Flöten, inzwischen gibt sie regelmäßig Seminare (SACRED CIRCLE OF SOUND) und beschreibt die Erlebnisse wie folgt:

„Mysteriös, penetrierend und tief schwebt der geheimnisvolle Sound der doppelkammrigen Flöte zwischen meinen Ohren ..."

„Mysteriös, penetrierend und tief schwebt der geheimnisvolle Sound der doppelkammrigen Flöte zwischen meinen beiden Ohren. Innerhalb von Nanosekunden vibriert mein Gehirn mit meinem Atem. Durch das fortwährende Blasen intensiviert sich der Sound in eine Vibration ... es ist kosmisch, universell ... ich fühle mich außerhalb des Raumes. Es ist keine Musik, es ist purer Sound. Ein Sound, der eine Brücke zu anderen Dimensionen herstellt ... hin zum universellen Mind. Es kommt der Punkt, an dem der menschliche Geist frei wird.

Ich arbeite in meinen Seminaren mit Sound als interdimensionale Brücke. Ich habe zuvor mit Gesang, Trommeln und Rasseln gearbeitet, aber nichts hat dazu geführt, daß der Geist seinen linearen Zustand verlassen kann, um außerhalb der Zeit zu agieren. Dies schafften erst die mysteriösen Krugflöten der alten Peruaner. Sie sind eine willkommene Hilfe für meine Seminarteilnehmer, direkt in Kontakt mit einer göttlichen Vibration zu kommen."

221

Die Form der Flöten

Die Krugflöten sind ca. 18 cm hoch, die hintere Kammer erinnert an die Form einer ca. 10 cm großen Klaffmuschel. Aus ihr ragt der „Schnabel" heraus, durch den man in die Flöte hineinbläst. Diese hintere Kammer ist mit der vorderen verbunden, die als ein Bildnis dargestellt wird, häufig eine menschen-ähnliche Entität. Durch eine Röhre, die gleichzeitig der Bügel ist, sind beide Kammern miteinander verbunden. Daher nannte man sie auch die „Bügelflasche".

Bläst man in den Schnabel hinein, entsteht durch eine kleine, runde und zerbrechliche Blase, die sich in der vorderen Kammer befindet, die charakteristische Resonanz. Die Blase ist hohl und vor allem sehr dünn. Sie erzeugt die Vibration. Der eigentliche interne Resonanzkörper ist also viel kleiner als die Kammern. Über die Größe eines kleinen Lochs in der Blase verändert man die Frequenz: je kleiner das Loch, desto höher die Frequenz.

Auf diese Art wird ein Flöten-Set aufeinander gestimmt und produziert. Don Wright: *„Das Stimmen ist ein sehr komplexer Prozeß, da man nicht direkt auf eine Frequenz stimmt. Es wird nicht die Frequenz manipuliert, sondern es werden vielmehr alle anderen Modalitäten gestimmt ... man bringt sich als Zuhörer der Frequenz in Resonanz mit der Frequenz."* Für den Bläser hört sich der Ton klar an, während er auf die anderen Zuhörer eher ein wenig kratzig wirkt. Es geht also nicht direkt um das Hören, sondern vielmehr um das „Fühlen der Töne". Der Mensch wird zum elementaren Bestandteil des Instruments.

In diesem Zusammenhang ist es wichtig zu erwähnen, daß Flöten-Sets, so wie sie von Don Wright hergestellt werden, nicht gemischt werden dürfen, da die einzelnen Flöten direkt in einem komplexen Prozeß aufeinander abgestimmt werden.

A LIST OF JOURNALS AND MAGAZINES OF THE INSTITUTE OF NOETIC SCIENCES RESOURCE GUIDE TO MIND-BODY HEALTH, "HEALING OURSELVES"

NOETIC SCIENCES REVIEW, Institute of Noetic Sciences, PO Box 909, Sausalito, CA 94966-0909, USA. (800) 383-1394
Quarterly Membership: $35.00

1993-94 HOLISTIC HEALING DIRECTORY, New Age Journal Rising Star Associates Ltd., 342 Western Ave., Brighton, MA 02135, USA. (617) 787-2005. Annual: $5.95.

ADVANCES: The Journal of Mind-Body Health, The Fetzer Institute, 9292 West KL Ave., Kalamazoo, MI 49009, USA. (616) 375-2000 Quarterly $39.00, Student/Senior $19.00.

BRAIN MIND AND COMMON SENSE, Interface Press, Box 42211, 4717 North Figueroa St., Los Angeles, CA 90042, USA. Monthly $45.00.

NATURAL HEALTH, East West Partners, 17 Station St., Box 1200, Brookline, MA 02147, USA. (617) 232-1000 Bi-monthly $24.00.

HARVARD HEALTH LETTER, Harvard Medical School, 164 Longwood Ave., Boston, MA 02115, USA. (800) 829-9045 Monthly $24.00.

HEALTH, Hippocrates Partners, 201 Howard St., Suite 1800, San Francisco, CA 94105, USA. (415) 512-5100 Seven Times a Year $24.00.

JOURNAL OF TRANSPERSONAL PSYCHOLOGY, Transpersonal Institute, PO Box 4437, Stanford, CA 94309, USA. (415) 327-2066 Semi-annually $24.00.

UNIVERSITY OF CALIFORNIA AT BERKELEY WELLNESS LETTER, 48 Shattuck Square, Suite 43, Berkeley, 94704, USA (Monthly publication for medical doctors, specialists and other experts in the health care field on health, nutrition and exercise. Focus is on staying well rather than coping with illness.)

Quelle:
THE INSTITUTE OF NOETIC SCIENCES
Erstklassige Adresse für innovative Ideen aus Wissenschaft, Politik und Kultur.

Institute of Noetic Sciences
475 Gate Five Road, Suite 300, Sausalito,
CA 94965, USA
Tel.: ++1-415-331-5650
FAX -331-5673

Bibliographie Peruvian Whistling Vessles

AASC Quarterly: *Association for the Anthropological Study of Consciousness*, June/Sept. 1989, Vol. 5, No. 23.

Campbell, Don (Hrsg.): *From Music and Miracles*, Quest Books, Wheaton (IL) 1992. Don Wright hat das Kapitel „Peruvian Whistling Vessels: PreColumbian Instruments that Alter Consiousness Through Sound" zu diesem Buch beigesteuert.

Garrett, Steven, and Daniel K. Statnekov: Peruvian Whistling Bottles. *Journal of the Acoustical Society of America*, Aug. 1977, Vol. 62, No. 2.

Statnekov, Daniel K.: *Animated Earth*, North Atlantic Books, Berkeley 1987

Statnekov, Daniel K.: Double Chambered Whistling Bottles: A Unique Pottery Form. *Journal of Transpersonal Psychology*, No. 2: 157-162.

Wright, Don: *Peruvian Whistling Vessels: Rebirth of Ancient Sounds of Consciousness*, Southwest Source 1982

Weiterführende Informationen

Don Wright

20 Anita Avenue, La Selva Beach, CA 95076, USA
Tel. 001-408-688 7301
Email: donwri@ix.netcom.com

http://www.entheosound.com/

Hier Don Wrights Homepage, die über seine Krugflöten, Bücher, Tapes und Workshops informiert. Don Wright produziert und verschickt diese Krugflöten weltweit, sie werden aber nur in Sets verkauft und die Lieferzeit richtet sich stark nach der Auftragslage (in der Regel sind es ca. 3 Monate). Die Preise: Ein Set mit 4 Flöten kostet $950, ein Set mit 8 Flöten $1600, ein Set mit 12 Flöten kostet $2400.

http://www.roadrunner.com/~maraz/index.html

Die Homepage von Daniel Statnekov. Mit Informationen über Krugflöten, seine Motorrad-Sammlung und seine Schriften. Einloggen!

Aida Hinojosa

The Gatehouse Retreat Center, 1236 Vista Drive,
Mt. Shasta, CA 96067, USA, Tel. 001-916-926-5752
http://www.gvn.net/~yortiz/index.html

In Yolanda's Home Page finden Sie Informationen über peruanische Krugflöten-Workshops mit Aida.

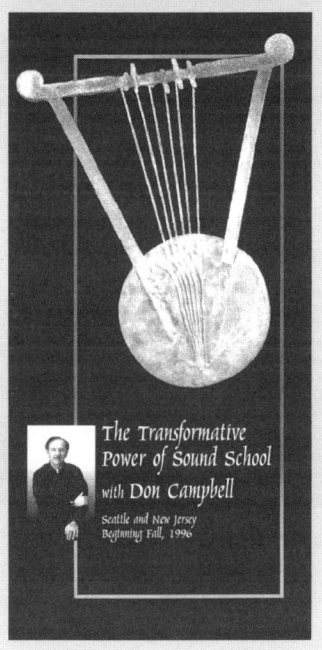

TON

Die Anfänge der Musik auszumachen fällt ebenso schwer wie die Suche nach dem Ursprung allen Lebens. Vielleicht war es der Urknall (15 Milliarden Jahre), der erste Tanz der Atome, Galaxien und Sonnensysteme, der Gesang der Wale (500 Millionen Jahre), der Delphine (35 Millionen Jahre), die ersten Vögel oder die Trommeln der Schamanen (30.000 - 100.000 Jahre). Vielleicht reicht der Ursprung der Musik noch weiter zurück, denn sie erklingt nicht nur, wenn sie gespielt wird – es schläft ein Lied in allen Dingen, eine implizite Ordnung, nachzulesen in den Mythen der Völker, der Poesie ihrer Dichter und den Formeln der Wissenschaft.

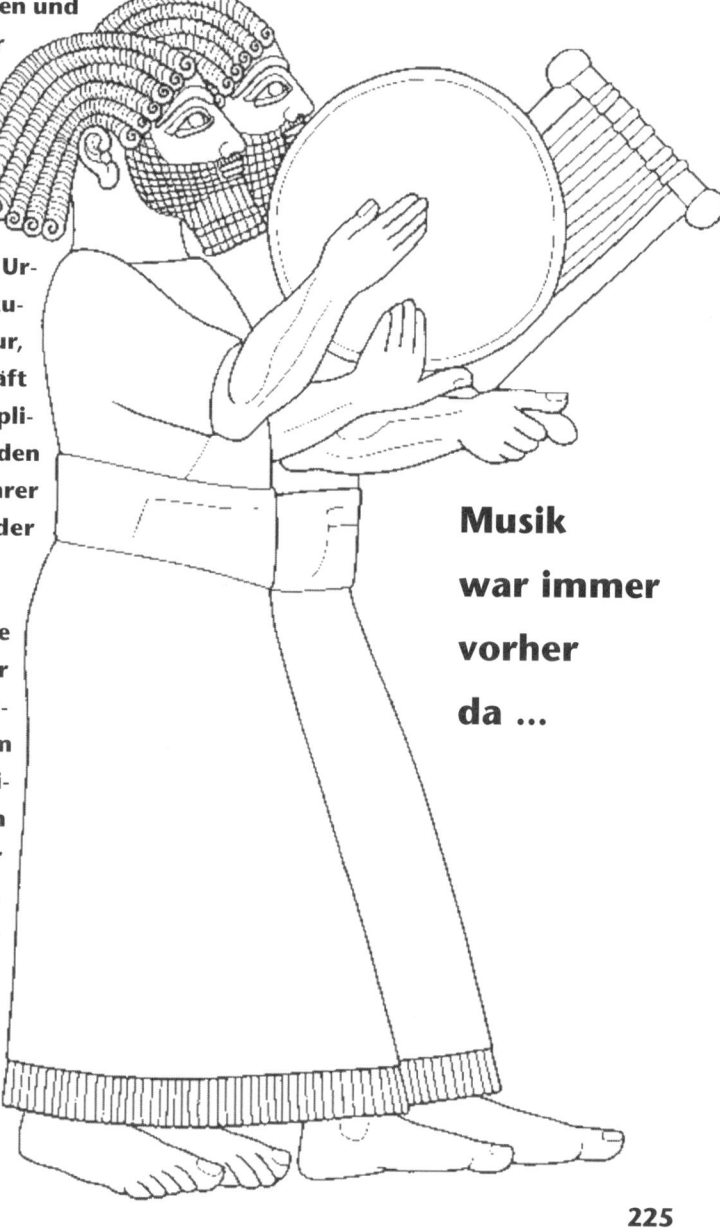

Musik war immer vorher da ...

Musik ist eine facettenreiche Disziplin, frau nähert sich ihr von vielen Seiten: vom wissenschaftlichen Standpunkt, vom therapeutischen, vom medizinischen und historischen, vom praktischen, ästhetischen oder metaphysischen – *anything goes*. Musik ist mehr als Kunst, Begabung oder Handwerk, sie ist mehr als Mathematik, Resonanz oder himmlische Ordnung. Musik ist mehr als die Summe ihrer Teile und war immer vorher da. Wie in der Geschichte vom Hasen und dem Igel ...

HIStory

Im 17. Jahrhundert datierte der schwedische Bischof Usscher den Beginn der Menschheit auf 4.400 v. Chr.. Ein Kollege reichte flugs das Datum hinterher: es geschah am 23. Oktober, exakt um 9 Uhr morgens.

Die moderne Geschichtsschreibung ist hier etwas vorsichtiger, die Geschichte Ägyptens läßt sich (einigermaßen genau) bis etwa 3.000 v. Chr. zurückverfolgen, die chinesische um tausend Jahre weiter, und was das antike Griechenland angeht, so tauchen zuverlässige historische Quellen ziemlich spät auf. Vor Plato und Aristoteles liegt das meiste im mythischen Halbdunkel von Göttern, Gräbern und Gelehrten.

Aufrecht auf zwei Beinen

Der Frühmensch (so der aktuelle Stand) tauchte vor rund 2 Millionen Jahren auf und tat das in geselligen Gruppen von rund 30 Personen. Für evolutionäre Beschleunigung sorgte zwischen 70.000 und 8.000 vor unserer Zeitrechnung das späte Pleistozän. Damals sorgten radikale Temperaturschwankungen und abrupte Klimawechsel für historische Wanderbewegungen von Mensch und Tier. Die Hominidenpopulation dehnte sich vom afrikanischen Herzland explosionsartig nach allen Seiten aus und verlief sich in der eurasischen Subarktis, in Amerika und bevölkerte Australien. Rund um das Mittelmeer war es offensichtlich am wohnlichsten; dort konzentrierte sich die prähumane Population und bildete die kulturelle und biologische Speerspitze der (zukünftigen) Menschheit.

Wilde Spekulationen: Außerirdische Götter oder Genmanipulation?

Die Geschichte des Homo sapiens begann vor 40.000 Jahren, als er die ersten Spuren hinterließ: Steinwerkzeuge, kultische Figuren, Schmuck und Hinkelsteine. 5.000 oder 10.000 Jahre v. Chr. begann er träge und seßhaft zu werden, über die genaue Datierung streiten sich die Wissenschaftler. Die ersten Siedlungen wurden mittels der C14-Methode auf rund 5.000 Jahre v. Chr. zurückdatiert – nur, unumstritten ist das alles nicht, und immer wieder tauchen widersprüchliche Entdeckungen und Funde auf. Kein Wunder, ist ja auch schon lange her ...

Die ersten Hochkulturen

... als das „Licht der Geschichte" von den Sumerern und Ägyptern angeknipst wurde – den beiden ältesten Hochkulturen, die nahezu gleichzeitig entstanden, nur etwa drei Jahrhunderte auseinander. Sie unterschieden sich vom sittsamen Stammesleben ihrer Nachbarn wie das 20. Jahrhundert vom Mittelalter, und das ziemlich kraß – dieser rasante Aufschwung gibt bis heute Anlaß zu wilden Spekulationen. Sie reichen von außerirdischen Göttern bis zur Genmanipulation an Humanoiden. Beispiel aus dem Internet gefällig?
„Unserer heutigen Geschichtsforschung zufolge entstand die erste Zivilisation und die ersten Wissenschaften zwischen Euphrat und Tigris, also in Mesopotamien bei den

Sumerern ... Dies alles scheint um ca. 4000 v. Chr. wie aus dem Nichts in Sumerien vorhanden gewesen zu sein. Die Wissenschaft stand vor einem Problem: Wie sollte man diese Errungenschaften ohne eine erkennbare Entwicklung derselben erklären? Im Jahre 1976 veröffentlichte der anerkannte Altertumsforscher und Experte auf dem Gebiet der Sumerologie, Zecharia Sitchin, sein Buch »Der zwölfte Planet«, im Original »The Twelfth Planet«, und konfrontierte die traditionelle Wissenschaft mit seinen schier unglaublichen Forschungsergebnissen ... Die Geschichten auf den Tontäfelchen der alten Sumerer besagen laut Sitchin folgendes: Vor 432000 Jahren kamen die Nefilim, genannt die Anunnaki (wörtlich: jene, die vom Himmel auf die Erde kamen), von einem Ort namens Nibiru, den Sitchin als den bisher noch unbekannten 12. Planeten unseres Sonnensystems identifiziert hat, auf die Erde. Dort gründen sie in Südmesopotamien die erste Stadt auf der Erde, Eridu. Die Anunnaki wurden von Prinz E.A. (wörtlich: Dessen Heim das Wasser ist) angeführt, der zusätzlich den Titel EN.KI (wörtlich: Herr der Erde) trug, was soviel wie Herrscher der Erde heißt, der der Sohn von ANU (wörtlich: der Himmlische) ist, welcher wiederum der Herrscher auf Nibiru ist. In der Folgezeit beginnt man die Infrastruktur dafür zu schaffen, weswegen man eigentlich gekommen ist ... "

Ob ja oder nein, in Wirklichkeit war alles wahrscheinlich noch viel phantastischer! Wie der Physiker und Nobelpreisträger Nils Bohr einem seiner Studenten sagte: *„Ihre Theorie ist verrückt, junger Mann. Aber nicht verrückt genug!"* Vielleicht war es ja wie in dem Buch „Der Ursprungs des Bewußtseins durch den Zusammenbruch der bikameralen Psyche" (Rowohlt 1988). Es beschreibt die verrückte Theorie eines populären Professors der Psychologie aus Princeton, Julian Jaynes.

> **Akustische Halluzinationen von einer Hirnhälfte zur anderen ...**

Dieser macht einschneidende historische Verwerfungen an der Evolution des menschlichen Cerebellums fest (das in Folge einer Veränderung eine Weile aus dem evolutionären Ruder lief). Damals, so Professor Jaynes, spielte die eine Hirnhälfte der anderen akustische Halluzinationen vor, die magischen Göttern zugeschrieben wurden und entsprechend hoch im Kurs standen. Am deutlichsten, so Julian Jaynes, läßt sich der Zusammenbruch der bikameralen Psyche an der Ilias demonstrieren – und die Entstehung des Bewußtseins an der Odyssee.

Zeitlich nur wenige Jahrhunderte getrennt, handelten die historischen Figuren in der Schlacht um Troja „göttlich ferngesteuert", während Odysseus, ganz Held der Neuzeit, ein hedonistisches Bewußtsein entwickelte, es auslebte und selbst mit den Göttern seine Scherze trieb – in der Ilias unvorstellbar!

Die Sprachentwicklung und die ersten Städte

Die Entwicklung der menschlichen Sprache datierte Jaynes ebenso eloquent wie überzeugend auf 25.000 bis 15.000 v. Chr., Eigennamen könnten um 10.000 – 8.000 entstanden sein. Damals wurden unsere Urahnen rund um das palästinensische Wadi el-Natuf seßhaft, mit der Folge einer regen Bautätigkeit von kleineren

Dörfern, Siedlungen und Städten. Das 1957 ausgegrabene 'A'in Mallaha (Eynan), 20 Kilometer nördlich vom See Genezareth gelegen, war eine größere Landkommune mit 200 Einwohnern, aber laut Julian Jaynes dennoch:

„Eine Stadt! ... Nun ist es zwar nicht undenkbar, daß ein einzelnes Stammesoberhaupt über ein paar hundert Menschen gebietet, aber es wäre eine aufreibende Arbeit, wenn die Herrschaft in wieder und wieder erneuertem direktem Kontakt mit jedem einzelnen Gruppenmitglied realisiert werden müßte, wie die Dominanz in Primatengruppen mit streng hierarchischem Aufbau.

Der halluzinogene König

Wenn wir jetzt versuchen, uns die soziale Seite des Lebens in 'A'in Mallaha zu vergegenwärtigen, bitte ich den Leser, dabei nie zu vergessen, daß die Natoufiens kein Bewußtsein hatten. Sie konnten nicht narrativieren, und es gab für sie

Welche Signale übten die soziale Kontrolle aus?

kein »Ich (qua Analogon)«, vermittels dessen sie »sich« in ihrem Verhältnis zu den anderen zu »sehen« vermocht hätten. Sie waren, so könnte man aus heutiger Sicht sagen, signalverhaftet, das heißt, sie reagierten fortwährend reflektorisch auf Hinweisreize aus der Umgebung und wurden durch diese Hinweisreize gesteuert. Und welches waren die Hinweisreize, die einen so umfänglichen Sozialkörper organisierten? Welche Signale übten die soziale Kontrolle über die zwei-, dreihundert Mitglieder an diesem Sozialkörper aus? Ich habe die These vorgetragen, derzufolge Gehörshalluzinationen als Nebenwirkungen im Zuge der Sprachevolution auftraten und dazu dienten, das Individuum zum Ausharren bei den vom Stammesleben erheischten längerwierigen Arbeiten zu bewegen. Diese Halluzinationen nahmen ihren Ausgang von lauten Befehlen, die das Individuum sich entweder selbst erteilte oder vom Stammesoberhaupt erteilt bekam. Von hier aus führt ein geradliniger Zusammenhang zu den komplexeren Gehörshalluzinationen, die nach meinem Dafürhalten die Hinweisreize der sozialen Kontrolle in 'A'in Mallaha und als solche aus den Befehlen und Reden des Königs hervorgegangen waren.

Wir dürfen hier allerdings nicht in den Irrtum verfallen, uns diese Gehörshalluzinationen als Reproduktion faktisch geäußerter königlicher Kommandos – also etwa so wie das Abhören von Tonbandaufzeichnungen – vorzustellen. Zwar mag die Sache so angefangen haben, doch gibt es keinen vernünftigen Grund, der dagegen spräche, daß die halluzinierten Stimmen mit fortschreitender Zeit auch »denken« und Probleme lösen könnten, obzwar alles unbewußt." (Jaynes, „... bikamerale Psyche", S. 176)

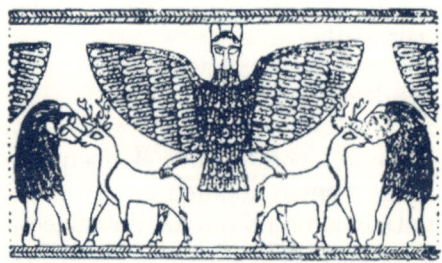 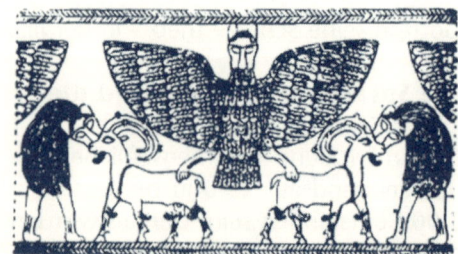

In diesem halluzinogenen Durcheinander entwickelten sich die ersten Städte. Aus ihnen entwickelten sich die frühen Hochkulturen, oder umgekehrt: Erst die frühen Hochkulturen waren in der Lage, Städte zu errichten. Aus dieser Dialektik entstammten die zivilisatorischen Grundlagen für unser heutiges Dilemma, insbesondere entwickelte sich damals Mathematik und Schrift, zwei entscheidende Schläge gegen die bikamerale Psyche und die Geburtsstunde unseres heutigen „Bewußtseins". Eine gute Theorie …

Die Sumerer

Sie spielt in der Frühzeit der sumerischen Kultur, irgendwo in Mesopotamien, noch zu Beginn des 19. Jahrhunderts eher eine Spekulation einiger verrückter Archäologen. Man wußte nichts von ihnen, aber sie paßten theoretisch in ein geschichtliches Puzzle, das man damals Stück für Stück zusammensetzte. Die Ausgrabung und Rekonstruktion der sumerischen Kultur gehört zu den großartigsten Leistungen der Archäologie. Ein Paradebeispiel für den detektivischen Spürsinn von Generationen von Wissenschaftlern und Privatgelehrten, eine lange Reihe durchquälter Nächte über Skizzen, Karten, zerbrochenen Tonscherben und staubigen Volianten. Der Historiker Will Durant über die hypothetischen Mesopotamier:

„Den Römern, Griechen und Juden, die wir mit einem bemitleidenswerten Sinn für die Unermeßlichkeit der Zeit als die »Alten« bezeichnen, war Sumer unbekannt. Herodot hatte anscheinend nie davon gehört, und wenn er auch etwas vernommen hatte, so wußte er doch nichts Genaues darüber. Berosus, ein

KOMMUNIKATION BOOMT

„Wir leben in einer Zeit, die wie nie zuvor von Kommunikation geprägt ist. Kommunikation boomt! Das könnte das Schlagwort sein: Immer mehr Medien entstehen, Sendezeiten gehen rund um die Uhr, Zeitungen werden noch dicker, zu jedem Thema erscheinen eigene Zeitschriften.

Nur aus großer Distanz erkennt man, in welchem Ausmaß die Medien derzeit geradezu explodieren: Packt man die Zeit von der Erfindung der Schrift (ca. 3000 v. Chr. gleichzeitig in China und im Zweistromland Mesopotamien) bis zum Jahre 2000 n. Chr. in eine einzige Stunde, so ergibt sich folgendes Bild:

53 Minuten lang passiert nichts

Mehr als 53 Minuten dieser 60-Minuten-Raffung verstreichen, ohne daß sich irgend etwas tut. Dann aber, ganze viereinhalb Minuten vor Ablauf der Stunde, wird die Zeitung erfunden, zwei Minuten und 20 Sekunden später der Telegraph, 45 Sekunden später das Telefon, 16 Sekunden später der Film, 17 Sekunden später das Radio, 9 Sekunden später das Fernsehen, 15 Sekunden später das Tonband, 14 Sekunden später das Satellitenfernsehen, 5 Sekunden später – ganze 16 Sekunden vor Ablauf der Zeitstunde – das Kabelfernsehen, eine Sekunde später Fax, noch eine Sekunde später Btx und der Kleincomputer (PC), weitere zwei Sekunden später die Compactdisk (CD).

Das Medienangebot steigt um 4000% ...

Diese Evolution läßt sich auch für den Rezipienten nachweisen. So kann man zeigen, daß zwischen 1960 und 1990, also innerhalb einer Generation, das Medienangebot der vier »klassischen« Medien Tageszeitung, Zeitschrift, Radio und Fernsehen um den Faktor 40 (4000 %) zugenommen hat (vgl. Merten 1994, 140 ff).

... die Verarbeitungskapazität aber nur um 4%

Gleichzeitig aber steigt die Verarbeitungskapazität (Intelligenz) des Menschen pro Generation nur um etwa 4%, so daß sich hier eine Schere mangelnder Informationsverarbeitung von riesigem Ausmaß öffnet.

Aus: HÖR ZU – SCHAU HIN – SCHALT AB
von Professor Dr. Klaus Merten, Institut für Publizistik der Universität Münster (aus dem Internet gefischt)

babylonischer Historiker, der 250 v. Chr. seine Werke schrieb, kannte Sumer nur durch den Schleier der Sage. Er beschreibt eine Rasse von Ungeheuern, deren Führer ein gewisser Oannes war und die vom Persischen Golf herkamen und die Künste des Ackerbaus, der Metallverarbeitung und der Schrift mit sich brachten; »alle jene Dinge, die das Leben schöner machen«, erklärt er, »wurden von den Menschen von Oannes gebracht, und seit jener Zeit hat man nichts Neues mehr erfunden«. Erst 2000 Jahre nach Berosus wurde Sumer wiederentdeckt.

Im Jahre 1850 erkannte Hincks, daß die Keilschrift – durch Aufdruck der Keilspitze eines Griffels auf weichen Lehm erzeugt und in den semitischen Sprachen des Vorderen Orients verwendet – einem noch früheren Volke eher nichtsemitischer Sprache entliehen worden war, und Oppert gab diesem hypothetischen Volke den Namen »Sumerer«. Um die gleiche Zeit fanden Rawlinson und seine Assistenten unter den babylonischen Ruinen Tafeln, die die Vokabeln dieser alten Sprache samt ihrer Übersetzung ins Babylonische enthielten.

Sumerisch – eine Kette wohlklingender Vokale

Im Jahre 1854 entdeckten zwei Engländer die Lage von Ur, Eridu und Uruk; am Ende des 19. Jahrhunderts zogen französische Forscher die Reste von Lagasch ans Licht, worunter sich auch die Geschichtstafeln der sumerischen Könige befanden; in unserer Zeit haben Professor Woolley von der Universität Pennsylvania und viele andere die uranfängliche Stadt Ur, wo die Sumerer eine Kultur schon 4500 v. Chr. erreicht zu haben scheinen, ausgegraben. So haben die Gelehrten vieler Nationen zusammengearbeitet, um jenes Geheimnis zu lüften, indem sie gleich Detektiven mit dem Spaten die historische Wahrheit zutage förderten. Trotzdem ist all dies nur ein Beginn der Erforschung Sumers. Man weiß nicht, welche Ausblicke sich der Kultur und der Geschichte eröffnen, wenn Boden- und Materialstudien zu Ende geführt sind, wie dies für Ägypten der Fall ist". (aus: Will Durant, „Kulturgeschichte der Menschheit", Bd. 1, „Die Entstehung der Kultur", S. 185, Edition Rencontre, Lausanne).

Der Durchbruch

Es war eine seltsame Kultur. Ur-plötzlich auf der historischen Bühne, basierte das Sumerische auf einer agglutinierten Sprache, einer Sammlung von Silben, die zu Worten gruppiert wurden – eine Kette wohlklingender Vokale. Damit entwickelten die Sumerer nicht nur die Künste bis zur Perfektion, sondern auch die Musik, die Mathematik, die Wissenschaften und die Poesie.

Die Sumerer leisteten sich eine hochgezüchtete Priesterkaste mit Beamtenstatus, sie betrieben Ackerbau und Viehzucht, legten die Grundlagen für einen blühenden Handel und führten erstmals Pferd und Wagen ein. Auf ihr Konto gehen Münzen und Kreditbriefe, Gewerbe und Handwerk, Gesetze und Regierung, die Geometrie, Medizin und Astronomie; Sumerer machten die ersten Kneipen auf und hatten Toiletten mit Wasserspülung. Sie führten Uhr, Kalender und die zwölf Tierkreiszeichen ein, ganz zu schweigen von „*Alphabet und Schrift, Papier und Tinte, Bücher, Bibliotheken und Schulen, die Literatur und Musik, die Bildhauerei und die Architektur, den Monotheismus und die Monogamie, Schönheitspflege und den Schmuck, Schach*

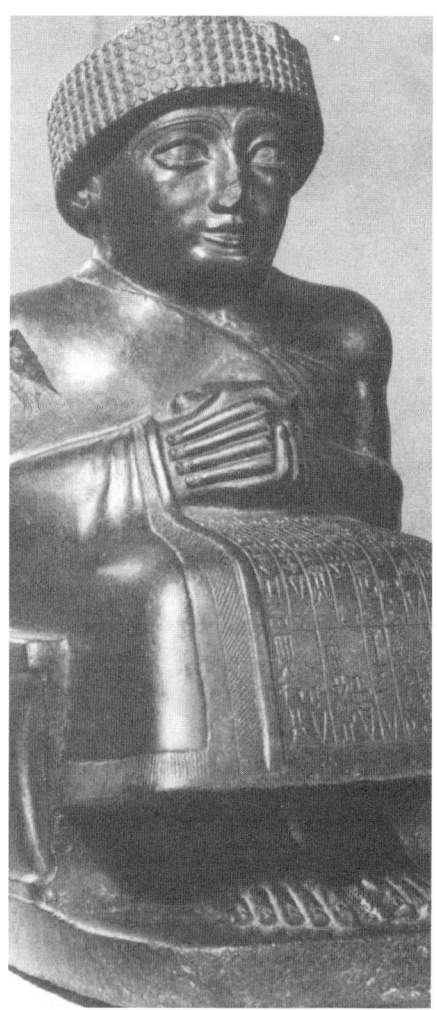

und Würfelspiel, die Einkommenssteuer und das Ammenwesen" (Durant).

Sumerer legten die ersten Entwässerungs-gräben an und entwickelten die wichtigsten Techniken am Bau. Sie waren geschickte Metallurgen, verarbeiteten Kupfer, Silber und Gold, hinterließen eine florierende Kosmetik- und Schmuckindustrie und die erste Zwei-klassen-Gesellschaft: Herren und Sklaven. Sie hatten einen ausgeprägten Hang zum Despotismus, kannten Komfort, Konkurrenz und Ausbeutung, kurz, sie erscheinen wie moderne Menschen.

Rund 3.000 v. Chr. erfanden sie die Keilschrift. Sie schrieben von rechts nach links und drückten den Griffel in die weichen Ton-tafeln, um sie dann zu bren-nen. Archäologen gruben sumerische Bibliotheken

Was haben Sterne und Musik gemein-sam? Die Zahl!

mit über 30.000 Tontafeln aus, penibel geordnet und archiviert. Die Schrift diente dem Handel, *„um Verträge auszuführen oder Rechnungen zu schreiben, Warenlieferungen zu vermerken und Eingänge zu bestätigen"*. Literarische Ausdrucksformen entstanden später. Nur die Musik war von Anfang an dabei, womit wir wieder beim Thema wären.

Die musikalische Mathematik

Was haben Sterne und Musik gemeinsam? Die Zahl! Kernstück der sumerischen Kultur war eine komplexe Mathematik, basierend auf der Zahl 60, die gleichzeitig die Eins repräsentierte. Sie geht wahrscheinlich auf den frühen Mondkalender zurück, wobei die 60 für Kreis und Zyklus steht. Ein Fossil aus dieser Zeit ist unser Ziffernblatt mit seinen 60 Sekunden, Minuten und Stunden. 60 ist vielfach teilbar (durch 2, 3, 4, 5, 6, 10, 12, 15, 20 und 30), eine auf 60 basierende Mathematik ermöglicht also eine Fülle praktisch-mathematischer Subsysteme.

Zahlen hatten in sumerischer Zeit mehrere Aspekte. Einer verkörperte die immateri-elle und intellektuelle Zahl, das göttliche Prinzip. Sie existierte lange vor der Schöpfung im Geiste Gottes, und aus ihm entwickelte sich die Welt. Der zweite, unserem heutigen Verständnis näherstehende Aspekt, war der sinnlichen Realität zugeordnet, der objektiven Welt und ihren Proportionen. War der eine Aspekt nur

231

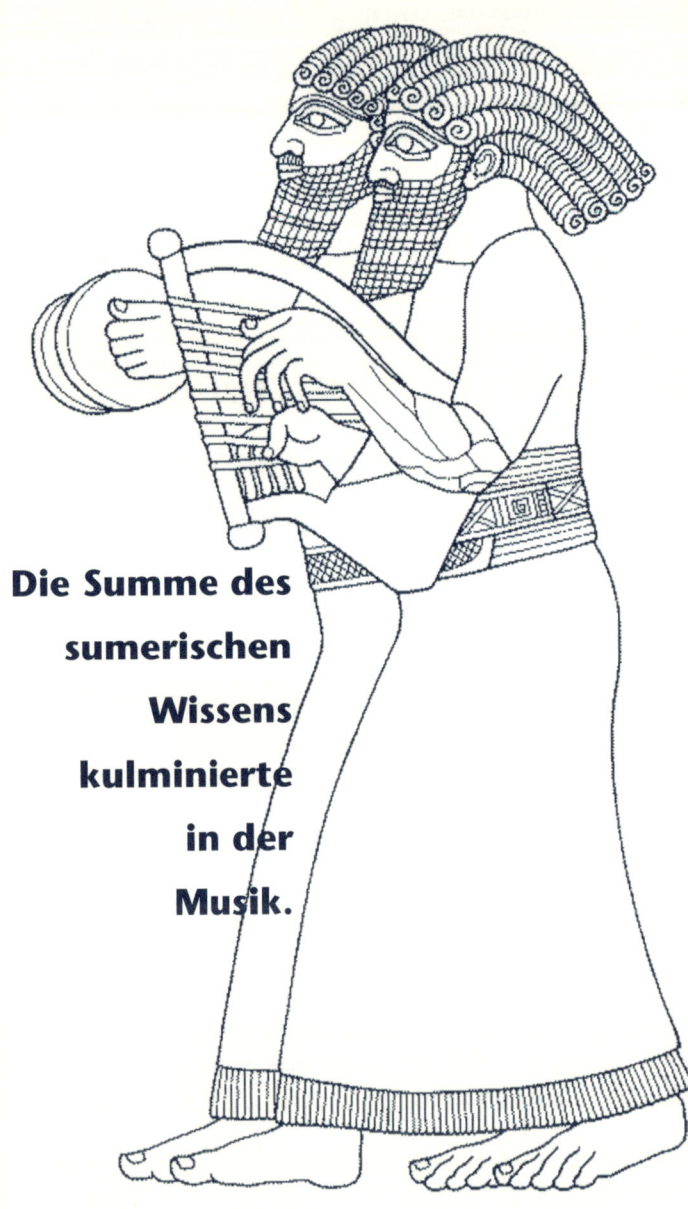

Die Summe des sumerischen Wissens kulminierte in der Musik.

über den Geist erfaßbar, konnte man den anderen mit seinen Sinnen erfahren. Die Summe des sumerischen Wissens kulminierte in der Musik. Das Universum war ein magisches, in allem schlief ein Lied, welches sich nur dem Wissenden offenbarte (repräsentiert durch das Bodenpersonal der zahlreichen sumerischen Götter). Jedem Gott wurde (innerhalb der 60) eine entsprechende Zahl zugeteilt, korrespondierend mit entsprechenden religiösen, physischen und psychischen Aspekten. Und natürlich einem Ton. In den Tönen und ihren Verhältnissen spiegelten sich Mathematik und Religion zeitgleich wider; diese Mathematik entsprach dem damals herrschenden Paradigma und bildete eine holographische Struktur aus Zahlen, Musik, Astrologie, göttlichen Aspekten und den Elementen, in der Mensch und Gottheit fest verwoben waren.

Europa, China, Indien

Mit diesem Paradigma standen die Sumerer nicht allein. Parallel zu ihrem Aufstieg entstanden auch in Ägypten, China und Indien ähnlich hoch entwickelte Kulturen, die in einem klingenden Kosmos lebten. Im chinesischen Buch der Sitten des Li Gi heißt es dazu: *„Die Musik ist die Harmonie von Himmel und Erde. Die Sitte ist die Stufenfolge von Himmel und Erde. Durch Harmonie verwandeln sich alle Dinge, durch die Stufenfolge unterscheiden sich alle Dinge. Die Musik hat ihren schöpferischen Ursprung im Himmel, die Sitten formen sich nach der Erde. Wenn die Formungen zuviel werden, so entsteht Verwirrung; wenn des Schöpferischen zuviel wird, so entsteht Gewalt. Nur wenn man Himmel und Erde klar erkennt, vermag man Sitte und Musik zur Blüte zu bringen."*

Das Primat der Pentatonik

In der Harmonie von Himmel und Erde spielten die Elemente eine wichtige Rolle. Neben Erde, Wasser, Feuer und Luft zählte man noch bis zur Renaissance als fünftes Element den Äther hinzu, entsprechend den fünf platonischen / pythagoräischen Körpern oder der pentatonischen (griechisch *pente* = fünf) Musik.

Die Pentatonik teilt die Oktave in fünf Ganztonschritte auf, die (für unsere Tonarten so charakteristischen) Halbtöne bleiben außen vor. Der Pentatonik entsprechen die schwarzen Tasten am Klavier, wo jeder Ton zum andern paßt. Diese Musik vermittelt ein Gefühl der Nähe und Geborgenheit – und läßt sich bis in die Bronzezeit zurückverfolgen. Die Pentatonik spielt in der Folklore und bei Komponisten wie Bartok, Orff und Débussy eine große Rolle und findet sich in vielen Volks- und Kinderliedern (Maikäfer, flieg) wieder. So befanden sich in einer Sammlung von 140 Kinderliedern beinahe 30 pentatonische!

Sucht man also nach Gemeinsamkeiten in den frühen Kulturen Chinas, Indiens, Mesopotamiens und im antiken Hellas, findet man sie in ihrer Vorliebe für musikalisch-mathematische Denkspiele und die Zahl Fünf: die Chinesen spielten pentatonische Musik (und kannten fünf Elemente), die Griechen perfektionierten die Pentatonik und die Mathematik der fünf platonischen (eigentlich pythagoräischen) Körper, und auch die Inder sprechen von den

Eine Gemeinsamkeit der frühen Kulturen: die Zahl fünf

„fünf technischen Aspekten der Musik:
- *dem volkstümlichen, hierbei wird die Bewegung des Körpers angeregt;*
- *dem technischen, er befriedigt den Intellekt;*
- *dem künstlerischen, der voller Schönheit und Anmut ist; sodann*
- *dem Aspekt, durch den das Herz angesprochen und durchdrungen wird;*
und schließlich
- *dem erhebenden, wobei die Seele die Musik der Sphären hört."*

Bleiben wir ein wenig bei der Musik des alten Indiens, stoßen wir auf typische Kompositions- und Improvisationsformen, die Ragas. Die Ragas *„stammen aus fünf verschiedenen Quellen: aus*

- *dem mathematischen Gesetz der Mannigfaltigkeit;*
- *aus der Inspiration der Mystiker;*
- *aus der Imagination der Musiker;*
- *aus den Volksliedern der verschiedenen Gebiete des Landes und*
- *aus der Idealisierung durch die Dichter."* Hazrat Inayat Khan weiter:

„Das gesamte System der Musik (Gesang, Instrumente, Tanz) wie auch der Sprache und des Universums beruht auf dem Klang, Nada. Klang befinder sich entweder in einem latenten oder nicht offenbarten Zustand (anahata) oder in einem Zustand der Ausstrahlung, der durch eine Erschütterung hervorgebracht wurde (ahata). Beide Zustände können im menschlichen Körper oder in der Atmosphäre auftreten."

India und Hellas – Lambdoma und Sri Yantra

Ähnlich den Griechen, bei denen sich die Einheit von Musik und Mathematik in der Lambdoma-Tafel spiegelt, entwickelten die Inder die Sri Yantras, visuelle Repräsentationen der Verwandtschaft von Tönen, Zahlen und Kosmos. Sie basieren auf dem Hexagramm und sind bis heute ein beliebtes Spielfeld für Mathematiker. Mehrere wissenschaftliche Homepages finden sich dazu im Internet!

Sri Yantras bilden geometrische Figuren aus neun Dreiecken, die zusammen 42 neue Dreiecke ergeben. 42 – die legendäre Antwort von Hal, dem Computer aus Douglas Adams „Hitchhiker's Guide through the Universe", auf die Frage nach dem Sinn des Lebens (man kann da schon paranoid werden …).

Ragas: Wohltäter der Menschheit mit übernatürlichen Kräften

Die Sri Yantras sind Gott und der Welt und entsprechenden Ragas (einer Mischung aus Komposition und Improvisation) zugeordnet, diese wiederum einer bestimmten Tages- oder Jahreszeit. Yantras und Ragas stehen also eng mit dem Jahreslauf in Verbindung, und es wurde ausdrücklich nahegelegt, sie nur zur rechten Zeit zu spielen. Dafür sind die 24 Stunden des Tages in acht Abschnitte zu je drei Stunden unterteilt; wird eine Raga zur rechten Zeit und mit vollkommener Kenntnis dieser Wissenschaft gespielt, dann, so Dane Rudhyar,

„… stellt sich ein Gefühl absoluter Ruhe und innerer Zufriedenheit ein, das kaum zu schildern ist. In diesem Zustand der Vollkommenheit sollen die Ragas übernatürliche Kräfte haben … Sie sind die Wohltäter der Menschheit, da sie viele Krankheiten des Körpers heilen. Sie verzaubern die Elemente der Natur und können Feuer und Wasser herbeirufen, kurzum, sie vollbringen Wunder."

WEITERFÜHRENDE INFORMATIONEN

Homepages:

http://rome.classics.lsa.umich.edu/welcome.html
Classics and Mediterranean Archaeology Home Page
Homepage mit mehr als 100 Hyperlinks für klassische und mediterrane Archäologie.

http://redwood.pacweb.com/rha/professional/courses/math181/math181.S96/mss.html
Michael S. Schneiders Bookmarks
Ein Leckerbissen mit zahlreichen Hyperlinks zu den unglaublichsten mathematisch-historischen Quellen und Homepages, alles über die Mathematik der letzten 5.000 Jahre.

http://redwood.pacweb.com/rha/professional/courses/math181/math181.S96/
Homepage von Ralph Abraham, einem Hochschullehrer und Experten für antike Geometrie.

http://www.armory.com/~nojive/sriyantra.html
Eine Hochschul-Homepage für die höhere Mathematik der SRI Yantras. Knobelseite für Überflieger …

http://www.newton.cam.ac.uk/egypt/
Homepage mit Hyperlinks für den Internet-Einstieg in Ägyptologie. Eine Einrichtung des Newton Institute, University of Cambridge.

ÜBERFLÜSSIGES WISSEN

Um 11000 v. Chr. Die Geschichte des Bieres beginnt mit der Vertreibung des Menschen aus dem Paradies.

Um 7000 v. Chr. Nachweisbarer Anbau von Gerste und Weizen in Mesopotamien zwischen Euphrat und Tigris. Diese Rohstoffe waren schon im Altertum die Grundstoffe zur Bierbereitung.

Um 4000 v. Chr. Die älteste erhaltene Darstellung des Bierbrauens durch die Sumerer auf kleinen Tontafeln. Diese Kunstwerke sind im Louvre in Paris zu besichtigen.

Um 3400 v. Chr. Älteste bis jetzt bekannte Darstellung von Biertrinkern auf einer bemalten Tonvase. Fundort: Khafaje/ Irak.

Im 3. Jahrtausend v. Chr. Entstehung des „Gilgamesch-Epos". In dieser Sage wird der Urmensch „Enkidu" durch den Genuß von Bier und Brot erst zum eigentlichen Menschen.

Um 2700 v. Chr. Aus dieser Zeit sind Aufzeichnungen über die Herstellung des Bieres erhalten. Die Frühsumerer stellten Bierbrote „Bapir" her. Diese Bierbrote wurden in Wasser eingeweicht, das so entstandene Getränk „kasch" (flüssiges Brot) war ein ausgezeichnetes Rauschmittel. Die Akkader nannten ihre Bierbrote „bapiru" oder kürzer „piro". Man nimmt an, daß sich später in den slawischen Sprachen daraus das Wort „piwo" entwickelt hat.

Im 2. Jahrtausend v. Chr. Das Älteste bekannte Braueremblem zeigt die Spitzhacke des babylonischen Braugottes Marduk.

Um 1800 v. Chr. Der „Kodex Hammurabi" des altbabylonischen Königs Hammurabi (1728-1686 v. Chr), die älteste Gesetzessammlung der Welt, enthält auch Bestimmungen und Verordnungen über die Herstellung und den Verkauf von Bier. Der Stammwürzegehalt der einzelnen Sorten wurde festgelegt, ebenso wurde akribisch die Deputatmenge für die einzelnen Bevölkerungsklassen festgelegt. Diese Gesetztestexte wurden auf einem Dioritstein mit Keilschrift geschrieben. Dieser Stein wurde 1902 bei Susa/Irak gefunden und ist heute im Louvre in Paris zu besichtigen. Die Bierproduktion war übrigens damals in weiblicher Hand.

Um 1600 v. Chr. Auf einer Tontafel Darstellung und Beschreibung einer altägyptischen Brauerei.

Um 1200 v. Chr. Nachweisbare Bierproduktion in China, Peru und Turkmenistan.

Um 800 v. Chr. Bieramphoren der frühen Hallstattzeit belegen intensive Brauaktivitäten in Mitteleuropa. Gefunden wurden diese Amphoren in der Nähe von Kulmbach, wo auch heute noch mehrere Brauereien arbeiten. Berühmt vor allem durch das Kulminator 28 der EKU Brauerei mit 28 Grad Stammwürze – eines der stärksten Biere der Welt.

Um und nach Christi Geburt Alle germanischen Stämme brauen und trinken gerne Bier. Bei den Römern hingegen hat Bier den Status eines Barbarengetränks, die römische Gesellschaft trinkt Wein. „*Wein duftet nach Nektar, Bier aber stinkt nach Bock*", dichtete Kaiser Julian (332-363 n. Chr.). Aber schon von seinem Nachfolger wird berichtet, daß er gerne Bier trank.

(Aus der Internetseite der österreichischen Bierbrauer)

Strawberry Hills Forever –
Barbara Hero, Pythagoras und die Strawberry Hill Farm

von Daniel Dragmanli und Lutz Berger

Barbara Hero ist eine hochgeschätzte Mathematikerin, Künstlerin, Komponistin und Autorin. Im Mittelpunkt ihrer Arbeit steht seit Jahrzehnten die Harmonie- und Proportionslehre des Pythagoras, deren Essenz sich aus dem Lambdoma herleitet, einer mathematischen Matrix der Verhältnisse ganzer Zahlen zueinander.

In ihren Vorlesungen, Bildern, Skulpturen, Büchern, Konzerten und Musikkassetten arbeitet die Grenzgängerin aus den „Strawberry Hill Farm Studios" in North Berwick, Maine (USA) immer wieder mit den klassisch-antiken Proportionen, geometrischen Strukturen und Intervallen, einer harmonischen Matrix aus Licht, Klang, Farbe und Poesie. Sie gilt weltweit als eine der besten Kennerinnen der „Musik des Pythagoras" und des Lambdomas.

Zunächst hatte sie die Matrix als simple Aneinanderreihung von Fraktionen ganzer Zahlen begriffen – in denen sie die Harmonien der Musik wiedererkannte. Sie stellte diese harmonischen Beziehungen erst einmal graphisch dar und entwickelte so ein Verständnis für die Zusammenhänge zwischen den Proportionen in der Form und deren farblichen Entsprechungen. Der nächste Schritt war die Umsetzung der so gewonnenen Einsicht über das Beziehungsgeflecht der Harmonie von Form und Farbe in Klang, wobei sie die zuvor mit Hilfe des Lambdoma berechneten exakten Frequenzen mit Sinusgeneratoren und später per Computer erzeugte.

Musikalische Strukturen dienen der Stimulation unserer Organe

Self-Healing With Lambdoma – Harmonic Keyboard Sounds

Ihr patentiertes „Lambdoma Harmonic Keyboard", das sie zusammen mit ihrem Lebenspartner und Computerspezialisten Robert Miller Foulkrod entwickelt hat, bringt die vergessene Harmonielehre des Pythagoras zurück. Kassetten wie „The Healing Nature of Sound", „Lambdoma Matrix", „Music of Our Organs" oder „Fibonacci Chords" (um nur einige zu nennen), bieten konkrete musikalische Formen, Intervalle und Strukturen, die es uns ermöglichen sollen, unsere Organe zu stimulieren, zu harmonisieren und uns in Resonanz zu unterschiedlichsten Formen, Prozessen und Archetypen zu bringen.

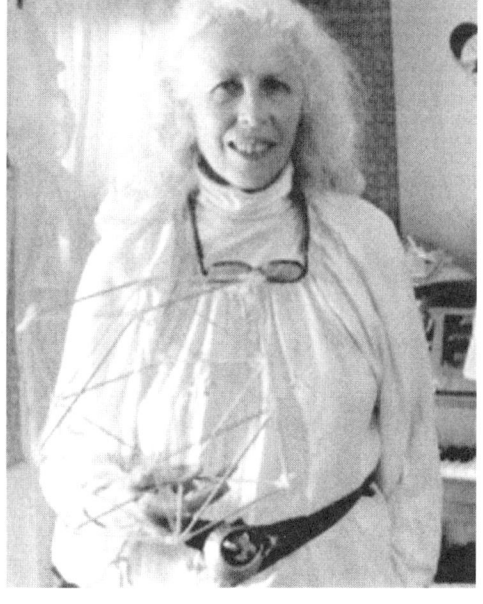

„Self-Healing With Lambdoma Harmonic Keyboard Sounds" nennt sich eine Reihe von vier Musikkassetten, mit denen sämtliche Funktionssysteme des menschlichen Körpers von Blutumlauf und Adrenalinausschüttung über Fett- und Muskelgewebe, Lungen, Herz oder Gallenblase bis hin zum Gehirn gezielt mit den entsprechenden Frequenzen angesprochen und zum energetischen Ausgleich gebracht werden sollen.

Andere, größtenteils im Experimental-Studio des Massachussetts Institute of Technology (MIT) aufgenommene Klangsequenzen basieren auf den Resonanzeigenschaften der Königskammer in der Großen Pyramide von Gizeh. In Zusammenarbeit mit Wissenschaftlern des astronomischen Observatoriums von Arecebo entstand eine Aufzeichnung, in der Klangfrequenzen des Pulsars Vela-X mit Lambdoma-Skalen kombiniert wurden.

Klänge aus der Königskammer von Gizeh ...

Lambdoma-Kunst

Mit Hilfe von Laser-Scannern hat Barbara Hero seit Anfang der 80er Jahre auch diverse Video-Kassetten produziert, auf denen die den akustischen Harmonien entsprechenden Korrespondenzen in Licht, Farbe und Form sichtbar gemacht werden. Diese Videos kommen erfolgreich in Rehabilitationsprogrammen für Drogenabhängige, in der Musiktherapie und bei der psychosozialen Betreuung von Gefängnisinsassen zur Anwendung. Zu ihren grafischen Arbeiten zählen auch mehrere „Lambdoma-Mandalas" in Kreisform, als Rhomben oder Rechtecke, sowie mehrschichtige Diagramme, auf denen die Zuordnungen und Beziehungen zwischen Chakren, Planeten, zeitlichen Sequenzen, Noten, Wellenlängen und Frequenzen dargestellt sind. Sie installierte pyramidenförmige Kerzen als dreidimensionales Abbild des Lambdoma-Bezugssystems und schuf schmucke Halsbänder, die aus unterschiedlichen, verschiedenfarbigen Halbedelsteinen zusammengesetzt sind. Die Farben dieser Steine repräsentieren sowohl die Harmonien und Subharmonien in der Musik als auch die ihnen entsprechenden Chakren.

PYTHAGORAS, der seine mathematischen Erkenntnisse aus einem Studium der antiken Hochkulturen gewann, war der erste, der sich als „Philosoph" bezeichnete. Aus dieser, ein ganzes Leben lang währenden konsequenten Suche nach Wissen ergab sich ein im heutigen Sinn „ganzheitliches" System der Wechselbeziehungen, Zuordnungen und Harmonien. Dieses wurde (durch den zeitgenössischen Chronisten Nicomachus von Gerasa und einige Jahrhunderte später von Iamblichus) als „Lambdoma-Matrix" überliefert.

Im frühen 13. Jahrhundert wurde es von Leonardo Fibonacci (ca. 1180-1240, auch Leonardo von Pisa genannt) wiederentdeckt. Der erste bedeutende Mathematiker des Spätmittelalters wurde damit zum Wegbereiter der Renaissance, die in den folgenden dreieinhalb Jahrhunderten (und nicht immer zum Wohlgefallen des Vatikans) die pythagoräische Lehre von universeller Harmonie und idealer Proportion zu neuem Leben erwecken sollte.

Fibonacci war ohne Zweifel ein Pionier, der im Geiste seiner antiken Vorbilder Pythagoras und Plato versuchte, die natürliche Beziehung von Mathematik und Musik in faßbare Werte umzusetzen. Wenn die Geschichte zyklisch verläuft, dann ist es kein Wunder, daß nach erfolgtem Paradigmenwechsel und der damit verbundenen Blütezeit in der Hochrenaissance der Abstieg vorprogrammiert war. Und mit ihm das erneute Hindämmern der Lambdoma-Matrix und der Lehre der idealen Proportionen für Jahrhunderte. Aber jede Epoche bekommt die Philosophen, die sie verdient; und in diesem Sinne gilt Barbara Hero als eine „Wiederentdeckerin des pythagoräischen Lambdoma".

Persönliche Ziele

Barbara Hero ist der festen Überzeugung, daß wir alle Teil eines sich selbst weiter-
bildenden Bewußtseins sind, daß jeder von uns Ziele hat, die ihm schon vor der
Geburt gesteckt worden sind, und die im Laufe unseres Lebens identifiziert und verwirklicht werden können. Für sie selbst ist ein solches Ziel das Verständnis des
Lambdoma in seinen zahlreichen Facetten.

Einige Leser werden sich fragen: *„Ist das Lambdoma für mich von irgendeiner Bedeutung, oder bloß eine ziemlich anstrengende Betrachtungsweise der Dinge?"* Nun,
Barbara Hero will nur daran erinnern, daß in der Schöpfung immer wieder ganz
offensichtliche Gesetzmäßigkeiten zum Vorschein kommen, Gesetzmäßigkeiten von
Ursache und Wirkung, einer sich selbst entwickelnden Evolution, von Beziehungen
der Teile zum Ganzen. Sie stellt uns dafür lediglich Techniken zur Verfügung, die uns
unterstützen können, unsere persönlichen, auf unsere Indi-
vidualität, den Zweck unseres Daseins abgestimmten Schlüssel-
Harmonien, Farben und Räume zu erkennen, diese zu erschaffen
und zu erhalten. Dies kann durch das Verständnis der Korrespondenzen geschehen, durch eine direkte Ansprache unserer
„Lebenssphäre" mit Klängen, Licht, Formen, Proportionen oder
den Energien der Edelsteine. Jeder kann seine persönliche
Rezeptur zusammenstellen, um das eigene Wohlbefinden und das
seiner Umgebung harmonisch zu beeinflussen.

Sind wir alle Teil eines sich wei- terbildenden Bewußtseins?

Barbara Hero geht es um eine umfassende Harmonie. Die Harmonie des Geistes, des
Bewußtseins, der Gefühle und des Körpers, die alle durch das Lambdoma in der
augenblicklichen, dynamischen Präsenz des Selbst zu ihrer Erfüllung finden können.
Davon ist sie immer wieder aufs Neue fasziniert.

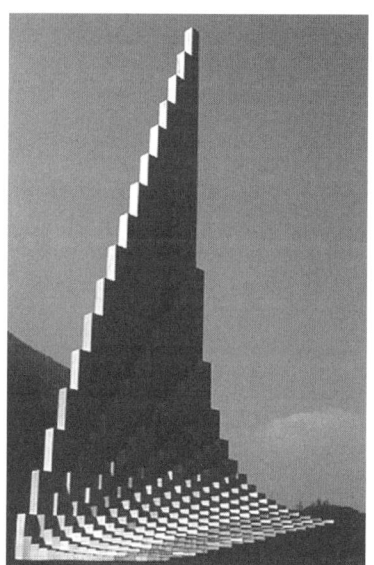

Weiterführende Informationen

Von Barbara Hero gibt es eine ganze Reihe von
Büchern, Nachdrucken von Artikeln, Videos,
Kassetten und Kunst rund um die pythagoräischen
Proportionen. Auf ihren beiden Homepages gibt es
viel zu entdecken und noch mehr zu lernen, die
eine informiert über ihre Arbeit, die andere über ihr
kommerzielles Angebot.

Ihre AOL-Homepages:
http://members.aol.com/bhero/HomePage.html

Ihre Adresse:
Barbara Hero, Strawberry Hill Farm
R.R. 2 - Box 321
North Berwick, ME 03906, U.S.A.

Über Pythagoras ...

Um 600 bis 500 vor unserer Zeitrechnung machte die Geschichte einen Sprung nach vorn. Es war die Zeit von Laotse und Konfuzius, Prinz Siddharta verwandelte sich in Gautama Buddha ... und in Griechenland lehrte Pythagoras.

Auf ihn und sein Musikverständnis (eng an Zahlen und harmonische Proportionen geknüpft), berufen sich viele neue (und alte) musikmedizinische Projekte und Produkte. Grund für eine transrationale Recherche über Pythagoras — auch im Licht (und Ton) dieser Schulen, ihrer Publikationen und Homepages:

Pythagoras gilt als Begründer der Geometrie und griechischen Mathematik, er prägte den Begriff „Philosoph" und war Gründer einer erfolgreichen Mysterienschule. Basierend auf sumerischer und ägyptischer Mathematik und einem entsprechenden priesterlichen Geheimwissen (was damals nicht voneinander zu trennen war), legte er die Grundlagen für die Harmonik und „die heilige Geometrie", Musik als Bindeglied zwischen belebter und unbelebter Materie. Das mathematisch-harmonische Denken prägte das hellenische Paradigma für viele Jahrhunderte, und

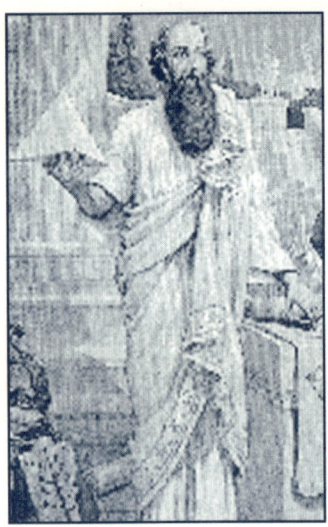

„fast alle griechischen Denker haben sich, wo nicht im eigenen Wesen, so doch prinzipiell mit dem Harmoniebegriff auseinandergesetzt. Die Ausführungen Platos über die erzieherische Wirkung der Musik sind bekannt, ebenso die Wendung seiner Spätphilosophie zum Pythagoreismus (Tonleiter des Timäus als Kern der platonischen Kosmologie!). Demokrit und Archytas haben verlorengegangene Werke über die „Harmonik" verfaßt, der ganze Pythagoreismus ist voll von harmonikalen Bezugsrahmen, und noch im Werk des spätrömischen Architekturschriftstellers Vitruv, »De Architectura«, klingt ein verlorengegangenes Wissen um harmonikale Bauproportionen nach, welches der große Rennaissancebaumeister Leon Batista Alberti wieder aufzunehmen versuchte.

Des Astronomen Claudius Ptolomäus »Harmonik« und der dazugehörige Kommentar des Porphyrius begeisterte dann Kepler zu seiner »Harmonice Mundi«, in welcher er mittels typisch harmonikaler Operationen sein berühmtes III. Gesetz entdeckte. Von grundsätzlicher Wichtigkeit wurde jedoch der Pythagoreismus für das heutige wissenschaftliche Denken insofern, als mit seiner Entdeckung des zahlenmäßig fixierbaren Verhältnisses von Tonhöhen und Saitenlängen die Geburtsstunde der abendländischen Wissenschaft geschlagen hatte." (Dr. Hans Kayser, „Akróasis")

Am Anfang des europäisch-wissenschaftlichen Denkens stand also die Harmonik Pate — und Pythagoras war einer ihrer populärsten Apologeten. Sie gingen von einem belebten Kosmos aus, in dem *„die irdische Musik nur Abglanz und gleichsam Stellvertreterin der Harmonie des Himmels ist. Sie erhält (auf diese Weise) einen konkreten Sinn, denn hier wie dort sind es die gleichen mathematischen Verhältnisse, die einerseits den Tönen, andererseits den Planetenbewegungen zugrunde liegen. Lange, bevor hier auf Erden menschliche Musik ertönte, strahlten die mathematischen Urbilder der Töne in wahrhaft kosmischen Dimensionen vom Himmel. Den akustischen Verhältnissen ist deshalb ein universaler Charakter zu eigen. Als Ordnungsprinzip gestalten sie sowohl die Planetenwelt, den Makrokosmos, als auch die menschlich-irdische Musik."* (Thomas Michael Schmidt)

Ob in den Abständen der Himmelskörper oder in den Maßen des Menschen, überall in der Natur fanden die Pythagoräer die identischen „Harmonie-Gesetze" und Proportionen (meist ganzzahliger Brüche), wie sie auch in der Musik, der Malerei und der Architektur vorkommen. Auf diesen frühen Forschungen gründet im Mittelalter die Auffassung, daß Musik der hörbare Ausdruck und die Vermittlerin der mathematisch-harmonikalen Ordnung aller Dinge sei, die „Sphärenmusik" eines Kepler, die „Harmonik" des Hans Kayser oder die Kymatik.

„Die Griechen sahen in Zahlen und ihren Bezeichnungen einen tieferen Sinn. Es entsprach einem Ideal von Harmonie, daß zwischen den Verhältnissen einfacher ganzer Zahlen und den gängigen musikalischen Intervallen ein Zusammenhang besteht. Auch für ihre Bauwerke strebten sie harmonische Proportionen und Größenverhältnisse an. Charakteristisch für dieses Ideal sind auch fünf regelmäßige Polyeder, denen Plato die vier klassischen Elemente und den Kosmos zuordnete: dem Tetraeder das Feuer, dem Würfel die Erde, dem Oktaeder die Luft und dem Ikosaeder das Wasser und dem Dodekaeder das Universum." (Aus: „Klang – Musik mit den Ohren der Physik", Spektrum der Wissenschaften, Heidelberg.)

Historische Spuren: Stationen seines Lebens

Pythagoras wurde 570 v. Chr. auf Samos geboren, hundert Jahre vor dem „Goldenen Zeitalter" der antiken Hellenen. Andere Quellen sprechen von Mnesarchus und Pythasis bei Sidon im antiken Phönizien und legen seine Geburt auf 600 und 590 v. Chr. Das Orakel von Delphi soll gesagt haben, daß er auserwählt sei, den Menschen Schönheit, Harmonie und Weisheit zu bringen. Historisch gesicherter ist dagegen das pythagoräische Statement, das von Aristoteles überliefert wurde: *„Die ganze Welt ist nur eine Harmonie und eine Zahl."* Und ein anderes lautet: *„Die Harmonie ist buntgemischter Dinge Einigung und verschieden gestimmter Zusammenstimmung. Sie ist ganz aus Entgegengesetztem entstanden."*

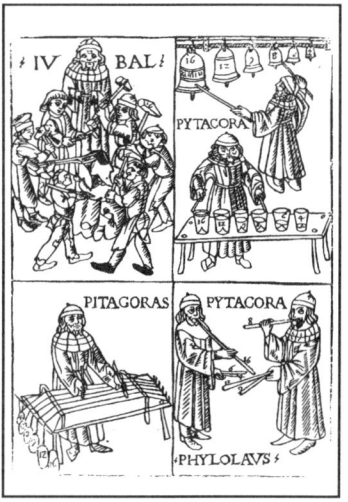

Sein Vater war wahrscheinlich Graveur, und Pythagoras erhielt seine Ausbildung in eben diesem Handwerk. Mit 22 Jahren unternahm er eine „Bildungsreise" nach Ägypten, kurz danach reiste er in den Libanon. In einer der großen phönizischen Mysterienschulen bekam er seine erste Einweihung, um danach drei Jahre in den Tempeln von Tyre, Sidon und Byblos zu studieren. Dann trieb es ihn wieder nach Ägypten, er verbrachte aber zunächst einige Zeit in Haifa, im Tempel zu Mount Carmel, dem Nachfolger des Tempels von Jerusalem. In Ägypten wurde er ebenfalls eingeweiht und blieb für 22 Jahre. Anschließend studierte er 13 Jahre in Babylon und Indien und lebte mit Lehrern auf Kreta und in Sparta.

Im fortgeschrittenen Alter von 56 Jahren ließ er sich in Crotone nieder und gründete die Akademie der „pythagoräischen Bruderschaft". Dort lehrte er seine wissenschaftlichen, religiösen, philosophischen und politischen Erfahrungen, Theorien und Ansichten und verbreitete sie, er heiratete Theano, die Tochter seines bekanntesten Schülers, Milo von Crotone, von dessen Haus aus er die Akademie leitete. Sie hatten sieben Kinder, vier Mädchen und drei Jungen – und nachdem Pythagoras ermordet wurde, übernahm zuerst seine Frau die Leitung, anschließend ihre Tochter Damo. So kam es, daß die pythagoräische Akademie noch 200 Jahre nach dem Tod ihres Gründers ihre Pforten offen hielt, ein ziemlich gutes Management für die damaligen Zeiten ...

Verschwommene Spuren: Die Pythagoräische Bruderschaft

Es war eine typische Mysterienschule, deren geheimes Wissen exclusiv den eingeweihten Schülern vorbehalten blieb. Es ging ziemlich streng zu, Männer und Frauen waren zwar gleichberechtigt, dafür durften sie in den ersten fünf Jahren weder Fragen stellen noch sprechen. Ihre Lehrer saßen und lehrten hinter einem Vorhang - und erst nach der ersten Einweihung durfte man im „inneren Zirkel" am aktiven Dialog „hinter dem Vorhang" teilnehmen. Es gab drei Grade der Einweihung. Zunächst lernten die Schüler die „acoustici", die mathematisch-harmonikalen Grundlagen anhand des Monochord. In der zweiten Stufe ging es um die „mathematici", die tieferen Gesetze der Mathematik, verbunden mit Meditationstechniken, Gedankenkontrolle und persönlicher Läuterung. Auf der dritten und höchsten Stufe erwarteten die „electi" die Mysterien der persönlichen Transformation, der seelischen Verwandlung und die Heilung mit Klang und Musik.

241

Alles, was wir darüber wissen, stammt aus zweiter Hand. Von Pythagoras selbst sind nur zwei Briefe überliefert. Was in der Akademie geschah, wurde nie publiziert. Das sorgte auch im antiken Griechenland für Mißtrauen, Neugier, üble Nachrede und Neid – und wahrscheinlich war dies der Grund, der Pythagoras im Alter von 82 Jahren Kopf und Kragen kostete. Laut der Legende wurde der reichste und mächtigste Crotoner als Schüler wegen „deutlicher Charakterschwächen" zurückgewiesen. Entsprechend sauer organisierte er eine Handvoll Killer; sie stürmten die Akademie und meuchelten Pythagoras und 40 seiner Schüler. Anderen Geschichten zufolge wurde er Opfer einer politischen Verschwörung, da die Bruderschaft gewissen Kreisen zu mächtig wurde, insbesondere in den griechischen Kolonien. Who knows?

Das Urphänomen der Tonzahlen: das Monochord

Die natürliche Mathematik galt als die kreative Verbindung zwischen göttlichem Geist und der manifestierten Schöpfung. Für Pythagoras war der gesamte Kosmos in der idealen Form der Zahlen eingefaltet, weswegen ihm die Mathematik als Einstieg in die Philosophie galt, als „Beschreibung einer geistigen Disziplin". Musik ent- und bestand aus den Beziehungen der Klänge zueinander, die Grundlage der Musik war ein sorgfältiges Studium ihrer mathematischen Proportionen.

Nirgends, so die Pythagoräer, läßt sich der Zusammenhang zwischen Realität und Metaphysik, physischer Realität und metaphysischen Prinzipien besser fühlen und erkennen als in der Musik. Ihre zentrale Aussage: Die Gesetze der Musik, der Natur und der psychisch-physiologischen Disposition des Menschen sind identisch. Die harmonische Empfindung der Intervalle basiert auf dem „Urphänomen der Tonzahlen", den ganzzahligen Schwingungsverhältnissen. Diese lassen sich leicht an einem antikem Instrument, dem Monochord darstellen. Eberhard Hommel:

„Die pythagoreische Schule stellte bekanntlich eine enge Beziehung zwischen Zahlen und Tönen her durch den Nachweis der einfachen Zahlenverhältnisse, die zwischen den Saitenlängen bestehen. Diese Untersuchungen wurden am Monochord gemacht, einem einfachen, mit einem beweglichen Steg und wohl auch mit einer Meßskala versehenen Brett oder Gestell, das mit einer durch Steg und herabhängende Gewichte verschieden stark zu spannenden Saite bespannt war."

Die Obertöne

So erhält man durch Teilung die „Obertöne", sie befinden sich in einer exakten mathematischen Beziehung zueinander. Der zweite und dritte Oberton steht z.B. im ganzzahligen Verhältnis von 3:2 zueinander, entsprechend dem musikalischen Intervall der Quinte. Die Verhältnisse der ersten 7 Obertöne (bezogen auf C=64Hz) sind:

Oberton	Verhältnis	Frequenz	Intervall	Oktave
Grundton	1:1	64 Hz	Prime	Grundoktave
1. Oberton	2:1	128 Hz	Oktave	1. Oktave
2. Oberton	3:2	192 Hz	Quinte	
3. Oberton	4:3	256 Hz	Oktave	2. Oktave
4. Oberton	5:4	320 Hz	Große Terz	
5. Oberton	6:5	384 Hz	Quinte	
6. Oberton	7:6	448 Hz	Nat. Septime	
7. Oberton	8:7	512 Hz		3. Oktave usw.

Je kleiner die Brüche, desto „unharmonischer" das entsprechende Intervall. Die wichtigsten Proportionen und Brüche finden sich in der Natur, in der Musik, der Malerei und in der klassischen Architektur. Einige Intervalle nehmen dabei eine Sonderposition ein, so hat beispielsweise die Oktave in der Harmonik eine ganz besondere Bedeutung.

Sonderfall Oktave

Die Oktave ist das Intervall mit dem geringsten energetisch-physikalischen Widerstand. Dies spiegelt sich im achtgliedrigen Periodensystem der chemischen Elemente wieder, man begegnet der „Oktettregel" in der Quantenmechanik, bei den Mesonen- und Baryonen-Oktetten, und selbst die DNS-Kette weist acht Sprossen auf, wie wir gesehen haben und ist aus acht mal acht verschiedenen „Wörtern" aufgebaut. John Beaulieu in „Music and Sound in the Healing Arts":

„Um den ersten Oberton zu finden, wird eine Brücke unter die Mitte der einzelnen Saite gesetzt, so daß die Saite in zwei gleich lange Strecken geteilt wird. Wenn eine der beiden Saiten gezupft wird, so wird die neue Tonhöhe, mit dem Grundton verglichen, eine Oktave höher klingen. Der Ausdruck »Oktave« ist irreführend, speziell wenn er auf den ersten Oberton des kosmischen Klangbildes bezogen wird. Westliche Musik füllt den tonalen Raum, der durch die Teilung des Grundtones gebildet wird, mit acht Ganztönen aus, daher der Ausdruck »Oktave«.

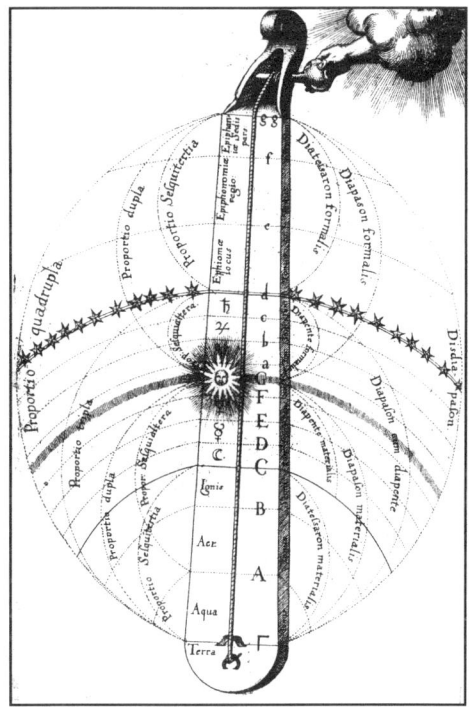

Im kosmischen Klangbild ist es jedoch korrekter, den ersten Oberton des Grundtones mit dem griechischen Wort Diapason zu bezeichnen. Wörtlich übersetzt heißt Diapason »durch alles« oder »durch das Ganze«, durch die Gesamtheit des tonalen Raumes. Das Diapason ist für den hörbaren Klang dasselbe wie der Äther für die Elemente. Gerade so, wie alle Beziehungen zwischen den Grundelementen innerhalb des Äther-Raumes vorliegen, sind alle grundlegenden tonalen Beziehungen innerhalb des Diapason vorhanden. Diese Tatsache wurde nicht nur in den westlichen Musiktraditionen, sondern in allen Zivilisationen zu allen Zeiten zur Kenntnis genommen.

Das Diapason repräsentiert ein kosmisches Absolutum. So wie die Teilung der Saite nötig war, den tonalen Raum zu erzeugen, so war die Teilung des Universums in Polaritäten notwendig, um die Welt zu erschaffen. Die Chinesen drückten dieses Prinzip mit Wu Ch'i und Tai Ch'i aus. Im kosmischen Klangbild ist Wu Ch'i gleichbedeutend mit dem Wort oder OM. Wu Ch'i ist der Grundton, ausgedrückt durch einen leeren Kreis."

Ähnlich komplexe Aussagen lassen sich über die meisten der Intervalle machen, nachzulesen in der pythagoräischen Sekundärliteratur und stellenweise so spannend wie ein Krimi.

Inwieweit sich daraus musikalisch-medizinische Gesetzmäßigkeiten ableiten lassen, ist umstritten; diese Frage zieht sich aber durch die Arbeiten von Barbara Hero, Arnold Keyserling und andere. Den pythagoräischen Ansatz ungeprüft zu den Akten zu legen und ohne weitere Forschung zu belächeln, verrät indessen mehr über die Glaubenssätze der Kritiker als über das Sujet. Unbestreitbar dagegen, daß viele Teile unseres Körpers sehr wohl in pythagoräischen Proportionen angelegt sind, dies gilt gleichermaßen für die Proportionen der menschlichen Extremitäten, wie für diverse nervliche Dispositionen, beispielsweise die Zillen. Time will tell ...

Lambdoma

Auf den letzten Seiten der Geometrie des Boethius steht zu lesen, „daß die Pythagoräer eine Formel erdacht haben, die sie zu Ehren ihres Lehrers die »pythogoräische Tafel« nannten". Darauf war ihr gesamtes musisch-harmonikal-kosmologisches Wissen codiert. Die Lambdoma-Matrix besteht aus zwei Serien, der waagerechten (die Unterteilung einer Seite,

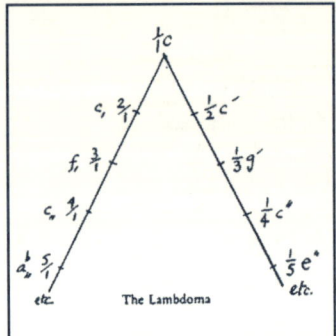 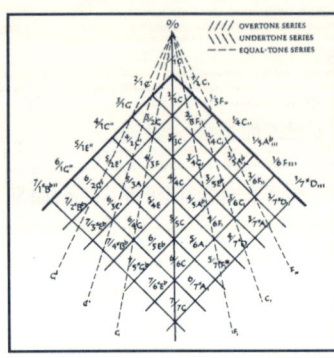

also der Obertonreihe, die von eins bis unendlich steigt) und der senkrechten, die ihr Vielfaches und die Untertonreihe (in Form von Brüchen der gleichen ganzen Zahlen) abbildet. Thimus, der die einst verlorengegangene pythagoräische Tafel rekonstruierte, äußert sich über das Hören der Weltharmonie in folgenden Worten:

„Nur mittels des Gedanken und nur mit dem innerlichen Ohr eines gotterleuchteten Sinnes kann der unbeschreibliche Wohllaut dieser um ihrer Eindringlichkeit und Schönheit willen unendlich über jede menschlich-irdische Musik erhabenen Harmonie geahnt werden. Vom Schöpfer selbst allein, und von den mit ihm vereinten seligen Geistern wird sie in ihrer ganzen Vollkommenheit geschaut und erkannt. Ihre Klänge setzen sich zusammen aus dem Widerspiele und der Abstufung der in einer höheren Übereinstimmung harmonisch sich begegnenden und einigenden Kräfte, so wie aus der Verschiedenheit und dennoch festgeregelten Ordnung der durch die Wirkung und Gegenwirkung dieser Kräfte in bunter Mannigfaltigkeit nach dem Gesetze einer überaus musikalischen Zahl sich gestaltenden schnelleren oder langsameren, größeren oder kleineren, enger begrenzten oder in die äußerste Ferne tragenden Bewegung.“

Weiterführende Informationen:

Music, Mysticism and Magic
by Joscelyn Godwin, Arkana Paperbacks, 1987, ISBN 1-85063-040-2
A wonderful collection of historical writings on harmonics, the music of the spheres, the sound current, and other spiritual manifestations of music.

Music and the Power of Sound:
The Influence of Tuning and Intervals on Consciousness
by Alain Danielou, Inner Traditions, 1995, ISBN 1-89281-336-9
Danielou presents a detailed exposition of various tunings, modes and scales, and how they produce specific states of conscsiousness. Know your math and your music notation for this one.

Sacred Geometry
by Robert Lawlor, New York, Thames and Hudson, 1982, ISBN 0-500-81030-3
If you have always wondered what Pythagoras meant by „All is number“, why Pythagoras and Plato held up mathematics and music (in their original sense) as the foundation for creation, this book will help you gain some practical insight. Everything Robert Lawlor writes is brilliant (see reviews of his other books). And the book is filled with illustrations and examples.

The Pythagorean Sourcebook and Library
369 pages, Published by Phanes Press, ISBN 0-933999-51-8
Compiled and translated by Kenneth Sylvan Guthrie, introduced and edited by David Fideler. This anthology, the largest

collection of Pythagorean writings ever to appear in the English language, contains the four ancient biographies of Pythagoras and over 25 Pythagorean and Neopythagorean writings from the Classical and Hellenistic periods. The Pythagorean ethical and political tractates are especially interesting for they are based on the premise that the universal principles of Harmony, Proportion, and Justice govern the physical cosmos, and these writings show how individuals and societies alike attain their peak of excellence when informed by these same principles.

http://www.spiritweb.org/Spirit/platonic-solids.html
Platonic Solids and Their Symmetrie
Solide Beschreibung der platonischen Körper und ihrer vielfältigen Beziehungen, vielleicht etwas eso-lastig, dafür gute Links.

http://members.aol.com/areoasis/Reviews/pythagoras.html
The School of Pythagoras

http://members.aol.com/bhero/HomePage.html
Strawberry Hill Farm Studio Home Page
Die Seite von Barbara Hero, einer modernen Pythagoräerin. Mit vielen Infos, Texten & Links.

http://www.fairfield.com/ies/science.html
Baumring Library
Hier finden Sie unter anderem eine Auswahl von (meist englischen) Bücher über antike Geometrie und Harmonik.

Kurse in „kreativer Harmonik" am Mount Shasta
Kurz mal nach CA? Die MS-School bietet zahlreiche Kurse an, darunter „antike ägyptische, keltische, griechische, vedische, chinesische und indianische mystischen Studien", aber auch „schamanistische Heilpraktiken, interkulturelle Forschung und Erziehung, heilige Kunst und Geometrie, sowie Zeremonien und darstellende Künste". Informationen über das Kursprogramm gibt's bei
CHI, Box 940, Mount Shasta, CA. 96067
E-mail to kryder@macshasta.com

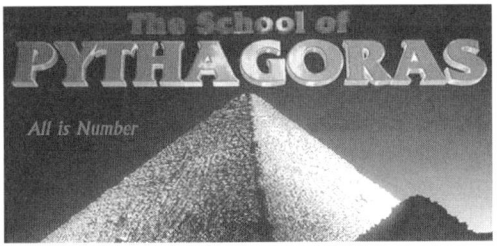

Pythagoräische Wassermoleküle
Die Pythagoräer liegen mit ihrer heiligen Geometrie ziemlich nahe an den neuen Ergebnissen einer Forschergruppe der Universität Berkeley. Cruzan, Braly, Liu, Brown, Loeser und Saykally belegten in spektralanalytischen Untersuchungen, daß bereits ein einzelnes Wassermolekül (mit den Ladungsfeldern von Wasser- und Sauerstoff) einen Tetraeder bildet, und daß sich drei, vier oder fünf Wassermoleküle zu regelmäßigen Flächen (platonischen Körpern) zusammenschließen. Bei warmem Wasser herrschen fünfeckige Formen vor; schließen sich 12 dieser Formen zusammen, entsteht ein Dodekaeder.

Der Forschergruppe um Welford Castleman Jr., University of Pennsylvania, gelang nun der Nachweis, daß sich Tetraeder in der Tat zu dodekaederförmigen Strukturen zusammenschließen können, um molekulare Cluster, komplexe und stabile Strukturen von „flüssigen Kristallen" zu bilden, die zum Teil sogar beim Wechsel der Aggregatzustände des Wassers stabil bleiben.

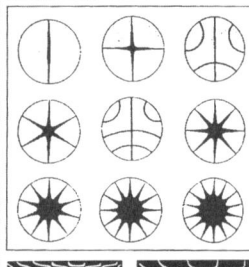

Die gleichen Formen entstehen, wenn Wasser Schwingungen ausgesetzt wird, wie die Arbeiten des Schweizer Arztes und Naturforschers Hans Jenny bereits in den Fünfzigern zeigten. Diese setzen sich, wie Fraktale, in immer kleineren Dimensionen fort und sind auch unter dem Mikroskop sichtbar.

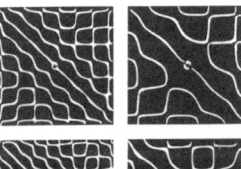

Pentagramm im Wasser
Verblüffend, so Wasserspezialist Ulrich Arndt, *„ist folgender Vergleich mit der Heiligen Geometrie: Das Pentagramm verbindet die fünf Eckpunkte eines Fünfecks mit Geraden, wobei die Linie jeweils die folgende Ecke überspringt. Genau die gleiche Figur aber kann, so wird vermutet, durch die beschriebene »rotierende« Bewegung der Ladungsträger in der fünfeckigen Wasserstruktur gebildet werden. Eine andere Figur kann entstehen, wenn sich vier Wassermoleküle in einer Fläche zusammenschließen – hier wird durch die wechselnden Ladungen eine sanduhrähnliche, lemniskatische Form »eingeschwungen«. Das ist bisher allerdings noch Spekulation; der wissenschaftliche Beweis dafür, daß und unter welchen Umständen die »Wasser-Energie« in dieser Weise »rotiert«, fehlt noch. Dennoch sind die Parallelen verblüffend, gelten doch Pentagramm und Lemniskate symbolisch als »Vermittlerin« zwischen kosmischen Energien und der materiellen Welt ..."*

Betr.: Maya-Ruinen & unerklärliche Akustik

von: Amargi, http://home.earthlink.net/

~boogienation/amargi.htmboogienation@earthlink.net

Samstag, 11. Mai 1996

Tut mir leid, daß ich keine von den e-mails beantworten konnte, die ich bekommen habe. Meine Untersuchungen nehmen mich sehr in Anspruch. Jemand hatte nach der Beziehung zwischen organischer Struktur und Klang gefragt, und so erkläre ich das hier mal kurz.

Schauen Sie sich eine Gitarre an.

Sie zeigt eine Aufteilung in Segmente, Bünde genannt. Diese Aufteilung in Bünde hilft dem Musiker, die richtigen Akkorde zu treffen. Beachten Sie, wie die Bünde kleiner und kleiner werden, je mehr sie sich dem Gitarrenkorpus nähern. Wenn Sie einen Rechenschieber betrachten (falls Sie noch einen finden können), werden Sie bemerken, daß er eine Einteilung (Aufteilung in Intervalle) in Form logarithmischer Skalen aufweist. Die Gradierung (die Maßlinien) wird gegen das eine Ende hin enger, die Abstände zwischen den Linien werden immer kleiner.

Wenn Sie die Fibonacci-Reihe verstanden haben, werden Sie auch das wahre Heilpotential von Klang verstehen

Logarithmische Charakteristika kann man in der Architektur finden, in der Natur, der Biologie und in der Musik (um nur einige wenige Bereiche zu erwähnen). Wenn Sie wissen, wie Sie suchen müssen, finden Sie sie auch. Eine ganz wichtige logarithmische Qualität ist die Fibonacci-Reihe. Wenn Sie diese Reihe einmal verstanden haben, dann werden Sie beginnen, auch das wahre Heilpotential von Klang zu verstehen.

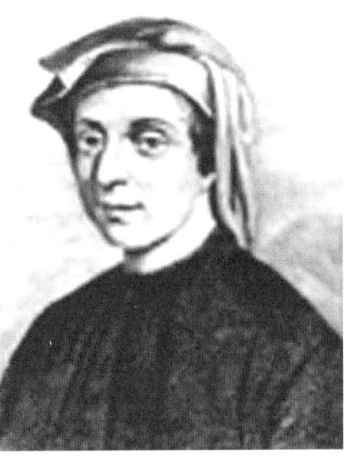

Leonardo Fibonacci (alias Leonardo von Pisa) war ein Mathematiker, der vor rund 800 Jahren geboren wurde, im tiefsten Mittelalter (1175). Ihm fiel auf, daß alle Pflanzen auf bestimmte Art und Weise wachsen. Eine Pflanze wird erst ein Blatt ausbilden, dann noch eins. Um das zu bewerkstelligen, zählt sie einfach das, was gerade gewachsen ist, zu dem, was sie jetzt schon hat, dazu, um festzulegen, was als nächstes wachsen muß. Die Reihe sieht dann so aus: 1, 1, 2, 3, 5, 8, 13, 21, 34, 55, 89, 144, 233... Beim fünften Blatt schaut die Pflanze (in Vorbereitung der nächsten Wachstumsfolge) sich das an, was zuletzt gewachsen ist (3), fügt es dem hinzu, was sie bis jetzt insgesamt ausgebildet hat (5) und läßt dann nachwachsen: 8 neue Blätter. Das ist organische Struktur. Leonardo stellte fest, daß die Anzahl von Blütenblättern bei einer Pflanze dieser Reihe genau entspricht.

Eine Sache bei dieser Fibonacci-Reihe ist, daß sie eine Kurve bildet. Die Reihe ist in diese Kurve oder Spirale eingebettet. Manche Fibonacci-Spiralen sind wirklich bemerkenswert. Das Horn eines Widders beispielsweise windet sich in den selben Proportionen, und Schalen der Nautilus-Muschel machen es ebenso. Manchmal trifft man auf Spiralen, die zugleich in beide Richtungen gehen. Das kann man bei einem Tannenzapfen oder einer

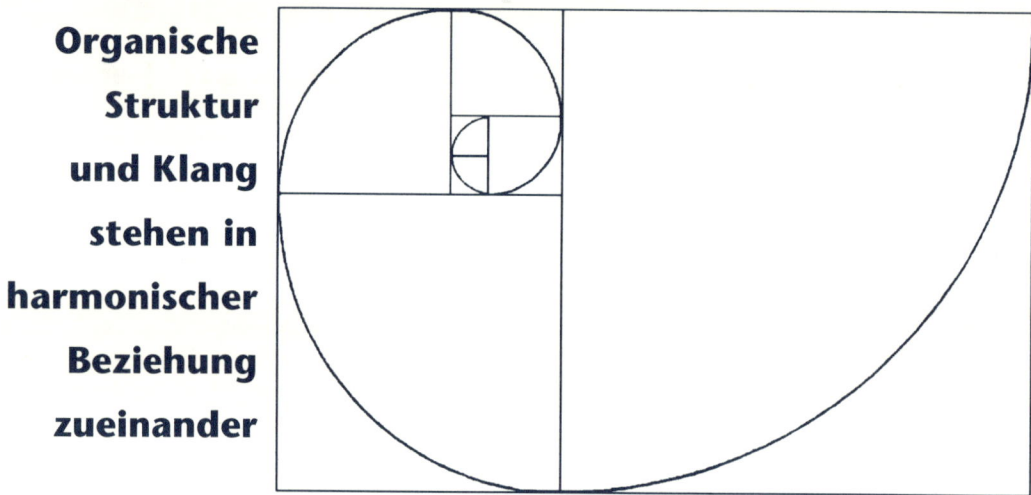

Organische Struktur und Klang stehen in harmonischer Beziehung zueinander

Sonnenblume sehen. Zählt man die Anzahl von Spiralen, die in die eine Richtung gehen und setzt sie in Bezug zu denen, die in Gegenrichtung gewachsen sind, dann werden sie die Fibonacci-Reihe bilden. Ein Beispiel: 34 Spiralen gehen in die eine und 55 in die andere Richtung. Bei Sonnenblumen wird man die Verhältnisse von 5:8, 8:13, bis hinauf zu 144:233 gegenläufigen Spiralen vorfinden.

Weshalb spielt dann die Fibonacci-Reihe eine wichtige Rolle für das Verständnis der Frage, warum Musik organische Strukturen beeinflußt? Setzen Sie die Reihe zunächst in Beziehung zur Musik. Dann schauen wir uns erst einmal das Leben einer Biene an. Erinnern Sie sich, von Marias unbefleckter Empfängnis des Yeshua Ben Joseph (auch Jesus genannt) gehört zu haben? Diese „Jungfernzeugung" kommt in der Natur häufig vor. Eine weibliche Biene beispielsweise kann jederzeit eine männliche Biene ganz von alleine hervorbringen - Befruchtung durch ein Männchen wird hier nicht benötigt. Will sie allerdings eine weibliche Biene zur Welt bringen, muß sie sich mit einem Männchen paaren. Betrachtet man nun den Familienstammbaum des durch Jungfernzeugung entstandenen Männchens, dann tritt ein interessanter Umstand in Erscheinung. Erinnern Sie sich: ein Weibchen kann eine männliche Biene ohne vorherige Befruchtung auf die Welt setzen, ein Weibchen braucht hingegen immer einen weiblichen und einen männlichen Elternteil.

Wenn Sie jetzt am Stammbaum dieser männlichen Biene immer weiter zurückgehen, werden Sie schon wieder auf die Fibonacci-Reihe oder -Serie stoßen. Mit der oben beschriebenen Reihenfolge können Sie nämlich so weit in dem Familienstammbaum der männlichen Biene zurückgehen wie Sie wollen. Alle möglichen Dinge in der Natur tun das auch. Wenn Sie bei 13 in der Fibonacci-Reihe der Bienenfamilie anhalten, dann können Sie dieses Fibonacci-Bienen-Muster direkt auf Klangharmonien anwenden.

Nehmen Sie einen Satz Klaviertasten, nennen Sie die weißen Tasten männlich und die schwarzen weiblich, und schauen Sie sich an, wie sie in der chromatischen Tonleiter angeordnet sind (C, C#, D, D#, E, E#, F, F#, G, G#, A, B, H, C). Nehmen Sie die schwarzen Tasten weg, und Sie haben die Oktavleiter, entfernen Sie die weißen, und Sie haben die pentatonische (Fünfton-) Leiter. Damit wird auch eine Umkehrung der Fibonacci-Reihe veranlaßt. Das war jetzt ein direkter rechts-hirnseitiger Versuch, Ihnen zu zeigen, daß organische Struktur und Klang harmonisch zueinander in Beziehung stehen. Diese Beziehung wird noch deutlicher, wenn man das kaum bekannte Wissensgut der sakralen Geometrie in die Betrachtung mit einbezieht.

Alle antiken Sakralbauten stehen auf Fibonacci- oder logarithmischen Spiralen

Jetzt kommt ein kleiner Probierhappen von dem, was die Altvorderen über die Fibonacci-Reihe wußten. Wenden Sie diese logarithmische (Fibonacci-Reihen-) Spirale auf einen ganz bestimmten Punkt auf der Erdoberfläche an, dann wird etwas Interessantes passieren... Alle antiken Sakralbauten auf diesem Planeten stehen entweder auf Fibonacci- oder logarithmischen Spiralen. Sie alle sind mathematisch miteinander verknüpft und finden ihren Ursprung an einem ganz besonderen Ort des Planeten. Man könnte sogar ausrechnen, wo auf der Erde jedes einzelne sakrale Monument von diesem Ort aus betrachtet steht - wenn man wüßte, wie das geht. Ganz offensichtlich wußten die Alten so einiges, was wir nicht wissen. Diese logarithmische Fibonacci-Reihe ist der Schlüssel dafür, alles Leben mit Hilfe von Klang auf ganz neue Ebenen zu hieven.

Die Klangtechnologien der Antike unterscheiden sich ganz erheblich von denen der Gegenwart. Auf Klang basierende Technologien verfügten über außerordentliche sakral-geometrische Qualitäten. Über die Geometrie blickt man allerdings bei den modernen Klangtherapietechniken gerne hinweg. Daher ist die globale Verbreitung von Klang zu Heilzwecken à la Antique den meisten Leuten völlig unbekannt.

Die Klangeigenschaften antiker Tempel und Baustrukturen sind die Werkzeuge zur Heilung der Weltbevölkerung durch Klang. Wenn Sie nur ein paar Leute heilen wollen statt Milliarden, dann allerdings brauchen Sie einen kleinen Raum mit vielerlei Klang-, Elektronik- und Musikgerät oder was auch immer. Zur Heilung der Massen dagegen muß auf antike Klangtechnologien und das entsprechende Wissen zurückgegriffen werden.

Wußten Sie schon, daß ein perfekes "A" erklingt, wenn Sie kräftig auf den Koffer in der Königskammer der Großen Pyramide hauen?

Zur Heilung der Massen muß auf antike Klang- technologien und entspre- chendes Wissen zurückgegriffen werden ...

Planetarische Grundtöne

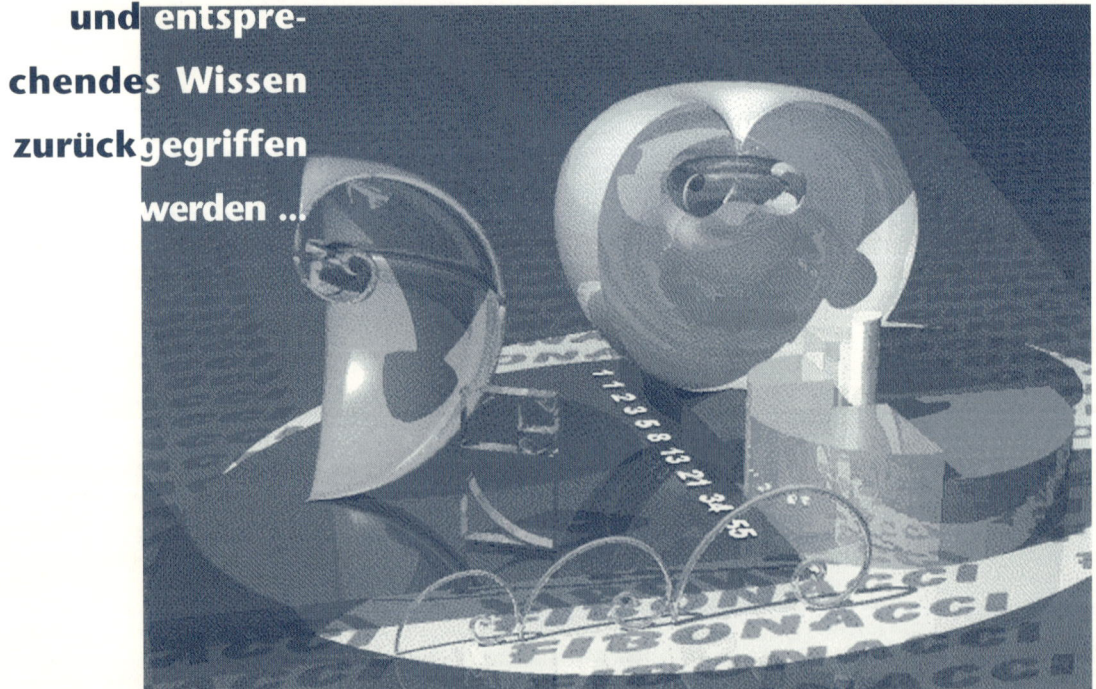

Hans Cousto beschäftigt sich seit Jahren schon mit „kosmisch gestimmten Tonhöhen" und schlägt Brücken zwischen traditioneller Musik und spekulativer Mathematik. Kostprobe:

„Die Berechnung eines planetarischen Grundtones ist sehr einfach und setzt eigentlich nur Grundschulmathematik voraus. So errechnet man den Jahreston der Erde, also den Grundton der Inder, aus der Umlaufzeit der Erde um die Sonne. Ein Jahr (genauer: ein tropisches Jahr) dauert 365,242198 Tage oder genau 31 556 925,9747 Sekunden. Das ist die Periodendauer eines Jahres.

Die Frequenz entspricht dem Kehrwert, denn Zeit und Frequenz verhalten sich umgekehrt proportional zueinander. Taschenrechner haben für diese Berechnung, wie schon bei der Erläuterung des Tagestones erwähnt, eine spezielle Taste, die mit (1/X) gekennzeichnet ist. Tippt man nun die Sekundenzahl des Jahres in den Taschenrechner ein, drückt dann die Taste (1/X), dann hat man schon die Originalfrequenz des Erdenjahres in Hertz (Schwingungen pro Sekunde) in der Anzeige stehen: 31 556 925,9747 (1/X) = 0,000 000 031 688 764 6.

Nun muß man diesen Wert nur noch 32mal mit der Zahl 2 multiplizieren, das heißt 32mal die Grundfrequenz verdoppeln, oder anders ausgedrückt: 32mal oktavieren, und schon hat man die Frequenz des indischen Grundtones Sadja in der Anzeige: 136,10 Hertz. (...)

(...) Die meisten Nervenzellen besitzen pro Quadratmikrometer (ein Mikrometer ist ein Tausendstel Millimeter) Membranoberfläche zwischen hundert und zweihundert Natriumpumpen, doch kann dieser Wert an einigen Stellen wesentlich größer sein und das Zehnfache erreichen.

Eine solche Pumpe besteht aus mehreren Proteinmolekülen und fördert drei Natrium-Ionen aus der Zelle hinaus, während sie zwei Kalium-Ionen in sie hineinbringt. Bei ausgelastetem „Normalbetrieb" wird alle 136-stel Sekunde ein Kalium-Ion in die Zelle geschleust und etwa jede 200-stel Sekunde ein Natrium-Ion aus der Zelle hinausbefördert.

Die Pumpfrequenz ist genauso gestimmt, wie die indische Sitar. Der Kaliumfluß ist in so einer Pumpe auf Cis mit 136 Hertz, der 32. Oktave des Erdenjahres gestimmt, der Natriumfluß entspricht dann der Quinte, dem Gis mit 204 Hertz. In der indischen Musik wird dieser Ton »Pa« (Panchama, der Fünfte) genannt und ist nach dem Sadja der zweitwichtigste Ton."

Aus: Hans Cousto, „Die Oktave – Das Urgesetz der Harmonie", Simon + Leutner, Berlin

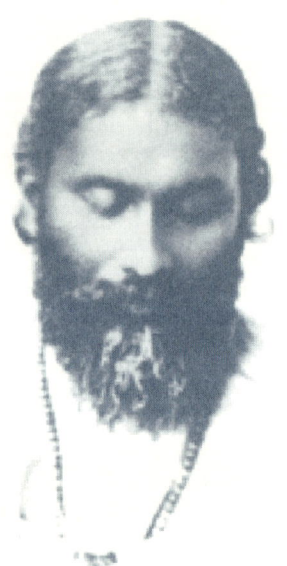

Hazrat Inayat Khan

Pir-o-Murshid Hazrat Inayat Khan wurde 1882 in Baroda, Indien, geboren. Der Mystiker und Sufimeister war einer der bedeutendsten indischen Musiker seiner Zeit und galt als begnadeter Sänger und Vinaspieler. Er wurde als „Tansen" verehrt, einer, der mit seiner Musik Kranke heilen konnte, und schrieb: „Indien hat das Mysterium von Laut, Klang und Ton, das von den Alten entdeckt wurde, bewahrt, und seine Musik gibt Zeugnis davon ab."

Auserwählt, die Botschaft von „Liebe, Harmonie und Schönheit" in den Westen zu bringen, reiste Hazrat Inayat Khan 1910 nach Amerika, wo er seine spätere Frau und Lebensgefährtin traf. Einige Jahre lebten die beiden in London, dann in Genf und später in der Nähe von Paris. Seine Bücher, Schriften und Vorträge inspirierten zahlreiche junge Europäer, sich intensiver mit der indischen Musik und den Sufi-Lehren zu beschäftigen. 1927 starb Hazrat Inayat Khan, erst 45 Jahre alt.

Als bedeutendster Schüler gilt sein zweiter Sohn Pir Vilayat Inayat Khan, der 1916 in England geboren wurde. Pir Vilayat studierte zunächst Musik, Philosophie, Psychologie, Soziologie, Physik, Chemie und Mathematik, um nach dem zweiten Weltkrieg die Botschaft seines Vaters weiter zu verbreiten. Sein Interesse gilt den Brücken zwischen Wissenschaft und Religion. Im Jahr 2000 hofft Pir Vilayat, seine Arbeit wiederum an seinen Sohn übergeben zu können.

Die heilende Kraft der Musik

von Hazrat Inayat Khan

Vervollkommnung oder Samadhi, wie es in den Veden genannt wird, ist das Ziel der Entfaltung mit Hilfe von Musik. Das Heilen durch Musik entspricht dem Anfangsstadium dieser Entwicklung. Betrachten wir einmal, was hinter den Medikamenten steht, die man für heilende Zwecke gebraucht, und fragen uns, was in ihnen heilend wirkt, stellen wir erst einmal fest, daß unser physischer Körper aus verschiedenen Elementen zusammengesetzt ist. Die gleichen Elemente sind in den Heilmitteln vorhanden, und das, woran es uns fehlt, entnehmen wir dem Heilmittel; oder die Wirkung, die eigentlich unser Körper herstellen sollte, erzeugt das Heilmittel in uns.

Die Schwingung, die unser Körper braucht, um gesund zu sein, wird durch ihre Kraft geschaffen; und der Rhythmus, der zu unserer Heilung notwendig ist, wird dadurch hergestellt, daß die Blutzirkulation wieder in eine bestimmte Geschwindigkeit und einen bestimmten Rhythmus gebracht wird.

Wir ersehen daraus, daß Gesundheit ein Zustand des richtigen Rhythmus und Tons ist. Und was ist Musik?

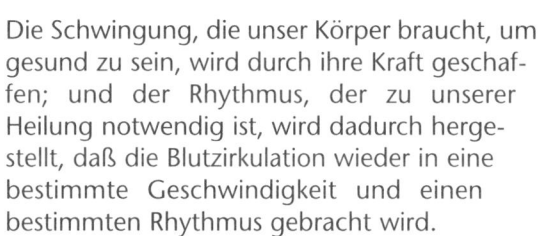

Vervollkommnung ist das Ziel der Entfaltung mit Hilfe von Musik.

Musik ist Rhythmus und Ton. Wenn die Gesundheit nicht in Ordnung ist, so heißt das, daß die Musik in Unordnung ist. Ist daher die Musik in uns nicht die richtige, so bedürfen wir der Hilfe von Harmonie und Rhythmus, um uns wieder in einen Zustand von Harmonie und Rhythmus zurückzubringen.

Diese Art der Heilung kann man an sich selbst erfahren, wenn man der Musik seines Lebens nachgeht, wenn man auf den Rhythmus des Pulsschlags und den Rhythmus des Herzschlags und des Kopfes achtet.

Ein Arzt mit feinem Empfinden für Rhythmus ermittelt den Zustand eines Patienten dadurch, daß er den Pulsschlag, den Herzschlag und den Rhythmus des Blutkreislaufs untersucht. Ob er das eigentliche Übel erkennt, hängt neben seinem fachlichen Wissen, das sehr wichtig ist, von seiner Intuition und von der Anwendung seiner musikalischen Fähigkeiten ab.

Welches ist das Geheimnis der Musik, daß alle, die sie hören, von ihr angezogen werden?

In früherer Zeil, und auch heute noch, gab es im Osten zwei Hauptrichtungen der Medizin. Die eine war die des antiken Griechenlands, sie war über Persien gekommen, und die andere entstammte den Veden und gründete sich auf die Mystik. Und was ist Mystik? Sie ist das Gesetz der Schwingung.

Die Gesundheit wird dadurch wieder hergestellt, daß man das Wesen der Beschwerden anhand des Rhythmus und des Tons des menschlichen Körpers feststellt und den Körper durch Rhythmus und Ton reguliert, indem man sie so gut wie möglich in das richtige Verhältnis bringt.

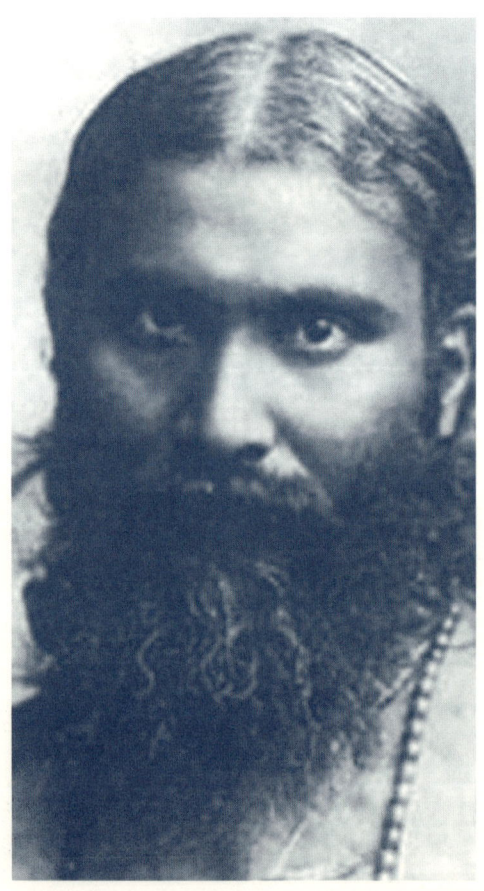

Man kann das auch von einer anderen Seite betrachten. Von außen gesehen hat jede Krankheit ihre eigene, ganz bestimmte Ursache; in Wirklichkeit aber haben alle Krankheiten eine einzige Ursache, einen einzigen Grund, sie entspringen alle einem Zustand – dem Mangel an Lebenskraft. Lebenskraft ist Gesundheit. Ist diese geschwächt, entsteht Krankheit; fehlt sie ganz, entsteht das, was wir Tod nennen.

Das Leben in seiner physischen Form, das wir im physischen Bereich erken-

„Als Gegenstand meditativer Aufmerksamkeit ist Musik mit das Machtvollste, was ich Ihnen empfehlen kann - wenn Sie richtig damit umgehen. Es dürfte Sie kaum überraschen, daß schnellere Musik besser geeignet ist, wenn Sie Körper, Geist oder Aktivitäten anregen möchten, und langsamere Musik am besten, wenn Sie Körper, Geist oder Aktivitäten beruhigen wollen. Solche Musik wird auch Sie beeinflussen, ohne daß Sie Ihre Aufmerksamkeit darauf konzentrieren; doch die bewußte Konzentration verstärkt die Wirkung beträchtlich.

Weniger bekannt ist die Tatsache, daß stark strukturierte Musik — Stücke mit einem konstanten Rhythmus und einer sich wiederholenden Tonfolge — zum Beispiel Ravels »Bolero« oder »Greensleeves« — eine gute, heilsame Wirkung bei Menschen haben, deren Denken und Leben zuwenig strukturiert sind, und daß strukturarme Musik mit wenig oder ohne Rhythmus oder Melodie (zum Beispiel einige Arten des Jazz oder New Age-Musik) eine gute Heilwirkung bei solchen Personen zeigt, deren Denken und Leben zu streng strukturiert sind.

Musik, die einen Zustand verstärkt oder ausgleicht, in dem Sie sich befinden, oder in den Sie gelangen möchten, können Sie bewußt auswählen. Noch etwas: Als eine Hilfe beim Erlernen eines neuen Wissens- oder Verhaltensmusters spricht das Ku (Anm. des Übers.: Das hawaiianische Ku ist vergleichbar mit dem Unterbewußtsein) am stärksten auf etwas an, das in einem Vierer-Takt angeboten wird. Diesen Takt finden wir in den meisten traditionellen Kulturen und er ist es, der uns Kinderreime und kommerzielle Werbesprüche einprägt."

aus: Serge Kahili King
„Der Stadtschamane"
Verlag Alf Lüchow

nen, heißt im Sanskrit Prana. Dieses Leben wird durch die Nahrung oder durch Heilmittel erhalten, oder der Körper wird mit einer bestimmten Nahrung oder mit einem Heilmittel so behandelt, daß er in der Lage ist, in diesem Leben selbständig zu atmen, damit er gesund wird oder bei voller Gesundheit bleibt. Prana, das auch Atem bedeutet, zentraler Atem, zieht alle die verschiedenen Elemente aus der Sphäre an, so wie die Kräuter und Pflanzen und Blumen und Früchte das gleiche Element aus der Sphäre anziehen, das sie selbst verkörpern. Deshalb haben alle Mystiker, ob griechische, persische oder indische, die Pflege des Atems als die Basis ihrer spirituellen Entwicklung angesehen. Auch heute noch kann man im Osten Heiler finden, die Wasser oder Nahrungsmittel oder die Atmosphäre aufladen. Worin besteht das Geheimnis dieses Aufladens? Es besteht in ihrem Atem, es ist der Einfluß ihres Atems auf das Wasser oder das Nahrungsmittel.

Musik ist zu einem Mittel geworden, Gott zu vergessen, anstatt ihn zu erfahren

Die Gläubigen in Indien haben eine Zeremonie, in der ein Heiliger einem Leidenden so etwas wie ein Sakrament gibt, und dies ist sehr hilfreich. Die Kraft seines Atems ist so ausgeglichen, so rein und entwickelt, daß sein Atem alle Elemente anzieht, alles, was von einem Kraut, einer Pflanze oder einer Frucht usw. ausgeht. Daher kann sein Atem tausendmal mehr ausrichten als eine Medizin. Es gibt Heilkundige im Osten, die nur ein paar spirituelle Worte flüstern. Aber was ist das Flüstern? Es ist wieder der Atem; der Atem, durch den Worte ausgesprochen werden.

Es gab einen Arzt in Delhi, der fast ausschließlich diese Art Heilkraft bei seinen Patienten anwendete. Eines Tages suchte ihn ein Freund auf, der sehr skeptisch war. Der Arzt flüsterte ein paar heilige Worte vor dem Patienten und sagte: „Nun kannst du wieder gehen." Der skeptische Freund sagte, er könne nicht verstehen, wie so eine Methode irgendeine Wirkung auf seine Gesundheit haben

> „Das Geheimnis des Klanges ist Mystik; die Harmonie des Lebens ist Religion. Die Erkenntnis der Schwingungen ist Metaphysik und die Analyse der Atome Wissenschaft; und ihre harmonische Anordnung ist Kunst. Der Rhythmus der Form ist Dichtung, und der Rhythmus des Klanges ist Musik. Hieraus erkennt man, daß die Musik die Kunst aller Künste ist und die Wissenschaft aller Wissenschaften; und sie enthält in sich selbst die Quelle aller Erkenntnis.
>
> Blasinstrumente, wie die Flöte und die Algosa, bringen insbesondere die Wesensart des Herzens zum Ausdruck, denn sie werden mit dem Atem gespielt, der das Leben selbst ist; daher entzünden sie das Feuer im Herzen.
>
> Mit Darmseiten bespannte Instrumente haben eine belebende Wirkung, denn sie kommen von einem lebenden Wesen, das einst ein Herz besaß. Mit Stahlseiten bespannte haben eher eine erregende Wirkung; und die Schlaginstrumente, wie die Trommel, üben auf den Menschen eine stimulierende und aufmunternde Wirkung aus."
>
> Pir-o-Murshid, Hazrat Inayat Khan, aus: „Musik und Kosmische Harmonie aus mystischer Sicht", S. 73, Verlag Heilbronn, Heilbronn 1990.

Das Singen hat die höchste Kraft, denn das Singen ist lebendig. Es ist Prana könne. Daraufhin tat der Arzt etwas ganz Unerhörtes. Er beleidigte den Freund, indem er zu ihm in einem sehr groben Ton sprach. Da entrüstete sich der Mann und sagte: „Wie kannst du als Arzt so mit mir sprechen?" Der Arzt antwortete: „Ich tue so etwas sonst nie, und diesmal tat ich es nur, um dir etwas zu beweisen. Wenn dich meine Worte zornig machen können und krank, so können sie dich auch heilen. Wenn Worte kränken können und krank machen, so haben sie auch die Kraft, einen Patienten zu harmonisieren und ihn in eine gesunde Verfassung zu versetzen."

Was ist Musik? Für die alten indischen Denker bestand Musik aus drei Aspekten: Singen, Spielen und Tanzen. Alle drei sind Verkörperungen des Rhythmus, und alle drei sind in der einen oder anderen Form Verkörperungen des Tons. Und was bewirkt Musik? Musik reguliert den Rhythmus eines Menschen und stimmt ihn auf die Musik ein, die gerade gespielt wird. Welches ist das Geheimnis der Musik, daß alle, die sie hören, von ihr angezogen werden? Es ist der Rhythmus, der erzeugt wird. Es ist der Ton der Musik, der die Seele einstimmt und sie über die Depression und die Verzweiflung des täglichen Lebens hinaushebt. Und wüßten wir, welchen Rhythmus und welchen Ton jeder einzelne in seinen Sorgen und in seiner Verzweiflung gerade braucht, auf welche Schwingung die Seele gerade eingestimmt werden muß, dann wären wir in der Lage, ihn mit Musik heilen.

Man fragt sich vielleicht, warum – da die Musik doch Rhythmus ist – Musiker oft so reizbar und so temperamentvoll sind. Aber ist es denn nicht schön, Temperament zu haben? Ohne Temperament ist das Leben ohne Musik. Ein Mensch, der sich nicht ab und zu ärgert, ist nicht lebendig. Es ist nur menschlich, kleine Fehler zu haben; die Freude besteht darin, diese Fehler zu überwinden. Musik ist nicht nur traurig, es gibt höhere und tiefere Oktaven. Musik ist alles, Musik erfaßt alles; das ist der Grund, warum Musik noch weiter ist als alle Himmel.

Es gab eine Zeit in Indien, da wurde die Musik sehr viel zu Heilzwecken verwendet. Mit ihr wurde der Verstand geheilt, der Charakter und die Seele, denn wenn die

Seele geheilt ist, ist damit auch der Körper geheilt. Wenn man aber den Körper heilt, so hilft das der Seele nicht immer. Das ist auch der Grund, warum die wissenschaftliche Medizin wohl für eine gewisse Zeit helfen kann, aber die Bedürfnisse des Patienten doch nicht ausreichend befriedigt. Damit will ich nicht sagen, daß die äußere Behandlung nutzlos sei. Nichts auf der Welt ist nutzlos, alle Dinge sind notwendig, alles ist zu etwas zu gebrauchen, wir müssen nur wissen, wie man den richtigen Nutzen daraus zieht. Wenn man aber von außen heilt und die Krankheit innen weiter bestehen bleibt, wird die Krankheit, die noch im Körper steckt, früher oder später wieder ausbrechen und zu Tage treten.

Ich traf einmal eine Dame, die sagte, sie habe schon viele Ärzte wegen einer Nervenentzündung aufgesucht. Zeitweise war sie geheilt worden, aber die Krankheit ist immer wieder gekommen, und so fragte sie mich, ob ich ihr helfen könnte. Ich fragte sie: „Gibt es irgend jemanden in Ihrem Leben, den Sie nicht mögen, den Sie hassen oder dessen Handlungsweise Sie stört?"

Musik kann die Kraft der Krankheit im Herzen der Menschen schwächen

Sie sagte: „Ja, es gibt viele Menschen, die ich nicht mag, und besonders einen, dem ich nicht verzeihen kann." – „Dann", sagte ich, „ist dies die Nervenentzündung; das ist die Wurzel Ihrer Krankheit. Nach außen ist es ein Schmerz des Körpers, aber die Wurzel sitzt innen im Herzen." Sehr oft liegt die Ursache einer Krankheit innen, obwohl sicherlich vieles auch eine äußere Ursache hat. Keine Regel ist ohne Ausnahme. Die Welt hat sich verändert, der Materialismus hat sich auf der ganzen Welt verbreitet, und zweifellos hat das auf alles einen Einfluß, nicht nur im Westen, auch im Osten. Die Musik wird nicht mehr in dem Maße, wie es früher der Fall war, zu spiritueller Entwicklung und zur Heilung der Seele eingesetzt. Musik ist zu einem Zeitvertreib geworden, zu einem Mittel, Gott zu vergessen, anstatt ihn zu erfahren. Ob eine Sache wertvoll oder sinnlos ist, liegt allein daran, wie und wofür man sie benutzt. Und doch erinnern sich die Armen in Indien noch immer an den alten Gebrauch der Musik. Es gibt Heilkundige dort, die ein besonderes Heilinstrument spielen, und die Menschen suchen sie auf, um geheilt zu werden. Sie spielen auf ihrem Instrument und wecken damit ein besonderes Gefühl, das kalt geworden ist, und dieses Gefühl, das tief innen begraben ist, kommt dadurch langsam wieder hoch. Das ist die alte Methode der Psychoanalyse. Die Musik hilft den Patienten, einen verborgenen Einfluß wieder voll ausfließen zu lassen. Auf diese Weise wird vielen Menschen geholfen, ohne daß sie einen Arzt aufsuchen müssen. Zweifellos ist das eine Heilmethode, die nicht ausgearbeitet ist.

Als der Maharadscha von Baroda einmal hörte, daß man durch Musik heilen könne, richtete er in einigen Krankenhäusern Konzerte ein, und das erstaunliche Ergebnis war, daß alle Kranken riefen: „Um Himmels willen, hört doch auf! Geht wieder fort!" Es war nicht die Musik gewesen, die sie hätte beruhigen können. Sie litten nur noch mehr; es war, als hätte man ihnen Steine statt Brot gegeben.

Um durch Musik zu heilen, muß man wissen, was der andere braucht, was er will. Zuerst muß man herausfinden, was seine Krankheit ist: welche Elemente fehlen, was ihre symbolische Bedeutung ist, welche geistige Haltung dahintersteht. Dann erst, wenn man dem allen nachgegangen ist, kann man dem Patienten mit Hilfe der Musik viel Gutes tun.

Auch wenn man die Musik nicht wie eine Arznei benutzt und sie für eine bestimmte Krankheit einsetzt, so kann sie doch die Kraft der Krankheit, die im Herzen der Menschen wohnt, schwächen, indem sie das Herz erhebt, die Gedanken verändert. Denn es sind eher die Gedanken an Krankheit, die krank machen, als die Krankheit selbst. Die Krankheit des Körpers ist eigenllich ein Schatten der wirklichen Krankheit, die der Mensch mit seinem Verstand festhält. Die Kraft der Musik kann den Verstand so erhöhen, daß er sich über den Gedanken an Krankheit erhebt, und dann ist die Krankheit vergessen. Nun fragt man vielleicht: „Welche Art von Musik kann den Menschen heilen? Singen, Spielen oder Musik zum Tanzen?" Das Singen hat die größte Kraft, denn das Singen ist lebendig. Es ist Prana. Die Stimme selbst ist Leben. Sicherlich wirkt das Leben auch durch ein Instrument,

Die Ursache allen Leidens ist der Mangel an Leben. Was ist Leben? Es ist Liebe

wenn man es spielt, aber beim Singen ist es direkt da, der Atem berührt direkt das Herz des Hörenden. Hinter dieser Stimme aber muß ein Herz sein, das wie eine Batterie mit dem aufgeladen ist, was vonnöten ist. Und womit ist es aufgeladen? Mit dem, was wir Liebe nennen und Zuneigung, der größten Kraft, die es gibt.

Ein materialistischer Mensch, der vom Morgen bis zum Abend für sich kämpft und arbeitet, der nach seinem Vorteil sucht, der voller Kummer ist oder bitter oder voller Konflikte, der kann nicht heilen. Ein Heilender muß frei sein, frei sein, Mitgefühl zu empfinden, frei sein, seinen Mitmenschen mehr zu lieben als sich selbst.

Wer oder was lehrt einen diese Liebe? Wo kann man sie lernen? Wo kann man sie bekommen? Der Schlüssel zu dieser Liebe ist Gott. Wenn wir das Leben heute mit all seiner Aktivität betrachten, was fehlt darin? Gott. Gott ist der Schlüssel zu diesem unerschöpflichen Vorrat an Liebe im Herzen des Menschen.

Ein sehr frommes und gutherziges Hausmädchen konnte einmal, als es klingelte, nicht so schnell an der Tür sein, wie es hätte sein sollen, und die Dame, die zu Besuch gekommen war und vor der Tür hatte warten müssen, wurde sehr ungehalten und schimpfte mit dem Mädchen. Als man das Mädchen später fragte, was geschehen sei, war es überhaupt nicht durcheinander; das Mädchen lächelte und sagte: „Ja, die Dame war sehr verärgert über mich." Und als man sie fragte, ob sie denn wüßte, was die Dame gehabt habe und was sie verärgert habe, antwortete das Mädchen ganz unschuldig: „Der Grund? Gott war nicht da!" Eine schöne Antwort. Wo Gott nicht ist, ist keine Liebe. Und wo immer Liebe ist, ist Gott. Wenn wir das richtig deuten, so heißt das, die Ursache allen Kummers und Leidens ist der Mangel an Leben. Was ist Leben? Es ist Liebe. Und was ist Liebe? Gott. Was jeder einzelne braucht und was die Welt braucht, ist Gott. Das, was wir erreichen müssen, alles, was wir gewinnen müssen, das unser Leben mit Musik, mit Harmonie, mit Liebe segnet, mit der Kunst des rechten Eingestimmtseins, mit dem Leben der Güte, das ist Gott. Das ist das zentrale Thema alles Guten.

Dieser Text stammt aus dem Buch „Musik", Frank Schickler Verlag, Berlin, 1983. Titel des englischen Originals: „The Sufi Message of Hazrat Inayat Khan", first published by Barrie & Rockliff, London 1960. Copyright by „International Headquarters of the Sufi Movement, Geneva".

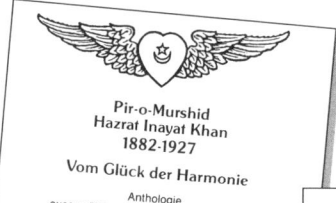

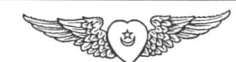

Pir-o-Murshid
Hazrat Inayat Khan
1882-1927

Vom Glück der Harmonie

Anthologie
ausgewählt, übersetzt und eingeleitet von
Karima Sen Gupta

Hazrat Inayat Khan, indischer Mystiker und Musiker, Meister der Vina und des Gesangs, hatte seine geistigen Wurzeln in der Mystik der Sufis. Seine spirituelle Lehre hat etwas vom einfachen, aber auf mehreren Ebenen schwingenden Klang der Vina. Wie seine Vina versuchte er die Menschen zu stimmen, denn „wenn die Seele auf Gott gestimmt ist, wird ihr jedes Tun zu Musik". Auf alle, die ihm in Ost und West begegneten, hat Inayat Khan einen unauslöschlichen Eindruck gemacht. Er verkündet die innere Einheit aller Wesen in ihrer Verbundenheit mit Gott, dem wir nur dann wahrhaft anbeten, wenn wir Ihn in jedem Mitgeschöpf erkennen und verehren. Darauf beruht das Geheimnis der Schönheit der Welt und der Harmonie der Seele.

128 S., br., DM 14,–   ISBN 3-923000-82-0

Pir-o-Murshid
Hazrat Inayat Khan
1882-1927

EIN SUFI-BREVIER

Das vorliegende Brevier bringt eine Auswahl wichtiger Texte aus seinen Büchern und möchte ein Wegweiser sein, auf daß unser Leben durch hingebungsvolle Meditation, Gebet und aktive Pflichterfüllung vergeistigt werde. In dem Kapitel „Sufis über das Sufitum - aus der ältesten Zeit bis zur Gegenwart" wird der universale Charakter des Sufitums besonders deutlich, das sich nicht als eine eigene Religion versteht, denn - wie Hazrat Inayat Khan sagt - „das Meer der Wahrheit ist dem Sufi die wahre Religion, und all die mannigfachen Bekenntnisse sind ihm dessen Wogen". Und in der Tiefe jeder Religion wird man „die Perle" der Wahrheit entdecken ist; denn wahrer „Sufismus ist der Pfad der Gottesliebe und -weisheit".
Das Buch gipfelt schließlich im Friedensgebet des Meisters, das mit seinen sieben Anrufungen den Schulungspfad darstellt und mit seiner ersten Bitte das Motto für das Sehnen und Mühen aller Wahrheitssucher:
„Gib Deinen Frieden, o Herr, der vollkommen und ewig ist, auf daß unsere Seelen Frieden ausstrahlen mögen."

131 Seiten, Leinen, DM 28,-, 1991   ISBN 3-923000-61-8

Ein herzliches Dankeschön an Frau Karima Sen Gupta, die mir schnell und unbürokratisch half, die Rechte für diesen Text zu erhalten.

Im „Verlag Heilbronn" finden Sie weitere Texte von Hazrat Inayat Khan sowie wichtige Lektüre über Sufismus, Meditation und Universale Ökumene.

SIFAT ist der Name einer dreimal jährlich erscheinenden Zeitschrift über Sufismus, zu beziehen über
Karima Sen Gupta, Bleimattweg 18, CH-4104 Oberwil

http://guess.worldweb.net/sufi/index.html
Sufi Center bookstore

Auf den Seiten des Sufi Center Bookstore finden Sie Bücher, Tapes, Videos und Hyperlinks zu verwandten Gebieten; Infos über die internationale Sufi-Bewegung, Hazrat Inayat Khan, Adressen der Sufi Center worldwide und vieles mehr.

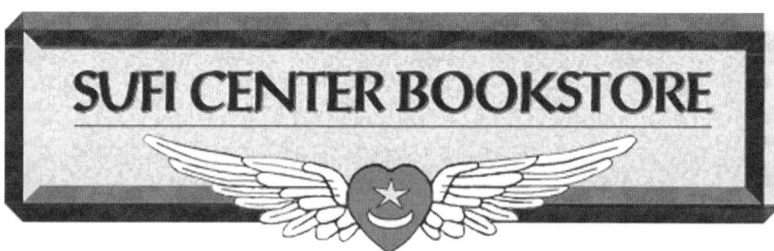

Das Herz mit den beiden Flügeln symbolisiert unser Herz zwischen dem Körper (Materie) und der Seele (Geist). Konzentriert sich die Seele mehr auf die materiellen Seiten, sehnt sich ihre Liebe nach weltlichen Dingen. Ist sie dagegen auf die geistigen Sphären focussiert, öffnet sie sich für spirituelle Einsichten. Diesen Flug zeigt das Herz mit den beiden Flügeln, in den alten ägyptischen Mysterienschulen symbolisierte es den Weg zur Erleuchtung. Der zunehmende Mond, der sein Licht von der Sonne empfängt und dadurch wächst, bis er voll ist: er steht für die Empfänglichkeit des menschlichen Herzens für das göttliche Licht. Und der fünfeckige Stern repräsentiert das ewige Licht der geistigen Führung. Alles zusammen betrachtet ist die Botschaft dieses Symbols, daß das menschliche Herz von Begrenzungen des Selbst befreit wird, wenn es auf das innere göttliche Licht antwortet.

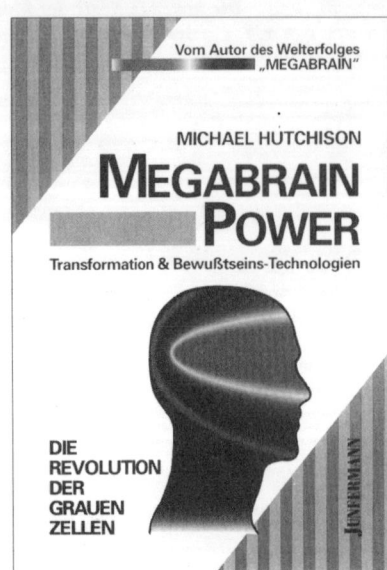
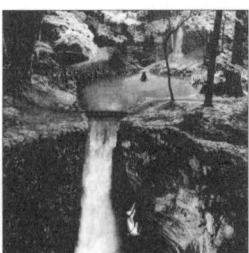
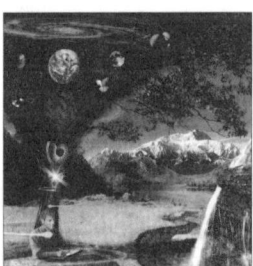
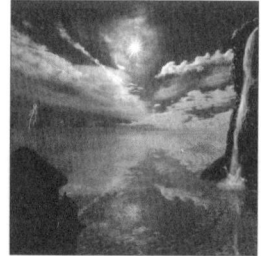